Thomas Häusler · Gesund durch Viren

Thomas Häusler

# GESUND DURCH VIREN
**Ein Ausweg aus der Antibiotika-Krise**

Mit 8 Farbtafeln
und 21 Abbildungen im Text

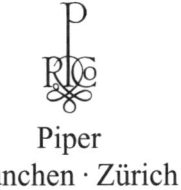

Piper
München · Zürich

*Bildnachweis*

Elizabeth Kutter: S. 25 • Science Photo Library (SPL): Farbtafeln 1 und 4 • Dr. Linda Stannard, UCT/SPL, Dr. Gary Gaugler/SPL: Farbtafel 2 • Institut Pasteur, Paris: S.60, 71 • Biozentrum der Universität Basel/SPL: Farbtafel 3 • Hans Wolfgang Ackermann: Tafel 5 (oben und Mitte) • Sema Akinlar Yuksel: Tafel 5 (unten) • Thomas Fritschi und Rich Weber: Farbtafeln 6 und 7 • Thomas Häusler: Farbtafel 8, S. 176, 181, 186, 197 • Wiener Klinische Wochenschrift: S. 93 • HistoCom: S. 108/109 • Zur Verfügung gestellt von Nino Chanishvili: S. 142 • Zur Verfügung gestellt von Amiran Meipariani: S. 143, 149 (oben), 150, 170, 172 • Zur Verfügung gestellt von Nina Kilasonidze: S. 149 (unten) • Zur Verfügung gestellt von Ramaz Katsarava: S. 194

ISBN 3-492-04520-0
© Piper Verlag GmbH, München 2003
Satz: EDV-Fotosatz Huber/Verlagsservice G. Pfeifer, Germering
Druck und Bindung: GGP Media, Pößneck
Printed in Germany

*www.piper.de*

*Für Susanne und Julia*

# Inhalt

# Vorwort

Warum sollte sich jemand für eine alte Heilmethode interessieren, die bei uns seit fünfzig Jahren nicht mehr angewendet worden ist? Eine Methode, die viele heutige Ärzte nicht einmal mehr kennen. Am eindrücklichsten beantwortete mir diese Frage ein Mann, der mich an einem Freitagmorgen im Januar 2001 in meinem Büro anrief. Es war der Tag, nachdem in der *Zeit* mein Artikel über das georgische Eliava-Institut erschienen war. Darin beschrieb ich, wie jene alte Heilmethode – die Phagentherapie – in der verarmten Kaukasusrepublik überlebt hat.

Phagen sind Viren, die Bakterien befallen und töten, aber nicht den Menschen. Seit Stalins Zeiten setzen russische und georgische Ärzte die Phagen ein, um bakterielle Infekte zu heilen. Auch im Westen war diese Methode einst populär, doch im Gegensatz zur Sowjetunion verdrängte der Siegeszug des Penicillins nach 1940 hier die Phagentherapie. Das Tifliser Eliava-Institut, das eine achtzigjährige glanzvolle Geschichte, aber wegen der wirtschaftlich und politisch prekären Lage in Georgien eine düstere Gegenwart hat, ist eines jener Institute, wo die Phagentherapie auch nach dem Zerfall der Sowjetunion überlebt hat. Aus Sicht der heutigen Wissenschaft ist unklar, wie wirksam die Phagen bei der Infektbekämpfung wirklich sind. Denn die Studien, die sowohl die frühen Pioniere als auch die sowjetischen Forscher gemacht haben, entsprechen nicht den heute geforderten Standards. Dies alles erzählte ich in dem *Zeit*-Artikel.

Der mir unbekannte Anrufer hatte den Artikel schon gelesen, wie er mir knapp erklärte. Er rief direkt aus dem Krankenhaus an und schien unter Druck zu stehen. So kam er gleich zur Sache: Er leide seit zwei Jahren an einer Infektion im Fuß, die seine Ärzte nicht in den Griff bekämen, weil die Bakterien gegen alle Antibiotika resistent seien. Nun sollte er am nächsten Tag zum vierten Mal operiert werden. Ob ich ihm nicht einen Kontakt nach Georgien vermitteln könne? Er habe Angst, sonst bald seinen Fuß zu verlieren.

Sein Anruf führte mir mehr als alle Recherchen die Macht vor Augen, die die Bakterien noch immer über uns haben. Wir sind mit der Gewißheit aufgewachsen, daß jede bakterielle Infektion mit Antibiotika geheilt werden kann. Welche Zerstörung Bakterien anrichten können, sind wir uns meist gar nicht mehr bewußt, weil der Arzt schon beim geringsten Anzeichen zum Medikament greift.

Ein Jahr nach dem Anruf aus dem Krankenhaus begleitete ich eine Expedition von Botanikern und Duftforschern in einen Regenwald in Madagaskar. Eines Nachts wachte ich in der Hängematte auf, der rechte Fuß war heiß, rot und dick geschwollen. Am nächsten Morgen konnte ich kaum mehr gehen. Über kleine Schürfungen, die ich mir beim Marschieren in Sandalen zugezogen hatte, mußten die Bakterien eingedrungen sein. Der Expeditionsarzt verabreichte mir die Antibiotika, die er in seiner Feldapotheke fand. Sie wirkten mehr schlecht als recht. Ich kam vier Tage später mit noch geschwollenem Fuß zu Hause an. Mein Hausarzt gab mir andere Antibiotika, die glücklicherweise anschlugen, und sagte nur: »Daran hätten Sie sterben können.«

Die Machtdemonstration der Bakterien wäre nicht mehr nötig gewesen. Damals traf ich bereits die Vorbereitungen für dieses Buch. Die achtzigjährige Geschichte der winzigen Bakterienjäger und ihre Rolle bei der Bewältigung der Antibiotika-Resistenzkrise, die sie vielleicht spielen können, ließen mich nicht mehr ruhen.

Die Faszination, die von der Phagentherapie ausgeht, wird jetzt, wo ich diese Zeilen schreibe, besonders augenfällig. In China kämpfen die Ärzte gegen die neue atypische Lungenentzündung SARS, in den Niederlanden, Belgien und Teilen Deutschlands grassiert die Geflügelpest: Viren in ihrer üblichen Rolle – als todbringende Bösewichte. Die Phagentherapie stellt dieses Bild auf den Kopf und macht aus den ewigen Übeltätern unerwartete Alliierte.

Dieses Buch ist kein Medizinratgeber, der die Wirksamkeit der Phagen beschwören soll. Erstens ist es noch zu früh, um zu einem eindeutigen Schluß über die Wirksamkeit der Phagen zu gelangen. Die Forscher sind noch an der Arbeit. Und zweitens hat mich die Spurensuche nach den Ursprüngen der bestechenden Idee, die Bakterien mit ihren natürlichen Feinden zu bekämpfen, mindestens genauso interessiert, wie die Analyse der Heilwirkung der Phagen. So ist hoffentlich ein Buch entstanden, das die manchmal verschlungenen Wege der medizinischen Forschung etwas verständlicher macht und somit einen Blick in einen Bereich unserer Gesellschaft erlaubt, der immer wichtiger wird: Noch nie hat es auf der Welt so viel medizinische Forschung gegeben wie heute, noch nie wurde so viel Geld ausgegeben, um uns von Krankheiten zu heilen.

Ich hätte dieses Buch ohne die Hilfe vieler Forscher, Ärzte, Patienten, Bibliothekare und Helfer nicht schreiben können. Sie haben mich mit Informationen und Büchern versorgt, mich bei sich beherbergt, ihr Leben erzählt, gedolmetscht oder Ratschläge erteilt. Ihnen allen danke ich.

Namentlich möchte ich Elizabeth Kutter und Hans-Wolfgang Ackermann für ihre fachliche Unterstützung danken. Zemphira Alavidze, Nino Chanishvili, Liana Gachechiladze, David Gamrekeli und Mzia Kutateladze haben mir neben unermüdlichen Auskünften die Recherche in Georgien erst möglich gemacht. Ihre Gastfreundschaft ist unvergeßlich.

Reto Schneider, Elizabeth Kutter und meine Frau Susanne haben das gesamte Manuskript gelesen. Ihnen verdanke ich unzählige Verbesserungen in Stil und Inhalt, genauso wie meinem Lektor Wolfgang Gartmann. Ohne die großzügige Unterstützung der Tamedia AG, die das Nachrichtenmagazin *Facts* herausgibt, wäre dieses Buch nicht möglich gewesen: *Facts*, bei dem ich arbeite, bezahlte mich während meiner Arbeit am Buch weiter und das Medienforum der Tamedia übernahm die Recherchekosten. Meinen Kollegen bei *Facts*, Odette Frey,

Beate Kittl, Rainer Klose und Chefredakteur Hannes Britschgi, möchte ich danken, daß sie bereit waren, die Mehrarbeit und die Umstellungen zu ertragen, die meine Abwesenheit mit sich brachte. Thomas Fritschi und Rich Weber schließlich haben die Grafiken gezeichnet. Susanne und Julia danke ich, daß sie es über ein halbes Jahr mit einem Mann und Vater aushielten, der mehr ein Geist war, und noch dazu oft ein überarbeiteter, nervöser Geist.

Basel, im Mai 2003                                      Thomas Häusler

# 1. Kapitel: An den Grenzen der Medizin

Irgendwann in diesen verhängnisvollen Tagen drängten sich die Mikroben in Alfred Gertlers Leben. Nisteten sich darin ein. Machten sich breit. Übernahmen die Kontrolle. Fraßen seine Knochen.

Der damals 41jährige Gertler hatte für einige Monate auf dem Kreuzfahrtschiff »MS Maasdam« angeheuert. Sein windschiefes Haus in Toronto war »voller Windeln der zwei Söhne, aber es fehlte das Geld«, was er durch den Job als Bordmusiker zu ändern hoffte. Im März 1996 kreuzte die »Maasdam« im Pazifik vor Mittelamerika. Gertler nutzte einen Stopp des Luxusliners in Caldera, Costa Rica, um sich von seinen Strapazen als Bassist zu erholen. Täglich Konzerte im Akkord, die Noten nach der Vorstellung knöchelhoch um die Füße, weil nicht einmal Zeit zum ordentlichen Blättern blieb – eine Wanderung in den Hügeln am Rande des Pazifischen Ozeans würde ihm guttun. Welch ein Trugschluß. Auf dem Rückweg verlor Gertler den schmalen Pfad aus den Augen. Es blieb nicht mehr viel Zeit bis zur Vier-Uhr-Probe, also beschloß er, den steilen Hang abseits des Wegs bis zur Straße hinunterzuklettern. Eine Entscheidung, die sein Leben verändern sollte.

Der Sturz war kurz, keine vier Meter. Eine Wurzel, an der Gertler sich festgehalten hatte, gab nach. Er lag auf dem Rücken, unfähig, sich zu bewegen. »Mein Fuß sah aus wie eine gefaltete Socke«, erinnert er sich. »Die Knochen schauten hervor, sie erschienen weiß und weich.« Auf ein Brett gebettet trugen ihn einheimische Souvenirhändler in die Stadt. Dort wurde sein Fuß notdürftig gerichtet, die Wunden ausgewaschen. Ohne Betäubung. Wegen des Infektionsrisikos hatte Gertler Angst vor einer Spritze. Auf einer holprigen Straße wurde er ins Krankenhaus in der Hauptstadt San José gebracht. Sechs Tage später flog er zurück ins heimische

Toronto. Sein Hausarzt begutachtete den Gips und ließ es dabei bewenden.

Zu dieser Zeit müssen sich die Bakterien bereits in die Wunde geschlichen haben, die seinen Fuß verkrüppeln, ihn jahrelang ans Bett fesseln und die Medizin bloßstellen sollten. Vielleicht hatten die Mikroben im Erdreich bei der Absturzstelle gelauert, vielleicht im verschimmelten Bad im Krankenhaus in San José, das Gertler solche Panik einjagte, daß er trotz seines offenen Knöchels zwei Stunden lang die Dusche schrubbte, bevor er sie benutzte. Mit Sicherheit läßt sich das nicht mehr sagen, denn die Bakterien wucherten unter dem Gips still vor sich hin, bis die Schmerzen im anschwellenden Fuß Gertler ins Krankenhaus trieben. Zu spät.

Der Orthopäde im Sunnybrook-Krankenhaus konnte nur noch die niederschmetternde Diagnose liefern: »Wenn Sie nicht sterben, dann ihr Fuß.« Amputation! Sonst würden die Bakterien sich immer weiter den Knochen hochfressen, nach dem Fuß auch den Unter-, dann den Oberschenkel gefährden. In Gertler kam Panik auf. Er wollte seinen Fuß nicht verlieren. Verzweifelt schleppte er sich in ein anderes Krankenhaus. Auch dort rieten die Ärzte zum radikalen Schnitt. Wieder lehnte er eine Amputation ab. So nahmen die Mediziner den Kampf gegen die Staphylokokken im Knöchel mit den härtesten Mitteln auf, die ihnen zur Verfügung standen. Mehr als zwei Jahre lang erhielt Gertler ununterbrochen Antibiotika, über ein Jahr davon per elektrischer Pumpe direkt in den Blutkreislauf gespritzt.

Doch die Wundermittel, für viele die größte Errungenschaft der Medizin im 20. Jahrhundert, versagten kläglich. Der Dauerbeschuß mit Cloxacillin und Ciprofloxacin, jenem Präparat, das durch die Anthrax-Anschläge in den USA im Herbst 2001 Berühmtheit erlangte, beeindruckte die Mikroben in Gertlers Fuß wenig. Hartnäckig verbarrikadierten sie sich im Knochen, fraßen daran und hielten das Gelenk über Jahre geschwollen und zwei klaffende, nässende Wunden offen. Gertler verbrachte die meiste Zeit im Bett. »Wenn ich auf meinen Krücken nur zur Apotheke um die Ecke und zurück humpelte, war danach die Hölle los.« Die Bewegung im kaputten Gelenk trieb die Mikroben aus ihren Verstecken im Knochen und dem angrenzenden Gewebe in die Blutbahn, wo sie sich massenhaft vermehrten. Die Blutvergiftung und die damit verbundene Überreaktion des Immunsystems – die Mediziner nennen diese lebensgefährliche Kombination Sepsis – warfen Gertler für Wochen aufs Bett. Fieber und Schüttelfrost, dauernde Müdigkeit. »Aber das Schlimmste war, wenn die Wunden wieder einmal zuheilten«, sagt er, »dann kam die Hoffnung wieder hoch, alles sei überstanden. Ich verließ endlich das Bett, spielte Musik – und wurde jedesmal mit einem Rückfall bestraft.« Das erlebte er so oft, daß die erlittenen Enttäuschungen in seiner Stimme kaum noch wahrzunehmen sind.

Dabei zeigten die Mikroben bei einem Test nicht einmal eine besonders erhöhte Widerstandskraft gegenüber Antibiotika. Solche Resistenzen sind das Schreckgespenst für Infektiologen, die immer häufiger mitansehen müssen, wie Bakterien die gegen sie gerichteten Medikamente austricksen, wie Menschen sterben, weil kein Medikament mehr anschlägt. Ausgerechnet in Krankenhäusern stecken sich nach Schätzungen zehn Prozent aller Patienten mit Keimen an, allein in den USA sind das jährlich zwei Millionen Patienten. 90000 von ihnen sterben, 70 Prozent davon an hochresistenten Bakterien.[1]

Bei Gertler vermochte das Bakteriengift die Nester der Staphylokokken im Knochen einfach nicht zu erreichen. »Es war kaum zu glauben. Ich hatte eine simple Infektion mit Bakterien, die eine der häufigsten Komplikationen nach einer Operation hervorrufen – und die Ärzte konnten nichts ausrichten.« Ein Schicksal, das Gertler mit vielen teilt. Vernichtet ein Antibiotikum im Reagenzglas die Mikroben, so heißt das noch längst nicht, daß es im Körper eines Patienten die gleiche Schlagkraft beweist. Vor allem bei Infekten an schlecht durchbluteten Stellen wie den Knochen versagen die Präparate. Für die Mikrobenopfer bedeutet das immer neue Operationen, in denen Chirurgen das befallene Gewebe herauszuschneiden suchen und die Patienten dabei immer mehr verstümmeln.

## Geheimnisvolle Hoffnung

An Auftritte als Bassist war für Gertler nicht mehr zu denken. Das Geld wurde knapp für die Familie. Doch genauso schlimm war der Verzicht auf seine Leidenschaft – die Musik. In seinem alten Haus am Kensington Markct in Toronto, der mit seinen Esoterikläden, Jazzcafés und vegetarischen Restaurants an die Hippie-Hochburg Ashbury Haight in San Francisco erinnert, vergeht keine Minute, ohne daß in den verschiedenen Zimmern mehrere Radios laufen, die alle auf den gleichen Jazzsender eingestellt sind. Auch nachts. »Die Infektion war wie ein Wunsch, der vom Teufel statt von einer guten Fee erfüllt wurde«, sagt Gertler. »Du möchtest den lieben langen Tag im Bett liegen und Musik hören? Bitte sehr – Wunsch erfüllt.«

Es kam noch schlimmer. Seine Frau zog mit den beiden Kindern aus. »Ich kann es ihr nicht verdenken. Es ist schwer auszuhalten mit einem Mann, der immer im Bett liegt, dauernd müde ist und über Schmerzen klagt.« In Gertlers Haus hängen und stehen noch in jeder Ecke Fotos von seinen Söhnen. Am Türrahmen in der Küche sind die Striche zu sehen, mit denen der Vater das Heranwachsen seiner Kinder dokumentierte. Die letzte Marke steht bei 89 Zentimetern. Sie wird Gertler für immer an einen Ausspruch seines Arztes erinnern: »Wenn dein Fuß größer wird als dein Leben, dann sieh zu, daß du ihn loswirst.«

Der Fuß ist noch dran. Gertler begann zu kämpfen. Er forschte nach Möglichkeiten, die Mikroben zu besiegen, seinen Fuß von den zerstörerischen Staphylokokken zu befreien. Da Gertler sich mit dem Internet nicht auskennt, unterstützten ihn seine Brüder und Eltern bei der Suche. Doch nicht das Web half dem Verzweifelnden, sondern der Zufall. Anfang 2000, beinahe vier Jahre nach dem verhängnisvollen Unfall, brach ein Freund Gertlers auf dem Fahrrad zusammen. Die Diagnose der Notfallärzte lautete auf akute Blutvergiftung, verschuldet durch – Staphylokokken.

Gertler besuchte seinen Schicksalsgenossen im Krankenhaus. Auf dem Nachttisch lag das *New York Times Magazine* vom 6. Februar 2000 mit einem Artikel über eine verblüffende Heilmethode aus Georgien.[2] In diesem fernen Land im Kaukasus, so las Gertler aufgeregt, werden Mikroben mit Mikroben bekämpft. Die Ärzte dort hetzen den Bakterien spezielle Viren auf den Hals. Für jede Bakterienart findet sich in der Natur ein passendes Virus, das die Mikrobenbrut mit eiskalter Effizienz vernichtet, für Menschen aber ungefährlich ist. Die Heilmethode nach dem Prinzip, der Feind deines Feindes ist dein Freund, wurde bis in die vierziger Jahre auch im Westen eingesetzt. Doch die Erfolge waren sehr wechselhaft, und die Entdeckung des Penicillins verdrängte die Methode. In der Sowjetunion hatte sich die Therapie mit Bakteriophagen, so heißen die winzigen Bakterienvernichter, von der westlichen Medizin nahezu unbemerkt über die Jahre gehalten. In Gertler keimte Hoffnung auf. Sie wurde noch dadurch bestärkt, daß in dem Artikel darauf hingewiesen wurde, die Methode werde in Georgien besonders in Fällen eingesetzt, in denen Antibiotika nichts ausrichten. »Noch am selben Abend humpelte ich los und machte zehn Kopien von dem Artikel.«

Ganz am Ende des Textes wurde berichtet, daß bald ein Bakteriophagen-Kongreß in Montreal stattfände – nur 530 Kilometer von seinem Haus entfernt. Nachdem sein Bruder Edward im Internet auf Informationen über den Kongreß gestoßen war, nahm Alfred Kontakt mit dem Organisator Michael DuBow auf, einem Forscher von der McGill-Universität in Montreal. »DuBow sagte mir, es sei ein wissenschaftlicher Kongreß, aber ich dürfe doch kommen, wenn ich die Teilnahmegebühr bezahle.« Das Wissenschaftlertreffen drehte sich zwar hauptsächlich um die grundlegende Erforschung der Phagen, die auch im Westen stets verfolgt wurde. Doch die zunehmende Antibiotika-Resistenzkrise hatte das Interesse einiger Biotech-Firmen und Wissenschaftler an der Phagentherapie geweckt, und so gab es auch darüber einige Vorträge.

Alfred Gertler, Jazzbassist, auf seinem ersten Wissenschaftskongreß. Selbst unter einem Haufen selbstvergessener Wissen-

schaftler fiel er mit den Krücken und der unvermeidlichen
blauen Lotsenmütze auf. »In den Pausen gesellte er sich zu den
Rauchern, die draußen auf der Treppe standen«, erinnert sich
Elizabeth Kutter, eine Phagenforscherin, die Gertler später helfen sollte. Bald hatte er zu einigen Wissenschaftlern Kontakt
geknüpft, die sich mit Phagentherapie beschäftigten. Doch ihn
zu behandeln wäre für sie zu riskant gewesen. Denn als ungenügend erprobte, nicht zugelassene Therapie durfte niemand in
Kanada oder den USA die Methode anwenden, ohne ernsthafte
Schwierigkeiten mit den Gesundheitsbehörden zu riskieren.
»Trotzdem boten mir einige Wissenschaftler sofort Hilfe an«,
erzählt Gertler. »›Bringen Sie uns eine Bakterienprobe von
ihrer Wunde‹, sagten sie, ›und wir suchen die wirksamen Phagen im Labor aus.‹«

Am letzten Tag des Kongresses, auf einer Bootsfahrt auf
dem Sankt-Lorenz-Strom, machte Gertler während einer
Rauchpause eine neue Bekanntschaft. »Ich bat den Mann um
einen Zug aus seiner Zigarette«, erinnert er sich, »ich rauche
eigentlich nicht, sagte ich ihm, aber es vermindert die Blutzir-
kulation in meinem Fuß und läßt die Schmerzen auf dem
Heimweg schwächer werden. So kamen wir ins Gespräch.«
Der kettenrauchende Forscher stammte aus Georgien, jenem
Land, von dem der *New York Times Magazine*-Artikel berichtet
hatte. »Er fragte mich nach einer Bakterienprobe. Ich eilte zur
Toilette. Ein Gewitter ließ das Boot heftig schaukeln. So mußte ich aufpassen, daß ich nicht umfiel, als ich Schuh und
Strumpf auszog. Mit einem Wattetupfer, von denen ich während der Konferenz immer welche dabeihatte, strich ich Sekret
von der Wunde ab und zog mich wieder an. Dann humpelte ich
an Deck zurück.« Der Forscher gab Gertler seine Visitenkarte.
»Revaz Adamia[*], Vorsitzender des Verteidigungs- und Sicher-
heitskomitees des georgischen Parlaments«, stand darauf. »Ich

---

[*] Für russische und georgische Namen wird die weltweit gebräuchliche englische
Transkription verwendet. Eine Ausnahme bilden jene Namen, die sich in der
deutschen Schreibweise eingebürgert haben.

dachte, er sei vom KGB und ich würde nie mehr etwas von ihm hören.« Kurz darauf meldete sich der Parlamentarier Adamia, hauptberuflich Laborchef beim Eliava-Institut für Bakteriophagen, Mikrobiologie und Virologie: Passende Phagen seien vorhanden, schrieb er per E-Mail aus der georgischen Hauptstadt Tiflis, die Behandlung in einem örtlichen Krankenhaus sei kein Problem.

### Verzweifelnd nah und doch unerreichbar

Doch Gertler zog es vor, seinen Fuß in Kanada oder den USA behandeln zu lassen. Die Ungewißheit darüber, was ihn in Georgien erwarten würde, wo noch kurz zuvor ein Bürgerkrieg getobt hatte, war zu groß. Damals jedenfalls. Gertler wollte statt dessen das Angebot eines israelischen Forschers annehmen, den er ebenfalls auf dem Kongreß kennengelernt hatte. Der Israeli züchtete Phagen zu diagnostischen Zwecken und hatte in seinem Fundus ein Virus gefunden, das die Staphylokokken aus Gertlers Fuß im Reagenzglas wegputzte. Der Forscher wollte ihm diese Phagen schicken, und Gertler mußte nur noch einen Arzt finden, der ihn damit behandeln würde. Er stellte ein Dossier aus Artikeln und Internetausdrucken mit Informationen über die Phagentherapie zusammen und machte sich auf die Suche nach einem kanadischen Arzt, der bereit wäre, den Versuch mit der exotischen Methode zu riskieren. »Ich kam mir vor wie ein Verrückter, wie ich mit meinem Bündel Papier voller dick-gelber Markerstellen von Praxis zu Krankenhaus humpelte.« Er humpelte ohne Erfolg. Kein Arzt wollte das Wagnis auf sich nehmen.

Im Internet stieß Gertler endlich auf aufregende Neuigkeiten: Ärzte hatten im Jahr zuvor in einem Krankenhaus in Toronto – seiner Stadt! – eine sterbenskranke Patientin mit Phagen dem Tod entrissen. Die Frau mit Marfan-Syndrom, einer schweren Erbkrankheit, war zusätzlich an einer akuten Staphylokokkeninfektion des Herzens erkrankt. Die Mikroben

waren immun gegen alles, was die Mediziner in sie hinein-
pumpten. Organ für Organ versagte den Dienst.

Der Sohn der Todkranken hatte zufällig von der Firma Phage Therapeutics in Seattle gehört, die seit kurzem ein Phagenmedikament gegen hochresistente Staphylokokken entwickelte. Richard Honour, der Boß des kleinen Start-up-Unterneh-
mens, erinnert sich, wie der Mann dort verzweifelt anrief:
»»Meine Mutter stirbt!‹, rief er ins Telefon.« Honour sagte auf
der Stelle zu, das erst im Tierversuch getestete Medikament
für eine Notbehandlung zur Verfügung zu stellen – eine Aktion
am Rande der Legalität. Darum wurde striktes Stillschweigen
vereinbart. Die Ärzte sandten eilends per Flugzeug eine Bakterienprobe zu Phage Therapeutics. Honours Forscher ließen
im Reagenzglas ihren Phagen auf die tödlichen Staphylokokken los. »Innerhalb kurzer Zeit fegte er die Bakterien weg«,
erinnert sich Honour. Er sandte einige Ampullen zur kanadischen Grenze, wo sie von einem Krankenhausangestellten in
Empfang genommen wurden. Nach Anweisungen von Phage
Therapeutics sprühten die Ärzte die Phagenlösung auf das
freigelegte Herz der Patientin im Todeskampf. Am nächsten
Tag schleusten sie ihr eine Riesendosis – 100 Milliarden Viren
– in die Vene. Innerhalb von 20 Stunden erholte sich die Frau,
die Bakterien verschwanden vollständig aus ihrem Herzen und
Blut. Einige Monate später starb die Patientin an ihrem Herz-
leiden, das von der Erbkrankheit verursacht wurde, aber sie
war bei ihrem Tod noch immer frei von Staphylokokken, hält
Honour fest.

Die Geheimhaltung, die er und die Klinik vereinbart hatten,
hielt nicht lange vor. Wer gegenüber der Presse geplaudert hatte, ist unklar, aber die Neuigkeit von der blitzschnellen Heilung
einer gefürchteten »Superbug«-Infektion machte Schlagzeilen.
Die kanadische Gesundheitsbehörde drohte Honour mit Verhaftung. Die Familie der Patientin und ihre Ärzte gingen auf
Tauchstation. Sechs Monate lang versuchte Gertler die Namen
des Krankenhauses oder der Ärzte herauszufinden. Aus verschiedenen Quellen hatte er Hinweise, sogar einige E-Mail-

Adressen, »doch es kam nie eine Antwort, und ich merkte schließlich, daß die Ärzte nicht erreicht werden wollten. Ich werfe es ihnen nicht vor: Sie hatten ihre Karriere bereits einmal aufs Spiel gesetzt.«

## Rostige Instrumente zur Untersuchung, Wodka zur Desinfektion

Just zu diesem Zeitpunkt rief bei Gertler Elizabeth Kutter an, jene Phagenforscherin, die er auf dem Kongreß kennengelernt hatte und die gute Kontakte zu den georgischen Forschern unterhielt. Sie plante eine weitere Reise nach Tiflis und fragte ihn, ob er sie begleiten wolle. »Ich habe ihm gleich zu Beginn geraten, die Behandlung in Tiflis machen zu lassen, da die Ärzte dort langjährige Erfahrung mit der Phagentherapie haben«, sagt Kutter. Ihr Anruf kam zur rechten Zeit. Gertler war reif für Georgien. In den drei Wochen, die bis zur Abreise blieben, organisierte seine Familie Flug, Visa und Geld für den fast mittellosen und ausgezehrten Kranken.

Kutter und Gertler trafen im Morgengrauen des 29. Januar 2001 auf dem Flughafen in Tiflis ein. Die Mikroben in seinem Fuß waren durch die lange Reise in Aufruhr, Gertler drohte eine akute Blutvergiftung. Nach einer kurzen Rast in der Wohnung von Liana Gachechiladze, einer Phagenforscherin aus dem Eliava-Institut, brachten ihn seine Gastgeber in die kleine Diagnosepraxis Diagnos 90. Gachechiladze hatte sie zusammen mit Forscherkollegen 1990 in der Not gegründet, nachdem der Zusammenbruch der Sowjetunion das Institut schwer getroffen hatte. Die mächtigen Produktionsanlagen, die einst Phagenmedikamente in großem Stil ausgespuckt hatten, waren ausgeschlachtet, das Personal war von ehemals über 1 000 auf unter 100 Angestellte gesunken. Diejenigen, die im zerfallenden Institut ausharrten, mußten die 25 Euro Monatsgehalt, die der darbende Staat mal zahlte, häufiger aber nicht, mit Nebenjobs wie Lianas Tätigkeit bei Diagnos 90 aufbessern.

Die Praxis war im ehemaligen Pförtnerhaus beim Eingang zum weitläufigen Institutsgelände untergebracht. Streunende Hunde begrüßten den heranhumpelnden Gertler, Brandspuren an den Mauern unterstrichen den desolaten Zustand des Gebäudes. In dem erschöpften Gertler muß der Anblick mehr als ein flaues Gefühl ausgelöst haben. Als eine Sprechstundenhilfe gleich darauf in einem ungeheizten, klirrend kalten Untersuchungskabuff eine Probe entnehmen wollte, bekam er es mit der Angst zu tun. »Sie ging mit einem rostigen Kleiderbügel auf meine Wunden los.« Würde hier nicht alles noch schlimmer werden? Wäre es nicht besser gewesen, den Fuß amputieren zu lassen?

Die Befürchtungen wichen vorsichtiger Hochachtung, als zwei Tage später Inga Georgadze, die Leiterin von Diagnos 90, das Ergebnis der Analysen präsentierte: eine lange Liste von Antibiotika und Phagen, deren Wirkung auf die Staphylokokken sie getestet hatte. Gertler, durch sein Martyrium zum Spezialisten für Antibiotika geworden, sah auf der Liste zahlreiche Präparate, von denen er noch nie gehört hatte. Hier bemühten sich Wissenschaftler und Ärzte, auf den Trümmern eines zerrissenen Landes ihr Können und ihre Kunst zu erhalten – und ihm zu helfen.

Einige Phagen aus der Sammlung des Instituts töteten im Test seine Staphylokokken vollständig. Diese kombinierten die Eliava-Forscher zu einem schlagkräftigen Cocktail. Eine Röntgenuntersuchung sollte das genaue Ausmaß der Schäden im Fuß feststellen und führte Gertler noch einmal die Schwere seiner Verletzung vor Augen: »Die Ärzte spritzten ein Kontrastmittel in die Wunde auf der Außenseite des Knöchels – und es kam durch die Öffnung auf der Innenseite wieder heraus«, erinnert er sich noch heute schaudernd. »Ich habe zwar über Jahre die beiden Wunden täglich ausgewaschen, aber daß sie im Innern so direkt verbunden waren, wußte ich nicht.«

Nach dem Wochenende brachten Elizabeth Kutter und die Eliava-Forscher Gertler in die Zentralklinik von Tiflis, wo der Chirurg Guram Gvasalia, der jahrelange Erfahrungen mit der

*Der Chirurg Guram Gvasalia behandelt Alfred Gertlers Fuß in einem Operationssaal der Tifliser Zentralklinik mit Phagen.*

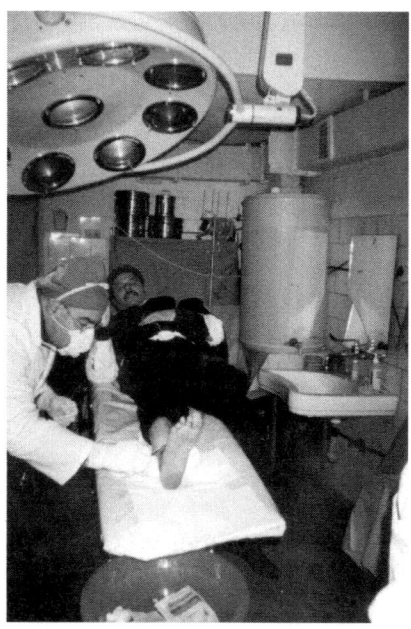

Phagentherapie hat, die Behandlung durchführen wollte. In dem engen, fensterlosen Eingangsflur des zwölfstöckigen Krankenhauses kam das einzige Licht von einem roten Cola-Dosen-Automaten. Den noch düstereren Aufzug bediente ein zahnloser Alter, dessen Posten sich als unbedingt notwendig erwies, da sich die Blechkiste nur durch gekonnte Manipulation in den Eingeweiden der scheppernden Türen öffnen ließ. Als besonderer Gast durfte sich Gertler sein Zimmer aussuchen; entweder näher an der Toilette oder mit Blick auf die Stadt, ansonsten war es wie alle anderen in der Klinik: kahl, bröckelnder Putz, Löcher im rohen Parkett, antike Eisenrohrbetten, kalt. Draußen auf dem dunklen Flur kauerten Angehörige der Patienten. Sie kochten für ihre kranken Verwandten oder holten in der Apotheke von den Ärzten bestellte Medikamente.

Die Klinik erhielt vom Staat fast kein Geld, so mußten die Kranken ihre Medikamente selbst besorgen lassen. Für Gertler wurde eine Köchin engagiert, »die Gemüse einkaufte, wunderbar kochte und auf georgisch mütterlich auf mich einredete«. Eines Nachts wurde er von einem Angehörigen eines Patienten geweckt, der ein Bett zum Schlafen suchte. Obwohl Gertler mittlerweile durch die sorgfältige Diagnose und die Vorbesprechungen vom Können seiner georgischen Freunde überzeugt war, hatten die ungewohnten und ärmlichen Verhältnisse ihren Einfluß auf seinen Seelenzustand. Kutter mußte mehrere Flaschen Wodka besorgen: »Regelmäßig rieb Alfred zur Sterilisation alles damit ab, was ihm unter die Augen kam«, erinnert sie sich.

Die Behandlung begann. Im Operationssaal wusch der Chirurg Gvasalia den durchlöcherten Fuß sorgfältig aus. Dann spülte er die tiefen Kavernen mit der Phagenlösung, bevor er auf beiden offenen Fußseiten Infusionsschläuche befestigte, durch die während 24 Stunden die Staphylokokkenkiller und Enzyme, die das vernarbte Gewebe abbauen, ins verletzte Gelenk drangen. Am nächsten Tag wiederholte der Arzt die Prozedur. Zusätzlich plazierte er tief im Fuß Schnipsel einer abbaubaren Membran, die zuvor mit Phagen und ausgewählten Antibiotika imprägniert worden war. Während die Streifen sich langsam auflösten, drangen stetig neue Phagen und Medikamente ins Gewebe: Die verbarrikadierten Mikroben gerieten unter Dauerbeschuß. Nach drei Tagen konnten die Ärzte im Ausfluß der Wunden keine der vorher so zahlreichen Staphylokokken mehr nachweisen.

Zwei Wochen lang mußte Gertler im Zentralkrankenhaus ausharren. Auch die letzte Probe aus dem Wundausfluß war keimfrei. Gvasalia riet ihm aber dringend, das von der jahrelangen Infektion zermürbte Gelenk durch eine Operation stabilisieren zu lassen. Wahrscheinlich harrten tief im Innern des Knochens noch Staphylokokkennester, die ohne chirurgische Sanierung durch dauernde Reibung beim Laufen wieder freigesetzt werden könnten.

Jetzt, anderthalb Jahre später, geht es Alfred Gertler besser als jemals zuvor zwischen jenem verhängnisvollen Sturz und seinem Besuch in Tiflis. Seit der Phagenbehandlung nimmt er keine Antibiotika mehr, humpelt mit den Krücken von seinem jazzdurchfluteten Häuschen in Konzerte, schleppt dabei unerlaubte Gewichte – und hat trotzdem keine akute Blutvergiftung mehr gehabt. Wieviel die Phagentherapie zur Besserung beitrug, kann streng wissenschaftlich niemand sagen. Bei einem solchen Einzelfall können immer eine zufällige Heilung oder andere Umstände eine Rolle spielen – auch wenn das unwahrscheinlich scheint. Nur sorgfältige Studien mit vielen Patienten können die Wirkung der Bakterienkiller beweisen.

## Trickreiche Gegner erfordern unorthodoxe Mittel

Die Phagentherapie gerät durch die Zunahme resistenter Bakterien nach fünfzig Jahren Vergessenheit auch im Westen wieder in den Blick der Forscher. Die Menschheit befindet sich im Dauerkampf mit den Mikroben – und den wird sie wohl nie gewinnen können. Als zu trickreich haben sich die Bakterien immer wieder erwiesen. Deshalb sind neue Medikamente dringend nötig – und die Wiederentdeckung alter, denn neue Antibiotika kommen nur äußerst zögerlich auf den Markt. Aus diesem Grund arbeitet seit wenigen Jahren eine Reihe von Universitäten und Biotechfirmen vor allem in den USA wieder an Phagenpräparaten.

Doch viele Infektiologen hegen nach wie vor große Skepsis gegenüber der unorthodoxen Methode. Sie kritisieren, daß es die Forscher in der umstrittenen Frühgeschichte der Phagentherapie nie geschafft haben, eindeutige Beweise für deren Wirksamkeit zu erbringen. Auch gegenüber der Arbeit ihrer östlichen Kollegen sind die Kritiker argwöhnisch, weil die meisten ihrer Ergebnisse vor Jahren in russischen oder georgischen Fachzeitschriften publiziert wurden – nahezu unüberprüfbar. Die schwierigen Verhältnisse in den Ländern der ehemaligen Sowjetunion tragen zum Zweifel bei.

Wer den Beitrag abschätzen will, den die Phagentherapie im Kampf gegen die Mikroben leisten kann, muß zu ihren Anfängen um 1920 zurückkehren und die Berichte durchforsten, die zahlreiche Wissenschaftler bis heute angehäuft haben. Er trifft dabei auf ein schillerndes Stück Geschichte voller Hoffnungen und Enttäuschungen, auf exzentrische Helden und tragische Schicksale, auf gigantische Versuche mit Tausenden von Menschen und darauf, daß unsere Großeltern Phagenmedizin geschluckt haben. In Frankreich lassen sich sogar längst pensionierte Forscher aufstöbern, die noch um 1970 todgeweihte Patienten mit Phagen behandelten, weil kein Antibiotikum mehr half. Es ist an der Zeit, all dieses Wissen zu reaktivieren.

Denn nach Jahren des vermeintlichen Sieges der modernen Medizin schlagen die Bakterien zurück.

## 2. Kapitel: Unbesiegbare Mikroben

»Es ist an der Zeit, die Bücher über die Infektionskrankheiten zu schließen«, verkündete im Jahr 1969 William H. Stewart, Surgeon General der USA. »Der Krieg gegen die Seuchen ist vorbei.«[1] Fortan, so befand der höchste Arzt Amerikas, sollten sich die Wissenschaftler dem Krebs statt der Tuberkulose, dem Herzinfarkt statt der Cholera zuwenden. Stewart war nicht allein in seinem Optimismus. Besonders die Entwicklung des Penicillins stimmte in den frühen vierziger Jahren die Menschen euphorisch. Sie waren sicher, die Mikroben seien in Kürze besiegt. Doch sie täuschten sich.

### Rückeroberung

Die Infektionskrankheiten legten nur einen Zwischenstopp ein. Zum Beispiel die Tuberkulose: In einigen Ländern der ehemaligen Sowjetunion verdoppelte sich nach deren Zusammenbruch die Zahl der Tuberkulose-Infizierten in nur sieben Jahren. Heute leiden im Gebiet um den Aralsee 300 von 100 000 Menschen an der Krankheit, die in Schüben auftritt und dabei meist die Lungen zerfrißt und verkalken läßt. In den Gefängnissen liegt die Zahl der Infizierten sogar bis zu 100mal höher.[2] Viele Tuberkulosekeime sind multi-resistent, die üblichen Medikamente wirken nicht mehr. Die gestählten Mikroben bleiben nicht in den Ländern des ehemaligen Ostblocks, sie wurden auch schon in Zürich oder Genf gesichtet. Im Heimatland des Optimisten Stewart, genauer gesagt in New York, wütete von 1972 bis 1992 gar eine Epidemie multi-resistenter Tuberkulose. Allein im Jahr 1992 registrierten die Ärzte 441 Neuinfektionen. Viele der Betroffenen starben trotz Zwangseinweisung und Behandlung auf der Quarantäne-Insel Roosevelt Island. Die Niederschlagung der Epidemie kostete rund eine Milliarde Dollar.[3]

Die Katastrophe demonstriert, was sich lange zuvor unbemerkt von der Öffentlichkeit zusammengebraut hat: Die Antibiotika, die Wunderwaffen gegen Bakterien aller Art, wurden zunehmend stumpf, die Mikroben wehrten und wehren sich mit immer neuen Kniffen gegen ihre Vernichtung. Jede Mikrobe, die Menschen krank macht, hat sich im Kampf gegen die Antibiotika mehr oder weniger gewappnet. Die meisten von ihnen furchterregend erfolgreich. Als das Penicillin eingeführt wurde, wirkte es gegen die Bakterien der Art *Staphylococcus aureus* (siehe Farbtafel 1) vorzüglich. Heute sind mehr als 95 Prozent dieser Verursacher von Furunkeln, Blutvergiftungen oder Knochenentzündungen gegen dieses Antibiotikum resistent. In einigen Regionen der Welt erreicht *Neisseria gonorrhoeae* – wie der Name sagt, der Keim der Gonorrhöe – gegen dasselbe Medikament gar eine Resistenzrate von 98 Prozent. Bereits treten Mikroben auf, die jedes der weit über hundert vorhandenen Antibiotika schachmatt setzen.

Allein in Deutschland sterben jedes Jahr 20 000 Menschen an den Folgen einer Infektion, die sie sich in einem Krankenhaus geholt haben, schätzt der Antibiotika-Experte Wolfgang Witte von der Außenstelle des Robert-Koch-Instituts (RKI) in Wernigerode. Viele davon sind mit multi-resistenten Keimen infiziert. Im Jahr 2001 erlagen in den USA 90 000 Menschen einer Infektion, zehn Jahre zuvor waren es noch 15 000 gewesen.[4] Die Weltgesundheitsorganisation (WHO) warnt, daß die Resistenzkrise den »medizinischen Fortschritt zunichte machen« könnte. Harmlose Krankheiten wie Angina oder Ohrenentzündungen drohen wieder unheilbar zu werden. »Wir stehen am Rand einer globalen Krise bei den Infektionskrankheiten. Kein Land ist davor sicher. Kein Land kann es sich länger leisten, die Bedrohung zu ignorieren«, mahnte 1996 der damalige WHO-Generaldirektor Hiroshi Nakajima.[5]

## ›Dank Penicillin kommt er wieder nach Hause‹

Die angesichts dieser Tatsachen naiv anmutende Euphorie von Surgeon General Stewart und seiner Zeitgenossen versteht leichter, wer die Situation vor der Entdeckung des Penicillins bedenkt. Die Menschen, die 1969 lebten und die vielfach besungenen Heldentaten des Wundermittels aus eigener Erfahrung oder von einem geretteten Angehörigen kannten, wußten nur zu gut, wie es früher war. Ein Ausrutscher beim Blumenschneiden konnte eine tödliche Blutvergiftung zur Folge haben, fast jeder hatte Großeltern, denen die Diphterie Geschwister entrissen hatte. Ein Krankenhaus in den dreißiger Jahren war voller Patienten, die gegen Lungenentzündung, Blutvergiftung oder Tuberkulose kämpften. Oft chancenlos.

Der Landarzt Jean-Pierre Feihl, der lange Jahre eine Praxis in der Westschweizer Kleinstadt Moudon hatte, erinnert sich noch gut an diese Zeit: »Es war eine Tragödie«, sagt der 83jährige, »besonders wenn ich an die Jugendlichen denke, die eine Knochenentzündung wegen einer Staphylokokken-Infektion hatten. Das kennt man heute gar nicht mehr, damals war es jedoch recht häufig. Die Betroffenen litten jahrelang unter Knochenschmerzen und Fieber. Sie magerten ab und waren oft müde.« Zwar hatte die verbesserte Hygiene manche Seuchen zurückgedrängt, und einige Impfstoffe, Antiseren oder die 1935 eingeführten Sulfonamide machten gewisse Infektionskrankheiten heilbar, doch noch 1938 starben in Deutschland über zehn Prozent der Menschen an Lungenentzündung und Tuberkulose.[6]

In dieser Situation wirkte das Auftauchen des Penicillins wie ein Wunder. Es erwies sich als äußerst wirkungsvoll gegen die meisten eiterproduzierenden Kokken wie Staphylokokken, gegen Streptokokken, die Lungenentzündung hervorrufen, gegen Diphterie- und viele andere Bakterien. Die Todesrate bei Lungenentzündung sank von 30 auf sechs Prozent. Mitten im Zweiten Weltkrieg zuerst von den US-Amerikanern industriell produziert, war das neue Medikament anfangs der Armee vorbehalten, nach dem D-Day am 6. Juni 1944 durften auch Zivilisten damit geheilt werden. Alsbald war Penicillin frei in den Apotheken erhältlich, und Inserate kündeten von seinen Wundertaten: »Dank Penicillin kommt er wieder nach Hause«, war 1944 über dem Bild eines verletzten GIs auf einer Anzeige der Schenley Laboratories zu lesen.

## Vergebliche Warnung

Alexander Fleming hatte das Penicillin bereits 1928 entdeckt, die weitere Erforschung aber wegen technischer Schwierigkeiten wieder ad acta gelegt. Schon während des Kriegs avancierte er in kurzer Zeit zum Star, zu einem »der größten Wissenschaftler des 20. Jahrhunderts«, der auf dem Titelbild des Magazins *Time* gefeiert wurde. 1945 erhielt Fleming den Nobelpreis, zusammen mit Howard Florey und Ernst Boris Chain, die seine Entdeckung beim Durchforsten alter Fachzeitschriften Ende der dreißiger Jahre wiedergefunden hatten und das Penicillin in einem Kraftakt vom Labor ins Krankenhaus katapultierten.

Doch Fleming befürchtete von Anfang an, das bejubelte Präparat könnte seine Wirksamkeit verlieren, falls es sorglos eingesetzt würde. Er beendete seinen Nobelpreis-Vortrag mit einer deutlichen Warnung: Bakterien ließen sich ganz einfach zur Resistenz erziehen. Die unachtsame Behandlung mit einer zu geringen, für die Mikroben nicht-tödlichen Dosis Penicillin reiche dazu schon aus. Bereits in dieser Rede prophezeite Fleming Todesfälle durch resistent gewordene Bakterien. Der Brite stützte seine Warnung auf eigene Experimente. Er hatte Bakterien kontinuierlich höheren Konzentrationen an Penicillin ausgesetzt und mußte zusehen, wie einzelne Zellen überlebten und wucherten. In einem Interview mit der *New York Times* sagte er im Jahr 1945: »Es gibt wahrscheinlich keine chemotherapeutische Substanz, gegen die die Bakterien unter günstigen Umständen nicht eine Resistenz entwickeln können.«[7]

Kaum hatte Fleming seine Befürchtung ausgesprochen, war sie auch schon Realität: Bereits 1944 gab es vereinzelte Patienten, bei denen Penicillin nicht wirkte, zwei Jahre später mußte ein Londoner Krankenhaus melden, daß das Antibiotikum 14 Prozent der Staphylokokken nichts mehr anhaben konnte. 1949 war diese Zahl auf 59 Prozent gesprungen; und sie stieg nicht nur in England. In einer Veröffentlichung von 1955 in der *Schweizer Apothekenzeitung* hieß es, daß 75 bis 80 Prozent aller Staphylokken dem Penicillin widerstanden, auch in Deutschland grassierte der renitente Keim.[8]

Die Besorgnis der Ärzte und Gesundheitsbehörden hielt sich allerdings in Grenzen. Denn kurz nach dem Penicillin warfen die Pharmafirmen in Windeseile eine Phalanx neuer Antibiotika in die Schlacht. 1943 entdeckte der Mikrobiologe Selman Waksman das Streptomycin, das die vom Penicillin ungerührte Tuberkelmikrobe angriff, kurz darauf, 1947, kam das breitwirkende Chloramphenicol auf den Markt. Weitere folgten. Die chemische Keule schien unschlagbar. Um das Jahr 1955 wurden die Antibiotika in einigen Ländern rezeptpflichtig, was die krassesten Fälle von falscher Anwendung durch unbedarfte Laien stoppte.

Doch die Mikroben wehrten sich weiterhin. In den siebziger Jahren etwa tauchten überall auf der Welt *Neisseria*-Bakterien auf, die sich von Penicillin nicht im mindesten beeindrucken ließen. Die resistenten Erreger der Gonorrhöe ließen sich mit ziemlicher Sicherheit in südostasiatische Bordelle zurückverfolgen. Dort wurde den Prostituierten zu Zeiten der US-Präsenz zur Prophylaxe Penicillin verabreicht, was praktischerweise auch ihre militärischen Besucher schützte. Heute haben viele Länder weltweit mit diesem Abkömmling des Vietnamkrieges zu kämpfen. In Südostasien sind 98 Prozent resistent – nicht nur gegen Penicillin, sondern auch gegen eine ganze Reihe anderer Substanzen.

## Naturbegabte Killer

Die Rüstungsspirale zwischen Mikroben und Mensch ist eine
Folge der Evolution – und somit unausweichlich. Jedes neue
Antibiotikum, mit dem wir die Bakterien bekämpfen, führt in
kurzer Zeit zur Selektion immuner Keime. »Das antibiotische
Paradox« nennt es der Antibiotika-Experte Stuart Levy von der
Bostoner Tufts-Universität.[9] Wird eine Mikrobenkolonie einer
Giftattacke ausgesetzt, so gibt es in dem Haufen bestimmt einige Zellen, denen das Antibiotikum nichts ausmacht – zum Beispiel weil ihre Vorfahren ein resistenzvermittelndes Gen aufgeschnappt haben oder aufgrund von Mutationen, zufälligen Veränderungen des Erbguts. Die immunen Zellen blühen unter der
Attacke erst richtig auf, weil das Medikament alle Nahrungs-
konkurrenten tötet und ihnen somit das Feld freiräumt. Unter
optimalen Bedingungen teilen sich gewisse Mikroben alle
30 Minuten. So können theoretisch aus einer einzigen Bakterie
in 24 Stunden über 200 000 Milliarden Zellen entstehen. Ein
resistenter Mikrobenstamm ist geboren.

Diese Hochrüstung betreiben die Bakterien nicht aktiv. Sie
mutieren beispielsweise nicht gezielt, um gegen ein angreifen-
des Antibiotikum zu bestehen. Die Mutationen geschehen
zufällig: Manche machen die betroffene Mikrobe krank, einige
töten sie, andere bewirken nichts, und wieder andere verleihen
ihren Trägern eine Resistenz gegen ein bestimmtes Antibiotikum. Diese schützende Erbgutveränderung kann schon vor
dem Antibiotika-Angriff entstanden sein oder während einer
lang andauernden Behandlung geschehen.

## Menschliche Zuchtmaschinen

Manchmal kommt im Innern eines Patienten sogar eine verhängnisvolle Spirale in Gang. Immer neue Keimvarianten
übertrumpfen nach und nach jedes Antibiotikum, das die Ärzte dem Kranken spritzen. Der Patient wird zum Inkubator

einer neuen Superrasse von Bakterien. Auf dem Mailänder Kongreß der europäischen Infektiologen im Jahr 2002 schilderte Ian Phillips vom St.-Thomas-Krankenhaus in London einen solchen Fall.[10] Bei einem Patienten stellten die Ärzte nach der Einlieferung eine Knochenentzündung durch Streptokokken fest – schon an sich eine gefürchtete Diagnose, weil viele Medikamente nur spärlich an diesen schlecht durchbluteten Ort gelangen. So kommt es leicht zur Unterversorgung, vor der schon Fleming gewarnt hatte. Phillips und seine Kollegen behandelten zuerst mit Penicillin – keine Wirkung. Clindamycin – keine Wirkung. Cloxacillin – keine Wirkung. Die Liste exotischer Namen geht weiter: Ciprofloxacin, Rifampicin in Kombination mit Ciprofloxacin – allesamt wirkungslos. Stets überlebten einige der verbarrikadierten Mikroben den neuerlichen Angriff und vermehrten sich wieder. Nach Monaten vergeblicher Versuche kam endlich der Durchbruch: Vancomycin wirkte. Es war gerade noch einmal gutgegangen.

Einen Eindruck von der Agilität, die die Bakterien im Wettlauf ums Überleben zeigen, vermittelt die Resistenzkarriere von *Staphylococcus aureus*. Wie bereits erwähnt, waren schon wenige Jahre nach der Einführung des Penicillins an einigen Orten 15 Prozent der Staphylokokken resistent, zehn Jahre später war diese Zahl auf über 70 Prozent hochgeschnellt, heute sind es 95 Prozent. Um die drohende Unbehandelbarkeit abzuwenden, ersannen Chemiker das Methicillin, eine im Reagenzglas modifizierte Variante des natürlichen Penicillins, das von einem Pilz produziert wird.

1960 wurde Methicillin erstmals gegen Staphylokokken ins Feld geführt. Ein Jahr später tauchten die ersten Resistenzen auf. Also begann der Wettlauf aufs neue. Nach und nach attackierten die Ärzte die Mikroben mit immer neuen Antibiotika – nur um zusehen zu müssen, wie die Bakterien konterten: Chloramphenicol, Ciprofloxacin, Clindamycin, Erythromycin, Gentamicin, Imipenem, Tetracyclin, Trimethoprim – die Liste an Präparaten, gegen die sich manche Staphylokokken gewappnet hatten, wurde immer länger. Längst bedeutete das Kürzel MRSA, das die renitenten Mikroben zuerst erhielten, nicht mehr Methicillin-resistenter *Staphylcoccus aureus,* sondern multi-resistenter *Staphylococcus.*[*]

Vor kurzem traten die ersten Fälle in den USA und Japan auf, bei denen auch Vancomycin, oft das Mittel letzter Wahl, nichts mehr half. In einzelnen Ländern wie Spanien sind deutlich über 30 Prozent der Keime in den Patienten multi-resistent. Auf dem Mailänder Infektiologenkongreß berichtete Helen Giamarellou von der Medizinischen Hochschule Athen von den Verhältnissen an einer Athener orthopädischen Klinik: »Jeden Tag kommen fünf neue Fälle mit Infektionen des Knochens – alle haben MRSA. Was, bitte, können wir mit diesen Patienten anfangen? Was sagen wir ihnen?«

In einigen Fällen rüsten die multi-resistenten Keime sogar zusätzlich auf. In Frankreich haben Infektiologen einen MRSA-Stamm entdeckt, der mit einem Gen ausgestattet ist, das ihm erlaubt, Abwehrzellen des Immunsystems zu durchlöchern. Dadurch werden diese Staphylokokken viel aggressiver. Außer in der Haut nisten sie sich auch in der Lunge ein und führen zu Entzündungen, die von den Ärzten kaum in den Griff zu bekommen sind. Innerhalb kurzer Zeit sammelt sich Eiter in der Lunge, Teile des Organs sterben ab. Für zwei französische Kinder kam jede Hilfe zu spät.[11]

### Bequeme Ärzte heizen das Wettrüsten an

Die Ärzte haben die Misere mitverschuldet. »Wir haben uns die gegenwärtige Situation durch den exzessiven Gebrauch von Breitband-Antibiotika eingebrockt«, sagt Andreas Widmer, Spitalhygieniker von der Universitätsklinik Basel. Die moder-

---

[*] Da in Deutschland statt Methicillin die Variante Oxacillin eingesetzt wird, bezeichnen viele hiesige Ärzte multi-resistente Staphylokokken mit dem Kürzel ORSA statt MRSA.

neren Breitbandwirkstoffe erledigen gleichzeitig unterschiedlichste Mikroben. Die zumeist älteren Präparate mit einem engen Wirkspektrum attackieren hingegen lediglich eine begrenzte Gruppe von Bakterien. Penicillin G etwa trifft vorwiegend sogenannte grampositive Keime wie Staphylokokken und Streptokokken. Den Namen gab eine Färbemethode, mit der die Zellen im Mikroskop sichtbar gemacht werden. Grampositive Keime haben eine einfache Zellwand, nehmen den Gramfarbstoff leicht auf und färben sich violett. Gramnegative Keime, zu denen die Gonokokken gehören, haben eine dreischichtige Zellwand und weisen so die Farbe ab. Sie erscheinen rot. Um beide Gruppen auf einen Schlag behandeln zu können, entwickelte die Industrie – auch auf Drängen der Ärzte – breit wirksame Antibiotika. Diese ersparen dem Mediziner eine genaue Diagnose und die ein, zwei Tage Wartezeit, bis der Keim identifiziert ist.

»Noch vor einiger Zeit gaben viele Ärzte bei Fieber zuerst einmal Antibiotika«, sagt Widmer. »Die haben das eingesetzt wie Aspirin. In manchen Ländern Europas wird das immer noch so gemacht.« Mit der Folge, daß etwa Pneumokokken, die Schuldigen bei vielen Lungen-, Mittelohr- und Gehirnhautentzündungen, in manchen Erdteilen auf Penicillin – eigentlich das Mittel der Wahl – praktisch nicht mehr ansprechen. In Deutschland und der Schweiz wirkt Penicillin gegen Pneumokokken zwar noch weitgehend. Dafür sind bereits 18 Prozent dieser Mikroben resistent gegen die neuere Antibiotika-Gruppe der Makrolide, die bei Ärzten und Patienten wegen ihrer schnellen Wirkung beliebt sind. »Dieser Anstieg ist eine besorgniserregende Tendenz, die wir im Auge behalten müssen«, sagt der Infektiologe Wolfgang Witte vom Robert-Koch-Institut.[12]

Wie ein falscher Gebrauch von Antibiotika die Resistenz hochtreibt, zeigt eine Studie, die Infektiologen mit gesunden Kindern in zwei Dörfern im US-Bundesstaat Utah durchführten. Insgesamt beherbergten rund zehn Prozent der Kinder in ihren Nasen multi-resistente Pneumokokken. In jenem Dorf, in dem die Ärzte restriktiver mit Antibiotika umgingen, waren allerdings deutlich weniger Kinder mit den ungebetenen Gästen belastet als in der Gemeinde mit den freizügigen Medizinern.[13]


## Unwissende Patienten züchten sich einen resistenten Mikrobenzoo

Oft sind die Antibiotika, die die Hausärzte verschreiben, sogar unnötig, und ihr einziger Effekt ist die Beschleunigung der Resistenzspirale. Das zeigen die Untersuchungen von William Holmes. Der Brite ist Hausarzt in Nottingham und kennt die Probleme der täglichen Praxis: »Die meisten Patienten, die mit einer Atemwegsinfektion zum Hausarzt gehen, wissen eines: Sie wollen Antibiotika.« In einer Studie, die Holmes mit 76 Hausärzten und 787 Patienten durchführte, waren es überwältigende 77 Prozent. Problem Nummer eins dabei ist: Viele Infekte der Atemwege werden durch Viren verursacht, gegen die Antibiotika so viel wirken wie Mehl bei Kopfschmerzen. »Aber diese Patienten lassen sich nicht unbedingt von der Wissenschaft beeindrucken«, sagt Holmes, »sie wollen trotzdem ein Antibiotikum.« Problem Nummer zwei: Viele Ärzte geben dem Druck nach. Von 581 Patienten, die schließlich ein Antibiotikum erhielten, hätten selbst nach Meinung des verschreibenden Hausarztes nur ein Fünftel »auf jeden Fall« eines bekommen sollen, rund 150 »auf keinen Fall«. Als Grund, warum sie es trotzdem abgaben, nannten die meisten Mediziner den Druck der Patienten.

Je nach vermuteter Notwendigkeit machten die Ärzte in Holmes' Studie feine Unterschiede darin, welche Antibiotika sie verschrieben. Patienten, bei denen sie den Antibiotika-Einsatz für unnötig hielten, kamen meist mit einem Rezept für Tetracyclin aus der Praxis. Wenn die Ärzte tatsächlich Wirkung erzielen wollten, verschrieben sie neuere Präparate. An der Resistenzschraube drehen beide – auch das als Placebo verschriebene Tetracyclin.[14]

Jeder Mensch ist besiedelt von Abermilliarden Bakterien der verschiedensten Arten. Sie leben auf der Haut, im Mund, der Nase, den Gedärmen. Die meisten sind harmlos oder gar nützlich, denn sie besetzen den Platz, den sonst krankmachende Bakterien einnehmen könnten. Ab und zu finden sich auch Bakterien auf gesunden Menschen, die als Krankheitserreger bekannt sind, etwa *Staphylococcus aureus* in der Nase. Warum solche Arten manchmal krankmachen und manchmal nicht, ist nicht vollständig geklärt. Eine wichtige Rolle spielt die Gesundheit des Menschen, der mit den Mikroben konfrontiert wird. Ein intaktes Immunsystem hat keine Mühe, die Staphylokokken vor dem Eindringen von der Nasenschleimhaut ins Innere des Körpers zu hindern, ein angeschlagenes schon eher.

Schlucken wir Antibiotika – ob mißbräuchlich oder korrekt verschriebene –, so töten die nicht nur die schädlichen Bakterien ab, sondern auch die nützlichen. Übrig bleiben all jene, die resistent sind: Sie reichern sich auf uns an und werden durch Körperkontakt an andere Menschen weitergegeben oder übertragen ihre Resistenzgene auf Neuankömmlinge. Auf uns entsteht ein ganzer Resistenzzoo, der im Moment scheinbar keine negativen Konsequenzen hat – bis das Immunsystem durch eine Krankheit oder das fortschreitende Alter geschwächt wird und die resistenten Mikroben uns plötzlich angreifen.

Selbst Kinder können schon ein furchteinflößendes Bestiarium auf sich versammeln. Michael Millar vom Royal Trust Hospital in London untersuchte in den Jahren 1991 und 1992 die Flora von gesunden Sieben- bis Achtjährigen. Er fand bei 37 Prozent der Kinder Staphylokokken, fünf Prozent davon wiesen Resistenzen auf, und weiter stieß er bei 72 Prozent der Kinder auf *Haemophilus*-Bakterien, von denen über 30 Prozent gegen irgendein Antibiotikum gewappnet waren. Ein brisanter Fund: *Haemophilus influenzae* ist ein gefürchteter Erreger von Hirnhautentzündungen bei Kindern. In den USA verursachten resistente Mikroben dieser Spezies bereits Todesfälle. »Das könnte der Beginn von etwas sein, das enorm zunimmt«, sagte Millar

dem Wissenschaftsmagazin *New Scientist*.[15] Andere britische
Forscher fanden in Haushalten, in denen eine Person wegen
Akne mit Tetracyclin behandelt wurde, auch auf Geschwistern
oder Eltern zahlreiche Tetracyclin-resistente Keime.

### Gefährliche Krankenhäuser

Die gefährliche Saat, die der stete Gebrauch von Antibiotika
heranzüchtet, geht ausgerechnet da am ehesten auf, wo wir
Schutz und Heilung suchen: in Krankenhäusern und Altershei-
men. Hier kämpfen die Infektiologen mit den ärgsten Problemen, denn hier werden die meisten Antibiotika eingesetzt und
leben die meisten kranken Menschen. Zwischen fünf und zehn
Prozent aller Patienten, die in einem Krankenhaus in Deutschland oder der Schweiz behandelt werden, stecken sich dort an,
oft mit resistenten Keimen. In Deutschland sterben nach Schätzung von Experten jährlich 20 000 von ihnen, in den USA sind
es 90 000.

Eine ganzer Mob hochgerüsteter Mikroben erwartet die
ahnungslosen Patienten. An erster Stelle auf der Sorgenliste der
Mediziner stehen die altbekannten multi-resistenten Staphylokokken (MRSA), dicht gefolgt von den Keimen, die es zur
Abkürzung VRE gebracht haben: Enterokokken, die auch Vancomycin austricksen, das Medikament der letzten Rettung. Es
folgt eine Reihe von gramnegativen Keimen mit Namen wie
*Klebsiella pneumoniae*, *Pseudomonas aeruginosa* oder *Acinetobacter baumannii*.

Die Unheilsmikroben sind unterschiedlich verbreitet. In den
USA waren im Jahr 2000 über die Hälfte aller Staphylokokken-
Infektionen in Krankenhäusern vom Typ MRSA. In Deutschland, Österreich und der Schweiz, wo viel unternommen wird,
um die Resistenzraten niedrig zu halten, lag sie 1998 bei
15 Prozent. Allerdings nach einem rasanten Anstieg: 1990 war
die Quote noch bei zwei Prozent; und einzelne Kliniken müssen sich auch bei uns mit 30 Prozent MRSA-Anteil herum-

schlagen. Trotz der besseren Situation in den drei Ländern sagt Christian Ruef, der Leiter der Spitalhygiene an der Universitätsklinik Zürich: »Angesichts des Anstiegs einiger resistenter Bakterienstämme ist es realistisch, daß auch bei uns die Situation ähnlich schlecht wird wie in anderen Ländern.«

MRSA, VRE und die anderen Opportunisten nutzen eine Umgebung, wie sie idealer nicht sein könnte. Die Krankenhäuser, und besonders ihre Intensivstationen, stecken voller Möglichkeiten für hungrige Keime. Patienten mit der Immunschwäche Aids werden oft von Mikroben heimgesucht, die zwar einem Gesunden nichts anhaben können, aber die Gelegenheit einer daniederliegenden Abwehr nutzen. Die moderne Medizin baut auf Methoden wie Transplantationen oder Krebstherapien, bei denen das Immunsystem wochenlang geschwächt wird. Die heute gängige Methode, den Patienten an eine Vielzahl von Schläuchen anzuschließen, schafft massenhaft Einfallspforten für Bakterien: »Auf einer normalen Station hat ein Patient höchstens einen Katheter in der Vene, da ist die Gefahr nicht groß«, sagt Ruef. »Aber auf der Intensivstation wird am Patienten intensiv gearbeitet. Er wird beatmet, hat einen Katheter, der in die großen Gefäße bis fast zum Herz geht, einen Blasenkatheter und womöglich noch eine Operationswunde.«

Expreßrouten für Keime. Klebsiellen mögen feuchte Beatmungsschläuche, MRSA oder Pseudomonaden hüpfen gern in Wunden. Staphylokokken hausen bei vielen Menschen, ohne sich zu mucksen, in der Nase. Handelt es sich um multiresistente Varianten, kann der Griff eines Patienten an seine Nase und der anschließende Händedruck mit einer Krankenschwester eine verhängnisvolle Kettenreaktion auslösen. Deshalb gibt es in vielen Kliniken rigorose Quarantäneprogramme. So findet sich ein Patient, der wegen einer banalen Blinddarmoperation das Krankenhaus aufsucht, plötzlich in Isolation, weil die Hygieniker in seiner Nase MRSA entdeckt haben. Die Krankenschwester betritt sein Zimmer nur noch mit Überschurz, Handschuhen und Mundschutz. Ein Besuch der Caféteria ist verboten. Einzelhaft. Die Quarantäne gilt so lange, bis die Ärzte die MRSA getilgt haben, was nur manchmal gelingt.

Trotzdem kommt es zu Infektionsausbrüchen mit schlimmen Folgen. Auf dem europäischen Infektiologenkongreß 2002 in Mailand berichtete eine amerikanische Ärztin, wie Vancomycin-resistente Enterokokken eine Nierentransplantationsabteilung heimsuchten: Ausgangspunkt der Epidemie war ein neuer Patient, der resistente Enterokokken beherbergte. Bei Gesunden lebt der als »Schwächling« verschriene Opportunistenkeim harmlos im Darm, bei Schwerkranken aber kann er Amok laufen, wenn er ins Blut vorstößt. Trotz Isolation des Trägers mußten die Ärzte zusehen, wie die Mikroben nach und nach sechs Opfer befielen, jedes in einem eigenen Isolationsraum. Weil die Mediziner bei den Patienten das Immunsystem unterdrücken mußten, damit es das frisch verpflanzte Organ nicht abstieß, erkrankten die Patienten schwer. Die Epidemie wurde erst gestoppt, als der ursprüngliche Träger die Station verlassen hatte – weil er gestorben war.

Ungeachtet dieser Gefahren ist die Hygiene in vielen Kliniken ungenügend. Mehrere Studien deckten auf, daß nur die Hälfte des Personals seine Hände gründlich genug wäscht. »Da sind wir meilenweit vom Idealfall entfernt«, sagt der Hygieniker Ruef. Unglauben löste selbst unter Fachleuten eine Studie der Universität München aus. Untersucht wurde in 30 zufällig ausgesuchten Praxen und 25 Krankenhäusern die Sauberkeit von Endoskopen, die für Untersuchungen des Verdauungstrakts verwendet wurden. Über die Hälfte der desinfizierten Instrumente war mit Bakterien verunreinigt. Selbst nachdem die Teilnehmer auf die Mängel aufmerksam gemacht worden waren, lag die Quote bei einer zweiten Kontrolle noch bei 40 Prozent.[16] »In vielen Krankenhäusern wird gewurstelt, die haben keine speziell ausgebildeten Ärzte oder Schwestern, was dringend nötig wäre«, kritisiert Dieter Adam, der renommierte Leiter des Infektiologischen Beratungszentrums (IBZ) in München.

## ›Hans, den Staph hast du von uns‹

Die Folgen dieser alltäglichen Versäumnisse haben Menschen zu tragen, die zum Teil jahrelang mit einer Infektion geschlagen sind. Auch wenn nicht jedes Opfer gleich an den renitenten Keimen stirbt, Arbeitsunfähigkeit, Schmerzen, Amputationen und die Angst davor, daß irgendeinmal nichts mehr hilft, sind ständige Begleiter.

Bei vielen fängt es so an, wie bei Hans Friedrich[*]: mit einem Unfall. An einem Freitag im Jahre 1997 werkelt der Marktforscher an einer Lampe in seinem Keller. Ganz vertieft in die Elektroarbeit, bemerkt er nicht, wie sich die Leiter langsam verschiebt. Schließlich rutscht sie unter ihm weg, Friedrich stürzt zu Boden. Da bleibt er erst einmal liegen. Lange 45 Minuten, bis jemand seine Rufe hört. Er kann sich vor Schmerzen kaum bewegen. Im Krankenhaus stellen die Ärzte eine zertrümmerte Ferse fest. Sie schneiden das Fersenbein auf und fixieren die Knochen mit einer Metallplatte. Routine.

Bis der »Staph« auftaucht, wie Friedrich seinen Folterknecht im abgebrühten Jargon der Mediziner nennt. Die Mikroben nisten sich in der Wunde ein, nagen am Knochen, strömen ins Blut, bescheren Friedrich zwei elende erste Wochen. »Ich konnte nichts mehr essen, mir ging's so schlecht«, sagt er. Wie er die Mikroben auflas, weiß Friedrich nicht, woher sie stammen, findet er nach langem Bohren schließlich heraus – als der Chirurg, der ihn operiert hatte, endlich ernsthaft mit ihm redete. »Das tat er erst, als ich mich als Arzt ausgab«, sagt Friedrich. »Da sagte er mir dann auch: ›Hans, den Staph, den hast du von uns.‹«

Friedrich merkt bald, daß er von seinem niedergelassenen Chirurgen keine Hilfe erwarten kann: »Wenn ich mich weiter von dem hätte behandeln lassen, hätte ich meinen Fuß nicht mehr. Ich bin Marktforscher von Beruf, das konnte ich auch bei meiner Suche nach Heilung nicht verdrängen.« Er macht Umfra-

---

[*] Name geändert.

gen, telefoniert in ganz Deutschland und Österreich herum, um die besten Spezialisten zu finden. Endgültig helfen konnte ihm bislang keiner. Nach fünf Operationen und einer langen Liste abgehakter Antibiotika lebt Friedrich immer noch mit einer offenen Wunde am Fuß und einem großen Respekt vor seinem »Staph«: »Vier bis sechs Wochen geht es normalerweise, dann haben die Jungs das neue Präparat geknackt. Selbst gegen einzelne Desinfektionsmittel wurden die resistent, so daß ich sie mehrmals wechseln mußte – das ist dramatisch.« Glücklicherweise gibt es Perioden, in denen sich die Mikroben still verhalten.

Auf seiner Tour durch die Praxen des Landes hat Friedrich viele Leidensgenossen kennengelernt. »Viele davon waren verstümmelt, weil immer wieder geschnitten wurde.« Den Rekord hält ein Südtiroler, den Friedrich in einer Klinik in Innsbruck getroffen hat: »29 Operationen durchlitt dieser Mann, bis er endlich von seiner Infektion befreit war.« Er selbst hat noch ein letztes Antibiotikum, das er versuchen könnte. Zyvoxid, das Neueste von der Pharmafront. »20 Tabletten kosten 3 600 Mark«, sagt Friedrich, »das spare ich mir aber für den Fall auf, daß die Staphylokokken im Fuß wieder unerträglich werden.«

### ›Apocalypse now?‹

Eine gute Idee. Im Mai 1996 operieren in einem Tokioter Krankenhaus Ärzte ein viermonatiges Baby wegen eines Herz-Lungenfehlers. Zwei Wochen danach bekommt das Kleinkind Fieber. Eiter quillt aus der Operationswunde: multi-resistente Staphylokokken. Die Ärzte greifen zu Vancomycin, normalerweise der Rettungsanker für solche Fälle. Doch selbst nach 29 Tagen Behandlung fließt der Eiter weiter. Die Ärzte geben zusätzlich ein anderes Antibiotikum, kurzzeitig tritt Ruhe ein. Zwölf Tage später bricht beim Baby erneut hohes Fieber aus, unter der Wunde hat sich ein Abszeß gebildet. Schließlich öffnen Ärzte die Brust und schneiden, so gut es geht, das infizierte Gewebe heraus. Zusätzlich pumpen sie weitere 17 Tage eine ungewöhnliche

Kombination an Antibiotika in das Kind. Es überlebt. »Ich war extrem schockiert, weil diese Infektion einfach abscheulich war. Der Patient litt enorm«, sagte Keiichi Hiramatsu nach dem knappen Ausgang einem Journalisten des Fernsehsenders BBC.[17]

Doch der eigentliche Schock war für die Ärzte das Versagen des Vancomycins. Seit die multi-resistenten Staphylokokken sich breitmachten, war dieses Antibiotikum die Waffe der Wahl, und nun versagte sie zum ersten Mal. Zwar erwiesen sich die Staphylokokken aus der Brust des Kleinkinds im Labortest als nicht vollkommen resistent gegen das Medikament. Sehr hohe Dosen wirkten noch, aber das war ein schlechter Trost. Denn in den Fällen, in denen sich die Mikroben in einer schlecht durchbluteten Region des Körpers festsetzen, erreichen die Wirkstoffe nur ungenügende Konzentrationen, die Bakterien sind faktisch resistent.

Der Vorfall war ein Fanal. War er einmal vorgekommen, konnte er wieder passieren. Was auch geschah. Im Juli 1997 trat in den USA der nächste Fall von Vancomycin-resistenten Staphylokokken auf, einen Monat später schon wieder einer. Bis heute sind es weltweit ein Dutzend bestätigte Fälle, einige davon gingen tödlich aus. Plötzlich schien es möglich, daß in einer von Killermikroben befallenen Klinik eine simple Mandeloperation wieder lebensgefährlich würde. »Apocalypse now?« titelte die Medizinzeitschrift *The Lancet*.

Im Juli 2002 kam es noch schlimmer. Was die Experten schon lange befürchteten, geschah: Multi-resistente Staphylokokken hatten von Enterokokken die Vancomycin-Resistenzgene übernommen. Als Ergebnis entstand eine Supermikrobe, die selbst höchsten Konzentrationen des Antibiotikums trotzt. 1992 hatte ein britischer Forscher diesen verhängnisvollen Gentransfer zwischen Entero- und Staphylokokken im Reagenzglas beobachtet. Aus Vorsicht zerstörte er damals die ultraresistente Mikrobe nach dem Experiment – zehn Jahre später erschuf sie sich selbst.[18]

Viel weniger Zeit als dem Vancomycin, das immerhin seit 1958 auf dem Markt ist, gewährten die mikroskopisch kleinen

Überlebenskünstler dem Linezolid, das die amerikanische Arzneimittelkontrollbehörde FDA im April 2000 unter Fanfarenstößen speziell für multi-resistente Infektionen zugelassen hatte. Genau ein Jahr danach, im April 2001, vermeldeten US-Infektiologen die ersten fünf Fälle von Enterokokken, die gegen Linezolid resistent waren. Nur drei Monate später mußte ein Team aus Boston eine weitere schlechte Nachricht bekanntgeben: Die noch gefürchteteren multi-resistenten Staphylokokken hatten das gleiche Kunststück geschafft. Bei einem 85jährigen Dialyse-Patienten stellten die Ärzte im General Hospital eine Bauchfellentzündung fest. Der schuldige Keim: MRSA. Weil der Patient gegen Vancomycin allergisch war, setzten sie das brandneue Linezolid ein. Einen Monat lang erhielt er das teure Präparat, die Infektion blieb bestehen. Ein erneuter Labortest enthüllte den GAU: Die Bakterien waren unter dem Ansturm des Linezolids resistent geworden.

Die Ärzte pumpten den Mann darauf mit einer Verzweiflungskombination aus sechs anderen Antibiotika voll, darunter das ebenfalls neu zugelassene Synercid. Die Bakterien gingen zwar zurück. Doch drei Wochen später starb der Mann an seiner ursprünglichen Krankheit. Angesichts der Bedeutung des Ereignisses berichteten die Ärzte sehr zurückhaltend über den Fall. Sie schlossen ihre Hiobsbotschaft in der Zeitschrift *The Lancet* mit dem Satz: »Das Auftauchen von Linezolid-Resistenz bei MRSA ist eine unwillkommene Entwicklung.« Der Marktforscher Hans Friedrich wird zustimmen. Das Mittel, das er sich als letztes für seinen infizierten Fuß aufbewahrt hat, heißt mit Handelsnamen Zyvoxid, die darin enthaltene Wirksubstanz nennen die Ärzte – Linezolid.[19]

### Verhängnisvolles Massenexperiment

So tragisch es ist, wenn ein neues Antibiotikum blitzschnell auf Gegenwehr stößt, ist es doch unvermeidlich. Durch strikte Krankenhaushygiene und einen besseren Antibiotika-Einsatz können die Ärzte zwar die Resistenzspirale verlangsamen. Stoppen können sie sie jedoch nicht, so will es die Evolution. Wenn wir das Wettrüsten mit den Mikroben schon nicht gewinnen können, dann erscheint es als beste Strategie, nur dort zu rüsten, wo es unbedingt nötig ist. Sollte man meinen.

Anfang der fünfziger Jahre suchte die Agrarindustrie nach Zusatzstoffen, welche die Wachstumsrate von Masttieren erhöhen könnten. Per Zufall stießen einige US-Forscher darauf, daß eine Pampe aus Mikroorganismen, die in der Antibiotika-Produktion anfiel, das Wachstum von Hühnern beflügelte. Dabei war nicht irgendein Vitamin am Werk, wie die Wissenschaftler zuerst vermutet hatten, sondern kleine Mengen des Antibiotikums Chlortetracyclin, das nach der Extraktion in den Überresten der Mikroben übrigblieb. Bald zeigten weitere Tests, daß der Zauber auch mit der Zugabe kleiner Mengen anderer Antibiotika erreicht werden konnte.

Eine neue Industrie war geboren, ein gigantisches Langzeitexperiment gestartet. Bis heute weiß niemand genau, warum Tiere unter der obskuren Behandlung schneller wachsen. Trotzdem landeten bis vor kurzem große Anteile der Antibiotika-Produktion in Europa und Nordamerika nicht in Pillen und Infusionen für kranke Menschen, sondern in den Mägen gesunder Tiere. 1997 schluckten Patienten in der EU 5500 Tonnen Antibiotika, im gleichen Jahr wanderten 5000 Tonnen in die Ställe der Bauern. Fast 1600 Tonnen davon als sogenannte Leistungsförderer, der Rest als Medikamente.[20]

Schon 1969 warnte ein britisches Wissenschaftler-Komitee vor den Leistungsförderern. In ihrem Bericht, dem »Swann Report«, wiesen sie darauf hin, daß das antibiotische Doping resistente Keime in den Masttieren anreichere. Diese Mikroben, so die Befürchtung, könnten über das Fleisch oder direkt auf Menschen überspringen und vielleicht schwer heilbare Infektionen auslösen. In einigen Ländern wurde darauf der Gebrauch von Präparaten verboten, die auch in der Humanmedizin verwendet werden.

Ein Schritt zuwenig. Wie problematisch selbst der Gebrauch von Futter-Antibiotika ist, die ausschließlich in Tiermägen landen, zeigt der Fall des Avoparcins. Diese Substanz wurde in Europa jahrelang an Mastvieh verfüttert. Unglücklicherweise ist das Tier-Antibiotikum Avoparcin chemisch dem Menschen-Antibiotikum Vancomycin so ähnlich, daß Mikroben, die sich gegen Avoparcin wappnen, auch gegen Vancomycin immun sind. Das schien lange kein Problem. Denn Vancomycin wurde zu jener Zeit von den Ärzten nur in sehr kleinen Mengen eingesetzt, gegen multi-resistente Staphylokokken gab es noch anderes. Doch dann wurde Vancomycin wegen des Siegeszugs der abgehärteten Staphylokokken immer wichtiger. Unterdessen hatten sich in Europa die Vancomycin-resistenten Enterokokken in den Därmen der Menschen angesammelt: Wolfgang Witte vom Robert-Koch-Institut fand 1994 in zwölf Prozent der untersuchten menschlichen Fäkalien solche Keime, dazu in zahlreichen Lebensmitteln. Eine tickende Zeitbombe?

Dank der Zurückhaltung der europäischen Mediziner war VRE damals in den Krankenhäusern – wie auch heute noch – kein so großes Problem wie in den USA, wo die Ärzte Vancomycin sehr großzügig eingesetzt hatten. Doch die stattliche Anzahl an VRE-Trägern in der Bevölkerung barg das Risiko, daß sich dies ändern könnte. So wurde Avoparcin 1995 in Dänemark, 1996 in Deutschland und 1997 schließlich in der ganzen EU und der Schweiz verboten. Prompt sank die Zahl der menschlichen VRE-Träger, die Witte 1997 erneut maß, auf drei Prozent.[21]

Im Jahr 1999 verbot die EU schließlich alle Wachstumsförderer außer vier Restpräparaten, die ab 2006 ebenfalls illegal werden sollen. Trotzdem verschwinden die Antibiotika nicht aus dem Stall. Als Medikamente bleiben sie erlaubt, die deutschen Masttiere werden also auch weiterhin erkleckliche Mengen verfüttert bekommen; immerhin wurden allein 1997 in der EU 3400 Tonnen der Mikrobentöter zur Therapie und Prophylaxe an Tiere verabreicht. Kritiker fragen schon heute, wie gut die neuen Regeln Mißbrauch ausschließen werden.

## Tödliche Beweise

Das Aus für das Antibiotika-Futter in der EU und der Schweiz wurde nur gegen heftigen Widerstand der Agrarindustrie durchgesetzt. In den USA hat sie sich bis jetzt erfolgreich gegen ein Verbot gewehrt. Ihre Argumentation lautet: Bislang sei noch niemandem der direkte Beweis gelungen, daß ein durch Leistungsförderung erzeugter Keim einen Menschen krank gemacht habe. Ein solcher Nachweis ist fast nicht zu erbringen, aber es gab einige Vorfälle, bei denen Forscher mit detektivischem Eifer das beinahe erreicht hätten. »Die Indizien sind längst gut genug, um das Verbot zu rechtfertigen«, sagt RKI-Forscher Witte.

Auch für die Betroffenen waren die Beweise deutlich genug. Tödlich genug. Ein Fall in Dänemark verursachte so viel Aufsehen, daß er maßgeblich zum Verbotsentscheid der EU beigetragen hat. 25 Menschen erkrankten an *Salmonella typhimurium* DT104 (siehe Farbtafel 1), einer notorischen Durchfallmikrobe, die schon oft für Schlagzeilen gesorgt hatte. Zwei Menschen starben. DT104 ist ausgestattet mit einem Set an Resistenzen gegen fünf Antibiotika. Diese an sich schon schlagkräftige Variante verursachte im Jahr 1996 in Deutschland bereits 96 Prozent aller Salmonelleninfektionen.

Doch die DT104-Mikroben, die im Juni 1998 Dänemark heimsuchten, waren schlimmer. Sie hatten irgendwo zwei weitere Resistenzgene aufgeschnappt. Die Ärzte, die zwar vor DT104 gewarnt waren, wurden von dieser Erweiterung des Arsenals überrascht. Für eine 62jährige Frau, die sich nach neun Tagen schwerem Durchfall endlich in eine Kopenhagener Klinik geschleppt hatte, war das tödlich. Die Mediziner behandelten sie mit Ciprofloxacin, das normalerweise mit Salmonellen kurzen Prozeß macht. Die Wirkung blieb aus. Die Salmonellen stießen durch die Darmwand in ihren Körper vor und überschwemmten die Organe. Kurz darauf war sie tot.

Zur gleichen Zeit machten Forscher des Überwachungsnetzwerks, das die Dänen aufgebaut hatten, um DT104 im Zaum zu halten, einen wichtigen Fund: In einem Schlachthaus auf der Insel Seeland stießen sie auf eine ungewöhnliche DT104-Variante mit sieben statt fünf Resistenzen. Es war der gleiche Keim, der bei der 62jährigen und vier anderen Patienten gefunden worden war. Die Forscher starteten eine Großfahndung. Fieberhaft riefen sie Schlachthofarbeiter, Patienten und Fleischer an. Am Abend fügte sich das Puzzle zusammen: Alle Patienten hatten ihr Schweinefleisch bei Metzgern gekauft, die sich in dem verdächtigen Schlachthof versorgt hatten. Kurz danach fanden die Biodetektive die infizierte Herde. Die Schweine waren zwar nicht mit den fraglichen Antibiotika behandelt worden, wohl aber einige Herden von benachbarten Farmen.[22]

Die Salmonellen sprangen vermutlich von einem dieser benachbarten Höfe auf die geschlachtete Herde über. Aber nicht nur das. Die Killermikroben wanderten auch von infizierten Menschen auf andere Opfer. Neben den Patienten, die sich durch den Genuß des Fleisches angesteckt hatten, gehörte auch eine Krankenschwester zu den Betroffenen. Die Mikroben halten sich an keine Grenzen. Sie springen von Tier auf Mensch, Mensch auf Tier, sie gelangen vom Tier ins Wasser, vom Wasser in den Boden und umgekehrt. Und überall treffen sie auf resistenzfördernde Antibiotika: Über die Abflüsse der Kliniken oder die Jauchespritzen der Bauern gelangt die Fracht in die Umwelt. Tonnenweise. Eine Studie der Eidgenössischen Anstalt für Wasserversorgung, Abwasserreinigung und Gewässerschutz (Eawag) in Dübendorf ergab, daß pro Düngung mit Jauche bis zu 500 Gramm Antibiotika pro Hektar Feld ausgebracht werden.[23]

**Eine einzige Mutation – und 100 Millionen Dollar sind futsch**

Ob das Bombardement mit Antibiotika vom verseuchten Boden oder Wasser, vom Futtertrog oder der Infusion ausgeht, ist einerlei: Die ständige Bedrohung fordert die Mikroben immerzu heraus, sich zu wehren. Seit die Molekularbiologie es ermöglicht, den Mikroben in die Eingeweide zu schauen, beobachten die

Forscher sie dabei und entdecken, wie effizient und kreativ die Schutzeinrichtungen der Überlebenskünstler sind. Das läßt sich zum Beispiel an dem Paar Penicillin und Staphylokokken vorführen: Um wachsen zu können, müssen die Bakterien stetig ihre schützende Zellwand aufbauen, die aus einem Netz verschiedener Moleküle gewoben ist. Da greift das Penicillin ein: Es blockiert ein Enzym, das eine Verstrebung zwischen neu eingefügten Molekülen knüpft. Weil plötzlich die Verstrebungen im Panzer fehlen, platzt das Bakterium schließlich auf.

Andere Antibiotika nützen weitere Schwachstellen der Mikroben. Sie hemmen etwa die lebenswichtige Herstellung von Proteinen. Doch die bedrängten Mikroben finden für jedes Gift ein Gegenmittel. Das Penicillin zerstören sie mit einem eigenen Enzym, der ß-Lactamase. Andere Giftstoffe transportieren sie mit kräftigen Pumpen aus ihrem Innern hinaus.

Ein Teil der bakteriellen Verteidigung entspringt dem Zufall. Im Erbgut jedes Bakteriums treten immer wieder Mutationen auf. Sie verändern unter anderem auch Gene, die den Bauplan für ein Enzym enthalten, und damit verändern sie auch das entsprechende Enzym. Manchmal trifft eine solche Mutation ein Enzym, das das Angriffsziel eines Antibiotikums ist. Wirkt sich die Veränderung im Bau des Enzyms so aus, daß es funktionstüchtig bleibt, aber durch das Antibiotikum nicht mehr angegriffen werden kann, wird die Mikrobe resistent.

Dieser Mechanismus rettete viele Bakterien sogar mehrfach, als die Forscher immer neue, veränderte Penicilline in die Schlacht warfen. Nach Einführung jeder neuen Generation tauchten Mikroben auf, deren ß-Lactamase durch Mutation auch den neuen Feind zerstörte. »Es ist beängstigend zu sehen, daß eine einzige solche Veränderung [...] eine Forschungsanstrengung im Wert von 100 Millionen Dollar nutzlos machen kann«, klagte der kanadische Antibiotika-Experte Julian Davies im Fachblatt *Science* – soviel kann die Entwicklung eines neuen Medikaments kosten. Davies war mit seiner Schätzung allerdings zurückhaltend, oft liegen die Kosten heutzutage näher bei 500 Millionen Dollar.[24]

Doch ein Großteil des Resistenzsortiments der Mikroben war wohl schon da, bevor die Menschheit begonnen hat, die chemische Keule zu schwingen. In der kurzen Zeit des Antibiotika-Einsatzes können kaum ganze Enzyme entstanden sein, wie etwa die äußerst wirksamen Pumpen, welche eindringende Antibiotika einfach wieder aus der Mikrobe hinausbefördern. Die Forscher vermuten, daß einige Resistenzenzyme ursprünglich andere Aufgaben hatten. So dienten manche Pumpen beispielsweise dazu, aus der Umwelt aufgenommene Giftstoffe wieder zu entsorgen. Als der Mensch den chemischen Krieg begann, entfalteten diese Enzyme plötzlich eine weitere lebensrettende Funktion – für die Mikroben.

Manche Resistenzenzyme stammen wahrscheinlich von derselben Quelle, aus der wir Menschen die Antibiotika hauptsächlich erhalten: Viele Antibiotika werden von Mikroorganismen produziert. Die benützen sie vermutlich, um sich im Mikrobenwirrwarr des Bodens ein kleines Plätzchen für ihr Wachstum freizuhalten. Um nicht vom eigenen Gift dahingerafft zu werden, müssen die Antibiotika-Produzenten sich selber mit Resistenzgenen schützen. So beherbergt etwa der Bodenorganismus *Amycolatopsis orientalis* neben den Genen zur Vancomycin-Produktion auch gleich eine ganze Gruppe von Resistenzgenen, die in Vancomycin-resistenten Enterokokken wieder auftauchen. Durch Austausch von Erbmaterial sind die Schutzgene wohl vom Antibiotika-Produzenten zu den Enterokokken gelangt.[25]

## Bedrohlicher Sex

Das Ausmaß der bakteriellen Promiskuität, das die Bakteriologen nach und nach zutage fördern, erstaunt selbst abgebrühte Vertreter der Zunft. Die Mikroben verleiben sich herumliegende Erbgutstücke von irgendwelchen anderen toten Organismen ein, erhalten sie von infizierenden Viren oder durch Sex. Bei der bakteriellen Variante der Begattung übernehmen dünne Schläuche die Rolle des Penis (siehe Farbtafel 2). Über sie wird Erbgut ausgetauscht. In seltenen Fällen lassen sich Mikroben gar mit höhergestellten Wesen wie Hefe oder Pflanzen ein. Virginia Waters von der Universität von Kalifornien in San Diego machte kürzlich das ultimative Sexexperiment: Sie bot Bakterien Hamsterzellen an. Selbst diesen Partner verschmähten die sexbesessenen Mikroben nicht und transferierten Teile ihres Erbguts. Waters mußte ihnen nur gebührend Zeit lassen – eine Nacht.[26]

Wie verheerend schnell die Keime ihre Resistenzgene verteilen, erfuhren die Wissenschaftler zum ersten Mal 1959 in Japan. Dort tauchte eine Variante von *Shigella dysenteriae* auf, dem Erreger der Bakterienruhr, die gleich gegen vier Antibiotika resistent war. Gleichzeitig fanden die Forscher in denselben Durchfallproben *Escherichia coli*-Zellen, die gegen die gleichen Substanzen immun waren. Die Wissenschaftler erkannten rasch, daß die beiden Vierfachresistenzen niemals das Resultat unabhängiger Mutationen sein konnten. Die Wahrscheinlichkeit dafür war viel zu klein. Es gab eine andere Erklärung: Im Gegensatz zu den meisten Genen eines Bakteriums, die auf einem einzigen langen Erbgutfaden, dem Chromosom, sitzen, waren diese Resistenzgene auf ein kleines, kreisförmiges Stück Erbgut gepackt. Deshalb konnten sie effizient in einem Zug von einer Mikrobe zur nächsten transferiert werden. Wie effizient, führten die Mikroben alsbald vor. Kurz nach der Entdeckung trugen Keime in aller Herren Länder die R-Faktoren, so hatten die Wissenschaftler die Erbgutkreise getauft. Der fatale Transfer geschah weltweit.

Neben den R-Faktoren können Mikroben noch eine erstaunliche Auswahl an weiteren Plasmiden, wie Forscher die Erbgutringe allgemein nennen, in ihrem Innern beherbergen. Diese Plasmide gleichen einem Speicher, in dem die Bakterien verstauen, was sie im Alltag nicht unbedingt brauchen, in speziellen Situationen aber hilfreich ist: Gene für Abbauenzyme von exotischen Stoffen oder Resistenzgene gegen Schwermetalle.

Die Teufelsringe gab es allerdings schon vor dem Einzug der Antibiotika in die Medizin. In den eisigen Tiefen ihrer Gefrierschränke fanden Forscher ein Röhrchen mit Bakterien, die 1946 tiefgefroren worden waren. Die Mikroben hatten auf einem R-Faktor Resistenzgene gegen Tetracyclin und Streptomycin gehortet, obwohl noch kein Arzt die Substanzen je eingesetzt hatte. Allerdings zeigte die Analyse einer anderen Forschergruppe, die Bakterien untersuchte, die um 1930 aus menschlichen Fäkalien gesammelt worden waren, daß die Bakterien zwar R-Faktoren besaßen, diese aber nur wenige Resistenzgene trugen. Die Anlage war da. Es fehlte nur der Druck, um die Verbreitungslawine auszulösen.[27]

Eine der Lawinen, die gegenwärtig durch Plasmide in Fahrt kommt, macht RKI-Forscher Witte Sorgen. Um die Immunität gegen Penicillin zu kontern, warfen die Pharmafirmen in den achtziger Jahren mehrere neue Antibiotika-Klassen auf den Markt, die der resistenzvermittelnden ß-Lactamase der Bakterien trotzten. Einige eher exotische Keime probten zwar bald den Aufstand. Doch das schien nicht dramatisch, da die verantwortlichen Gene auf dem Chromosom festsaßen und so zwischen den Mikroben nur schwer ausgetauscht werden konnten.

Plötzlich tauchten 1990 in Griechenland *Klebsiella*-Bakterien auf, welche die mutierten ß-Lactamasen auf einem Plasmid beherbergten. Mit einem Schlag war die Gefahr da, daß sich eine Resistenz, die gleich mehrere Substanzklassen außer Gefecht setzte, unter verschiedensten Bakterienarten ausbreiten konnte. Was auch geschah: 1991 erschien die gefährliche Fracht in weiteren Bakterien in Japan, 1992 in Frankreich und Saudi-Arabien, 1993 in Guatemala, 1994 in den USA, später auch in Deutschland. Heute haben sie sich praktisch weltweit festgesetzt.[28]

Wie diese Breitband-Resistenzgene den Sprung von den Chromosomen auf die Plasmide geschafft haben, ist rätselhaft. Doch auch für solche Sprünge haben die Bakterien ihre Tricks. So gibt es hüpfende Erbgutstücke, die von einer Stelle im Chromosom zur nächsten oder in ein Plasmid springen können. Eines dieser sogenannten Transposone scheint sogar speziell

Resistenzgene anzulocken. Dadurch können ganze Nester an Resistenzgenen entstehen, die ihrer Besitzermikrobe eine Multi-Resistenz bescheren.

## ›Die prä-antibiotische Ära ist zurückgekehrt‹

Das ganze Instrumentarium, das die Bakterien sich angeeignet haben und das sie stetig weiterentwickeln, läßt keinen Zweifel: Die Antibiotika-Resistenz wird nicht verschwinden. Selbst brandneue Substanzen kontern die Mikroben rasant, wie das fast sofortige Auftauchen der gegen Linezolid gewappneten Staphylokokken demonstriert hat. Zwar können die Ärzte durch genau dosierten Einsatz die Situation wesentlich verbessern, wie das Beispiel von Ländern wie Deutschland oder der Schweiz zeigt. Hier wie auch in Holland oder Skandinavien ist die Resistenzlage günstiger als etwa in südeuropäischen Ländern, in denen Antibiotika viel weniger diszipliniert eingesetzt werden. Aber auch bei uns zeigt der Resistenzpfeil nach oben, in vielen Krankenhäusern hat etwa die Quote an Staphylokokken, die multi-resistent sind, seit 1990 stetig zugenommen.

Dazu tragen Urlauber bei, die resistente Staphylokokken aus Spanien mitbringen, Flüchtlinge aus den tuberkuloseverseuchten Ländern der Ex-Sowjetunion oder der Geschäftsmann, der multi-resistente Cholera-Erreger aus Afrika einschleppt. An Deutschland mit seiner vergleichsweise geringen, aber steigenden MRSA-Quote von 15 Prozent grenzt Frankreich mit einem MRSA-Anteil von über 30 Prozent. Die Bakterien mögen die Globalisierung. Die Untersuchung eines Teams um Alexander Tomasz von der New Yorker Rockefeller University enthüllte, daß 70 Prozent aller untersuchten multi-resistenten Staphylokokken aus Krankenhäusern der ganzen Welt zu lediglich fünf Stämmen gehören, die sich wiederum auf nur zwei Ursprungslinien zurückführen lassen.[29]

Die Pharmafirmen fuhren in den letzten 20 Jahren die Antibiotika-Forschung stark zurück. Die Infektionskrankheiten schienen zumindest in den reichen Ländern unter Kontrolle, mehr Geld ließ sich mit Medikamenten gegen Krebs oder Zivilisationsleiden wie Fettsucht verdienen. Die Folgen dieser Gewinnoptimierung werden heute deutlich. Es fehlen neue Substanzen, um überbordende Mikroben zu stoppen. »Es kommt eine Periode, in der wir sehr verletzlich sind«, sagte 1999 George Post, der Chefwissenschaftler der Pharmafirma Smithkline Beecham, der britischen BBC. Vor dem Jahr 2007 würden kaum neue Wirkstoffe auf den Markt kommen, denn die Entwicklung eines neuen Medikaments dauere zehn bis 20 Jahre.

In den Entwicklungsländern spüren schon viel mehr Menschen, was passiert, wenn eine Infektion auf kein einziges Mittel mehr anspricht. In Indien sind über Zweidrittel der Typhus-Fälle resistent gegen Chloramphenicol, das einstige Mittel der Wahl. Nun müssen viel teurere Chinolone eingesetzt werden. Für viele Patienten unbezahlbar. Aber auch die versagen bereits in 20 Prozent der Fälle. Die Behandlung von multi-resistenter Tuberkulose, die in Rußland, Asien und Afrika grassiert, kostet hundertmal mehr als die Behandlung der normalen Variante. Jährlich sterben 3,5 Millionen Menschen an Infektionen der Atemwege und über zwei Millionen an Durchfallerkrankungen, beide oft durch Bakterien verursacht. Über 1,5 Millionen Tuberkulose-Tote kommen hinzu.

Aber auch bei uns gibt es Fälle, in denen kein Geld mehr weiterhilft; Menschen sterben, weil kein Medikament mehr wirkt. Für einen Artikel über die starke Verbreitung von multi-resistenten *Acinetobacter*- und *Pseudomonas*-Keimen mitten in New York wählten die Autoren als Untertitel die bittere Erkenntnis: »Die prä-antibiotische Ära ist zurückgekehrt.«[30]

Was es nun braucht, sind neue Ideen. Forscher haben im menschlichen Schweiß und im Schleim von Fröschen neue Wirkstoffe identifiziert. Andere basteln im Chemielabor an ganz neuartigen Substanzen. Und dann gibt da es noch eine exotische Behandlungsmethode vom Anfang des letzten Jahrhunderts: die Phagentherapie.

## 3. Kapitel: Wilde Pionierzeit

Am Abend des 1. August 1919 wurde der erschöpfte Robert K. ins Hôpital des Enfants-Malades in Paris eingeliefert. Zwölfmal war der Elfjährige an diesem Tag schon auf der Toilette gewesen, zwölfmal kamen nur Flüssigkeit und blutiger Schleim. Die Diagnose der Ärzte: Bakterienruhr. Eine ernste Sache. Die schuldigen Shigellen malträtieren ihre Opfer neben dem Durchfall auch mit hohem Fieber und heftigen Koliken. Die Giftstoffe der Mikroben können unter anderem einen Gefäßkollaps und einen Schock auslösen. Die Diarrhöe führte damals nicht selten zum Tod.

Doch Robert hatte Glück. Zwei Tage vor seiner Einlieferung hatte ein Forscher des Pariser Pasteur-Instituts beim Chefarzt der Station, Professor Victor-Henri Hutinel, vorgesprochen und erklärt, er habe ein neuartiges Medikament gegen die Ruhr. Félix d'Herelle erzählte Hutinel, er habe eine bisher unbekannte Mikrobe entdeckt, die in spektakulärer Manier selbst dichtbewachsene Shigellenkulturen in wenigen Stunden auflöse und sich dabei rasend vermehre. Während seiner bisherigen Untersuchungen sei die rätselhafte Mikrobe bei Ruhrpatienten stets kurz vor der Genesung im Stuhl aufgetaucht. Darum habe der Bakteriophage, so nannte d'Herelle seine Entdeckung, etwas mit der Heilung zu tun. Nun wolle er seine Heilwirkung an einigen von Hutinels Patienten testen und ihnen zwei Kubikzentimeter Bakteriophagenkultur einflößen.

Félix d'Herelle beschrieb diese Vorkommnisse später detailliert in seinen Memoiren, die bisher nie veröffentlicht wurden:[1] Hutinel habe das Angebot akzeptiert, aber nur wenn d'Herelle ihm die Harmlosigkeit des Heilmittels nachweise. Dieser bot darauf dem Kinderarzt an, er werde das Hundertfache der geplanten Dosis trinken. »Schon lange hatte ich große Mengen von solchen Lösungen zu mir genommen, danach haben es auch alle Mitglieder meiner Familie versucht, und ich konnte konstatieren, daß die Bakteriophagen den Verdauungskanal passierten, ohne die geringsten Beschwerden zu verursachen«, notierte d'Herelle in seinen Memoiren. Am nächsten Morgen brachte er einen vollen Kolben in die Klinik. Zwanzig Ärzte, inklusive Professor Hutinel, kosteten den »Ehrenbakteriophagen«, wie einer der Assistenten den Trunk taufte. Der Geschmack sei nicht hervorragend, aber auch nicht unangenehm, befand die gelehrte Runde. Für die damalige Zeit war eine solche Sicherheitsüberprüfung durchaus normal. Am Abend desselben Tages wurde Robert K. eingeliefert.

Am Morgen darauf, um 10 Uhr, verabreichte d'Herelle Robert zwei Kubikzentimeter Bakteriophagen. Sie sollten in seinem Darm tun, was sie zuvor unzählige Male so überzeugend im Glaskolben vorgeführt hatten: die Keime auflösen. Und das taten sie offensichtlich auch. Während des Nachmittags hatte der Junge nur dreimal blutigen Stuhlgang, am Abend noch einen flüssigen Stuhl – und der war frei von Blut. Am folgenden Tag waren alle Symptome wie weggeblasen, die Ruhrbakterien aus dem Stuhl verschwunden. D'Herelle und die Ärzte beobachteten Robert noch acht Tage und entließen ihn dann als geheilt.

Fast einen Monat lang wurde kein Ruhrpatient eingeliefert, dann, ab dem 28. August, folgten vier Patienten mit schwerer Ruhr. Drei von ihnen waren Brüder, ihre kleine Schwester war dem Durchfall schon erlegen. Auch diese Kinder wurden mit Bakteriophagen behandelt. Alle wurden geheilt.

Dem experimentellen Charakter der ungewöhnlichen Behandlung angemessen, warnte d'Herelle in seiner späteren Veröffentlichung, so wenige Fälle seien nicht ausreichend, um einen »absoluten Beweis« für die Methode zu erbringen. Die Tatsache, daß die geschluckten Bakteriophagen während der Krankheit im Stuhl der Patienten nachweisbar waren, aber gleichzeitig mit den Ruhrbakterien daraus verschwanden, wertete er jedoch als Beweis dafür, daß sich die Phagen wie im Reagenzglas auch im Darm der Patienten auf Kosten der Bakterien vermehrten.

Die Heilung der fünf Kinder war der Auftakt eines neuen Kapitels in den Annalen der Medizin. Es war eine tumultuöse Ära, in der sich die Mediziner auf der ganzen Welt bald streiten sollten, wie gut denn nun die Bakteriophagen mit Infektionen aufräumten. Die lauteste Stimme im kakophonischen Medizinerzank war die des Entdeckers selbst. Niemand prägte die erste wilde Zeit der Phagentherapie und ihren Ruf so maßgeblich wie d'Herelle – im positiven wie im negativen Sinn. Seine charismatische Persönlichkeit paarte glühende Leidenschaft und ätzende Rechthaberei, überbordende Abenteuerlust und festen Mut. Er zog in fernen Ländern in den Kampf gegen Pest und Cholera und war in jahrelange Händel verwickelt, die zu den bizarrsten der Wissenschaftsgeschichte gehören. Ein kantiger Gigant.

Die ungewöhnliche Geschichte der Phagentherapie gibt einen Einblick in den Verlauf der Wissenschaft, den Passionen, Träume oder Neid manchmal genauso beeinflussen wie Rationalität. Das Ringen der Pioniere hält auch manche Lektion bereit, die heute wieder aktuell ist, wenn es darum geht, die Bakteriophagen erneut gegen die Bakterien einzusetzen.

## Tod allerorten

D'Herelle hatte die Jagd nach den geheimnisvollen Mikroben während des Ersten Weltkriegs begonnen. Seit dem Jahr 1911 arbeitete er am Pariser Pasteur-Institut. Nach Kriegsbeginn verdrängte allerdings die Impfstoffherstellung für die alliierten Soldaten alle anderen Projekte. Über zwölf Millionen Vakzindosen stellte d'Herelle mit seinem Kollegen Alexandre Salimbeni her. Zeitweise halfen auch seine Frau und seine beiden Töchter bei der Produktion mit. Die Forschung an seinen Bakteriophagen betrieb d'Herelle zwischen sechs Uhr abends und ein Uhr morgens.[2]

Die Aussicht auf Heilung der bakteriellen Ruhr und womöglich noch anderer Seuchen war für d'Herelle ein starker Antrieb für die Nachtschichten. Die Infektionskrankheiten waren im-

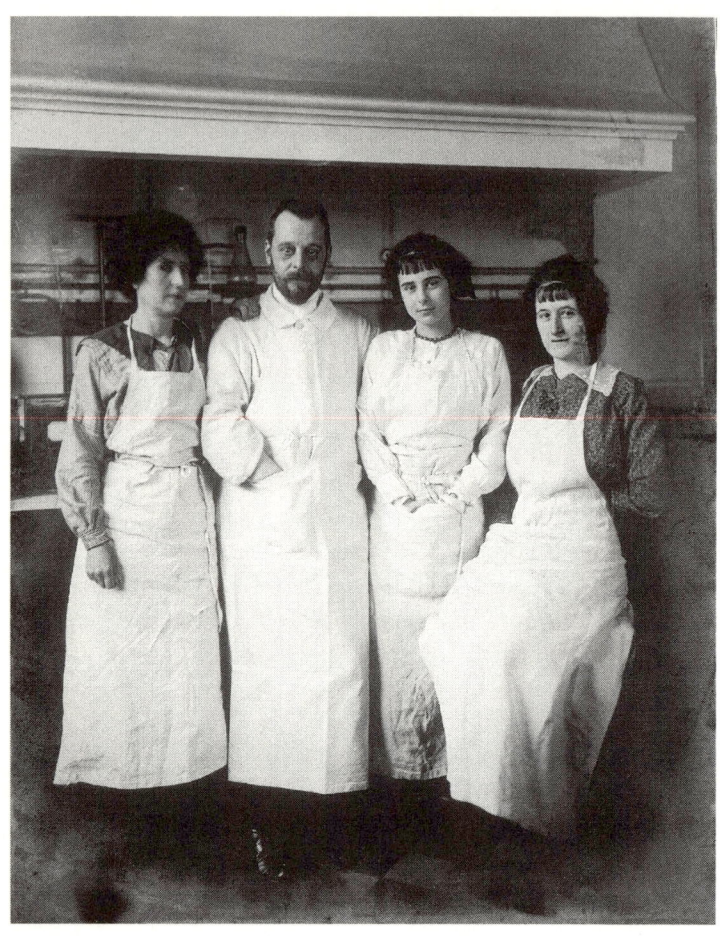

*Félix d'Herelle und seine Frau während des Ersten Weltkriegs in einem
Labor des Pasteur-Instituts. Die beiden Frauen rechts sind als seine Assi-
stentinnen bezeichnet.*

mer noch große Killer. Es gab nur wenige wirksame Mittel
gegen Infektionen: Edward Jenners Pockenimpfung vom
Beginn des 19. Jahrhunderts, einige Antiseren und Impfstoffe
und das 1913 auf den Markt gekommene Salvarsan gegen
Syphilis. Das Arsen-Präparat Salvarsan löste aber schwere
Nebenwirkungen aus.

Ein Blick ins Ärztehandbuch *Merck's Manual* von 1899 macht die damalige Misere im Arztkoffer deutlich: Unter dem Schlagwort Diphterie sind neben dem berühmten Antiserum von Emil Behring noch 74 weitere »Heilsubstanzen« aufgeführt. Einige unwirksame, aber wenigstens harmlose Mittel wie Zitronensaft finden sich dort neben so toxischen Stoffen wie Arsen oder Quecksilber. Auch das bei Mördern beliebte Strychnin ist in *Merck's Manual* diverse Male aufgeführt. Es sollte unter anderem bei Tuberkulose helfen. Unter A bis D sind im Handbuch 133 Krankheiten verzeichnet, bei 44 davon wird der Gebrauch von Arsen, bei 42 der von Quecksilber und bei 20 der von Strychnin und Kokain empfohlen. Gegen Tripper konnte der Arzt aus 96 Substanzen auswählen, die – wie wir heute wissen – allesamt wirkungslos waren.[3]

Entsprechend wüteten die Mikroben. Vor 1900 war Diphterie die häufigste Todesursache deutscher Kinder. Noch 1900 raffte »der Würgeengel der Kinder« zusammen mit Scharlach und Keuchhusten im Deutschen Reich 65 000 Kinder dahin. Das mörderische Trio verursachte fünf Prozent aller Todesfälle im Land. Auch die Erwachsenen waren von Infektionskrankheiten bedroht. Im selben Jahr forderte die Tuberkulose als wichtigste Todesursache in Deutschland 122 048 Opfer, auf Platz drei folgte die Lungenentzündung mit 76 497 Toten.[4] Dazwischen lag nur die etwas schwammig formulierte Todesursache »Altersschwäche«. Die durchschnittliche Lebenserwartung betrug im Jahr 1900 45 Jahre. Der Erste Weltkrieg akzentuierte dieses Bild noch. Tausende verwundeter Soldaten waren vom Gasbrand bedroht, unter den Truppen in den schlammigen Schützengräben grassierte die Ruhr, »die Kriegsseuche par excellence«.[5]

## Effiziente Killer

Als d'Herelle mitten im Ersten Weltkrieg seine Entdeckung bekanntgab, blieb sie zunächst unbeachtet. Sein Vorgesetzter am Pasteur-Institut, Emile Roux, trug die kurze Arbeit auf der

Sitzung der Académie des Sciences vom 3. September 1917 vor. Unter dem Titel »Über eine unsichtbare, antagonistische Mikrobe der Ruhrbazillen« beschrieb d'Herelle seinen Fund:[6] die Mikrobe, die er aus dem Stuhl einiger genesender Ruhrkranker gewonnen hatte. Die Isolation sei sehr einfach. Ein Reagenzglas voll Nährbouillon, versetzt mit drei bis vier Tropfen des Stuhls, werde 18 Stunden lang bei 37 Grad inkubiert, der Inhalt dann durch einen Keramikfilter mit so kleinen Löchern gegossen, daß alle Bakterien zurückgehalten würden. Wenige Tropfen der filtrierten Lösung könnten dann binnen Stunden oder Tagen eine Kultur von Ruhrbakterien vollständig vernichten.

Das einzige, was d'Herelle von diesem mikroskopisch kleinen Massenmord sehen konnte, war, daß aus der trüben Suppe eine klare Flüssigkeit wurde. Bakteriophagen waren für jedes damalige Mikroskop viel zu klein, bis der deutsche Helmut Ruska sie im Jahr 1939 im brandneuen Elektronenmikroskop als erster Mensch erblickte.[7] Er sah »runde Körperchen«, die an der Außenwand von Bakterien saßen. Sie waren winzig, etwa ein Zehntausendstel Millimeter groß. Erst die späteren Elektronenmikroskope mit höherer Auflösung konnten die »Körperchen« mit allen Details abbilden: Beim Prototypen eines Bakteriophagen sitzt ein Kopf, das »runde Körperchen«, das Ruska gesehen hatte, auf einem Stiel, an dessen anderem Ende mehr oder weniger lange Tentakel kleben (siehe Farbtafeln 3, 5 und 6).

Neben den Elektronenmikroskopen waren auch die modernen Methoden der Molekularbiologie vonnöten, damit die Virologen in den letzten fünfzig Jahren die Natur der Bakteriophagen bis in Einzelheiten ergründen konnten. Phagen sind Viren, die ausschließlich Bakterien angreifen. Sie haben nur ein einziges Ziel: ihre Reproduktion. Ihre Ausstattung ist jedoch dermaßen kümmerlich, daß sie das allein nicht bewerkstelligen können. Ohne die Hilfe ihrer Opfer sind sie nicht viel mehr als ein totes Stück Protein mit etwas Erbgut-Beimengung. Erwischen die Phagen allerdings ein passendes Bakterium, dann vermehren sie sich in einem furchterregend effizienten Zyklus (siehe Farbtafeln 4 und 7).

Der Vermehrungskreislauf beginnt damit, daß sich das Virus mit den Tentakeln an sein Opfer heftet. Dann injiziert es sein Erbgut, das im Kopf sitzt, durch die Kontraktion des Stiels ins Bakterium. Das Viren-Erbgut übernimmt im Innern des Bakteriums sogleich die Kontrolle, stoppt rabiat viele seiner Lebensfunktionen und läßt wie am Fließband neue Virenteile – Köpfe, Schwänze, Tentakel – herstellen. Dann folgt die Endmontage. Zersetzende Enzyme lösen schließlich die Wand des Bakteriums von innen auf, und die neugeborenen Bakteriophagen gelangen ins Äußere, bereit, neue Opfer zu entern. Die Viren gehen dabei sehr wählerisch vor. Die meisten von ihnen attackieren jeweils nur eine Untergruppe einer einzigen Bakterienart. Tierische oder menschliche Zellen rühren sie normalerweise nicht an, weshalb sie für Menschen ungefährlich sind.[*]

Die virulentesten Phagen brauchen unter idealen Umständen für einen Vermehrungszyklus dreißig Minuten, dabei entstehen bis zu 200 Viren pro Opfer. Innerhalb kurzer Zeit können so in einer Bakterienkultur Milliarden von neuen Viren entstehen.[8] Von alledem wußte d'Herelle noch nichts, als er seine Entdeckung machte. Er wußte nur: Was immer die Bakterien zerstörte, mußte kleiner sein als sie, denn sein Keramikfilter hielt Bakterien zurück, aber der rätselhafte Organismus, der sie zerstörte, passierte die Poren ungehindert.

Diese Keramikfilter mit kleinsten Poren waren 1884 von dem Franzosen Charles Chamberland entwickelt worden, um verseuchtes Wasser vom Typhus-Erreger zu reinigen. Das neue Gerät führte zu bahnbrechenden Entdeckungen. 1892 beschrieb der Russe Dimitri Ivanovski ein filtrierbares Etwas, das bei Tabakpflanzen die Mosaikkrankheit hervorrief. Ähnliche Funde folgten. 1915 stieß der britische Bakteriologe Frederick W. Twort auf ein filtrierbares Agens, das Bakterien auflöste – er machte also dieselbe Entdeckung wie Félix d'Herelle, nur zwei

---

[*] Manche Forscher sagen, daß es äußerst seltene Ausnahmen von dieser Regel gibt. Etwas mehr dazu ist im 7. Kapitel zu finden.

Jahre früher.[9] Aber auch der Fund des Briten ging zunächst in den Wirren des Ersten Weltkriegs unter – um einige Jahre später wieder aufzutauchen, was zu einer heftigen Kontroverse darüber führte, wer denn nun die Bakteriophagen als erster entdeckt habe.

Das Wissen um die Viren war zur Zeit von d'Herelles Entdeckung minimal, der Bauplan der Winzlinge vollkommen unklar. Um so mehr erstaunt das Maß an Einsicht, das d'Herelle in seiner ersten, knapp zwei Seiten kurzen Darstellung seiner Versuche zeigt: Der Bakteriophage sei eine lebende Mikrobe, da sie sich stetig weiter vermehren lasse. Ein Tropfen einer aufgelösten Bakterienkultur reiche, um eine neue Kultur binnen Stunden wieder zu vernichten. Dies lasse sich beliebig wiederholen. Auf toten Bakterien wachse der Phage aus Ruhrpatienten nicht, genausowenig auf anderen Bakterienarten.

Die Aussage, seine Entdeckung sei eine winzige Mikrobe, war kühn, er hätte ja auch eine simple desinfizierende Substanz vor sich haben können. Daß ein lebender Organismus für die Wirkung verantwortlich war, belegte er, indem er einen Tropfen einer frischen Mischung aus wenigen Phagen und Bakterien auf einer festen Fläche aus Nährgelatine verteilte. Nach zwölf Stunden sah d'Herelle einen Rasen aus Bakterien mit einigen Löchern (siehe Farbtafel 8). An diesen Orten, so seine Schlußfolgerung, seien einzelne Bakteriophagen gelandet und hätten sich dann auf Kosten der Bakterien vermehrt. Eine chemische Substanz konzentriere sich nie so an einem Platz, argumentierte er. Damit hatte d'Herelle auch gleich jene fundamentale Methode zur Isolation von Phagen erfunden, die heute noch benützt wird – und den Keim zu jahrelangen Streitereien gelegt.

D'Herelle betonte, daß das Auftauchen der Viren im Kot mit der Genesung der Ruhrkranken zusammenfiele. Das führte ihn zu einer weiteren ambitionierten Aussage: Seine »antagonistische Mikrobe« löse bei den Patienten die Heilung von den Ruhrbakterien aus. Damit steuerte d'Herelle bereits in seiner ersten Arbeit auf die Phagentherapie zu, die große Passion, die ihn nicht mehr loslassen sollte.

## D'Herelle wühlt im Hühnerkot und rettet das Federvieh

Nachdem er die Wirksamkeit der Phagen im Reagenzglas beobachtet hatte, mußten Versuchskaninchen her. An Menschen wagte d'Herelle sich noch nicht heran. Zuerst wollte er seine Resultate bei einer Tierseuche bestätigen.[10] Im Frühling 1919 erzählte ihm ein Institutskollege von einer Hühnerseuche, die in der Provinz wütete. D'Herelle eilte hin und sah sich die Sache an. Er stieß auf eine hochansteckende Seuche, die die Hühnerställe mit Durchfall und Tod überzog. Viel Federvieh war bereits dahingerafft.

Der Bakteriologe schleppte ein paar Hühnerkadaver zur Untersuchung ins Labor und entdeckte, daß er es mit einer anderen Krankheit zu tun hatte, als die Veterinärbehörden dachten. Die Tierärzte gingen davon aus, daß die Hühnercholera die Ställe leerte, aber d'Herelle entdeckte im Blut der Vögel statt dessen das Bakterium *Salmonella gallinarum*, den Erreger des in Frankreich bis dahin unbekannten Geflügeltyphus. In seiner üblichen Art, anderen ihre Fehler unter die Nase zu reiben, vermerkte er dies in seiner Veröffentlichung genüßlich. Diese Angewohnheit, von ihm und seinen wenigen Freunden als Wahrheitsliebe gedeutet, von seinen Gegnern als Arroganz und Rechthaberei geschmäht, sollte sein Leben noch manches Mal überschatten und den Ruf seines »Kindes«, der Phagentherapie, nicht eben verbessern.

Als nächstes untersuchte d'Herelle den Ursprung und die Verbreitung der Seuche: Sie hatte bereits 14 Departements erfaßt, war »extrem tödlich« und verlief »zermalmend«. Ein Ausmaß, das dem Mikrobenjäger gefiel: Je spektakulärer eine Krankheit wütete, desto reizvoller war es, sich damit zu beschäftigen. Wie schon bei der Ruhr analysierte d'Herelle im folgenden bei vier Hühnern die Rolle der Phagen beim Verlauf des Geflügeltyphus. Dazu untersuchte er den Kot der Tiere während ihrer Krankheit auf Salmonellen und Phagen. Auch hier kam er zu dem Schluß, daß das Auftauchen von Phagen zur Heilung eines Huhns nötig war. Als er schließlich dem

Todeszug der Seuche auf einzelnen Höfen folgte, machte er eine erstaunliche Entdeckung: Das Erscheinen der Phagen, die Salmonellen befallen, im Kot eines Vogels leitete nicht nur dessen eigene Heilung ein, sondern führte auch zum Ende der Epidemie auf dem Hof. Die anderen Vögel pickten das Virus aus dem Mist auf und impften sich so gegen die Krankheit.

Ein äußerst suggestives Bild: Einer tödlichen bakteriellen Seuche, den Salmonellen, wirkte eine heilende virale Seuche, die Phagen, entgegen.

D'Herelle stürzte sich in Experimente, um die gewagte Hypothese zu testen. Er verfütterte in seinem Labor an ein gesundes Huhn zuerst Phagen, dann steckte er es mit Salmonellen an. Der Vogel blieb munter. Zwei Hühner, die er daraufhin in denselben Käfig sperrte, gaben im Kot auch bald Phagen ab. Nachdem d'Herelle sie mit einer tödlichen Dosis Salmonellen infizierte, geschah – wieder nichts. Zwei Vögel, die keine Phagen erhalten hatten, verendeten fünf Tage nach der Infizierung mit der gleichen Dosis Salmonellen.

Im Departement Aube organisierte d'Herelle nun auf einigen Höfen Prophylaxe-Tests. Etwa zur selben Zeit lancierte er auch seine Heilungsversuche im Hôpital des Enfants-Malades. Das Programm für den Rest seines Lebens war festgelegt. Fortan warf er mit Passion und immensem Einsatz die Bakteriophagen in den Kampf gegen die Seuchen. Für ihn, der sich in der Tradition Louis Pasteurs sah, war es wie bei seinem berühmten Meister nicht weit vom Labor zum Krankenbett.[11]

Vorerst aber zog es ihn zur Jagd auf neue Mikroben. Als Alexandre Yersin, der Entdecker des Pestbazillus und Leiter des Pasteur-Instituts in Saigon (im heutigen Vietnam), gegen Ende 1919 nach Paris kam, gab es für d'Herelle kein Halten mehr: »Indochina! Das war das Land meiner Träume: Hier trifft man auf Cholera, die Pest und verschiedenste Tierseuchen wie diese schreckliche Büffelseuche, die einige Jahre zuvor auf Java innerhalb einiger Monate alle Büffel – mehr als eine Million – getötet hatte.«[12] Am 6. März 1920 notierte seine Tochter Huberte ins Tagebuch: »Papa ist nach Saigon abgereist.«

## Ein Leben für fünf

Ein Leben, das unstet begann, verlief unstet weiter. Denn als der 44jährige Forscher 1917 seine epochale Entdeckung veröffentlichte, hatte er bereits eine turbulente Lebenshälfte hinter sich, deren Vorkommnisse mühelos zwei bis drei normale Leben ruiniert hätten. Geboren wurde Félix d'Herelle am 25. April 1873 im kanadischen Montreal.[13] Sein Vater war dreißig Jahre älter als die Mutter und starb, als Félix sechs Jahre alt war. Seine Mutter zog darauf mit Félix und seinem fünf Jahre jüngeren Bruder Daniel nach Frankreich, ins Land der väterlichen Vorfahren. Dort besuchte Félix in Paris ein Gymnasium. Als er sechzehn war, schenkte ihm die Mutter ein Fahrrad und die stattliche Summe von 1 000 Francs für eine Ferientour durch Ostfrankreich, Deutschland, Belgien und Luxemburg.

Auf dieser Reise, erinnerte sich d'Herelle später, weckte ein Erlebnis sein Interesse an der Bakteriologie. Beim Frühstück in einer Herberge hörte er, daß ein tollwütiger Hund tags zuvor einen Jungen gebissen hatte, der zur Heilung ins Kloster im nahegelegenen belgischen Städtchen Saint Hubert gebracht worden sei. Der junge Félix wunderte sich, warum man den Kranken nicht eher nach Paris schickte, zum legendären Louis Pasteur, der eine wirksame Tollwutbehandlung anbot. Da erzählten ihm die Hotelgäste von den Mönchen in Saint Hubert, die die Tollwütigen seit Jahrhunderten erfolgreich mit Reliquien behandelten. Flugs nahm Félix die 60 Kilometer unter die Räder, um sich die Sache selbst anzusehen.

Während seines ganzen Lebens wird d'Herelle ähnlich handeln. Er war stets erfüllt von unstillbarer Neugier für eine Unzahl von Themen. Die Hälfte seiner Memoiren ist vollgestopft mit Beschreibungen von Reisen und Studien, die er neben seinen eigentlichen Forschungen unternahm: Untersuchungen über Geschichte und Brauchtum, Pflanzen und Tiere. Alles interessierte ihn – und zu allem hatte er bald eine ausgeprägte Meinung.

Trotz dieses Schlüsselerlebnisses blieb der unstete Félix der Bakteriologie vorläufig noch fern. Ein weiteres Geschenk sei-

ner Mutter von 3000 Francs ermöglichte ihm nach Abschluß
des Lycée eine dreimonatige Reise nach Südamerika, eine für
diese Zeit ungewöhnliche Unternehmung für einen 17jährigen.
Die erste Station auf der Schiffspassage war Teneriffa: »Es war
mein erster Kontakt mit dem Exotischen: Es bezauberte mich«,
schrieb d'Herelle in seinen Memoiren, die er passenderweise
»Die Wanderungen eines Bakteriologen« nannte.

Auf der Rückreise brach auf dem Schiff Gelbfieber aus, aber
Félix blieb im Gegensatz zu den panischen Mitreisenden kühl:
»Wahrscheinlich habe ich seit Geburt die wichtigste Eigen-
schaft eines guten Mikrobenjägers: Ich blieb ganz ruhig.« Der
Tour durch Argentinien, Brasilien und Paraguay folgten weite-
re in Europa. Auf einer Türkeireise lernte Félix d'Herelle Marie
Caire kennen, die Tochter des dortigen französischen Botschaf-
ters. Sie wurde »seine Frau und Reisebegleiterin«.

Mit ihr tourte er noch etwas in Europa herum, bis der 24jäh-
rige, inzwischen Vater einer Tochter, beschloß, »es sei nun Zeit,
etwas zu machen«. Die Familie zog nach Kanada, wo sich
d'Herelle ein Heimlabor einrichtete, biologische Fachzeitschriften und den britischen Philosophen Francis Bacon im
lateinischen Original las. Bei Bacon, im einsamen Selbststudi-
um, lernte er seine wissenschaftliche Maxime, die er sein
Leben lang den zahlreichen Kritikern entgegenschmetterte:
»Man kann die Natur nur besiegen, wenn man ihr gehorcht.«
Später würde er unzählige Male schreiben, was das in der
Mikrobiologie bedeutet: Nur wer »originale Krankheiten« stu-
diert, kann gültige Schlüsse ziehen. Wer Labortiere künstlich
mit menschlichen Krankheitserregern infiziert, erhält wertlose
Ergebnisse. Aussagekräftig war somit seine Hühnerstudie mit
dem natürlich vorkommenden Geflügeltyphus, nicht aber eine
Untersuchung, bei der beispielsweise Kaninchen unnatürlich
mit Cholera angesteckt wurden.

Damit griff der Autodidakt einen großen Teil seiner Forscherkollegen frontal an, denn die sogenannten Tiermodelle
menschlicher Krankheiten waren und sind eine wichtige For-
schungsmethode. In seiner Forderung, Seuchen wie Cholera

oder Pest in ihrem natürlichen Umfeld, in exotischen Ländern wie Indien oder Indochina zu untersuchen, kombinierte d'Herelle seine Abenteuerlust mit seinem wissenschaftlichen Credo. Auf einem Foto aus dieser Zeit blickt d'Herelle allerdings so scheu in die Kamera, daß man in ihm weder den unerschrockenen Abenteurer noch den unerbittlichen Kritiker zu erkennen glaubt.

Im Heimlabor brachte er sich bakteriologische Techniken bei. Über einen Freund seines verstorbenen Vaters erhielt er sogar einen Auftrag der kanadischen Regierung. Er untersuchte die Fermentation und Destillation von Ahornsirup zu Schnaps. In seiner bewährten Manier, nur sich selbst zu vertrauen, mochte d'Herelle dabei keine gekaufte Hefe verwenden, sondern isolierte in einem langwierigen Prozeß seine eigene. Im Frühling 1900 begleitete er, immer noch ohne eigentlichen Beruf, eine Geologengruppe auf einer anstrengenden Expedition als Sanitäter in den eisigen kanadischen Nordwesten. Zur gleichen Zeit investierte er mit seinem Bruder in eine Schokoladenfabrik. Sie ging kurz darauf bankrott. D'Herelle verlor bis auf 2000 Dollar sein ganzes geerbtes Vermögen.

Inzwischen war seine zweite Tochter auf der Welt, und d'Herelle mußte nun wirklich Geld verdienen. Er bewarb sich bei der guatemaltekischen Regierung, die einen Bakteriologen suchte, und wurde angestellt – er war der einzige Bewerber gewesen.[14] Guatemala war damals ein Land am Rand der Welt. Wilder Süden. D'Herelle, neben einem französischen Chemiker der einzige wissenschaftliche Angestellte im ganzen Staat, sollte das Bakteriologielabor des Krankenhauses von Guatemala City leiten. Bald wurde er auch damit beauftragt, ein Verfahren zur Whisky-Gewinnung aus Bananen zu entwickeln.

Das Leben in einem Entwicklungsland gestaltete sich für eine kanadische Familie mit Kleinkindern höchst ungewohnt. In einfachsten Verhältnissen mußten sich die d'Herelles mit tropischem Klima, Giftschlangen und bewaffneten Banditen herumschlagen. Zu Beginn seines Aufenthalts empfahl der englische Botschafter d'Herelle, stets einen Revolver zu tra-

gen. Ein Tip, der sich auszahlte, als sich auf einem einsamen
Ausritt ein Ausbrecher mit dem Messer auf ihn stürzte. D'Herelle leerte sein Magazin ins Herz des Verbrechers und ritt
schnell weiter, weil er nichts mit den zwielichtigen Behörden
zu tun haben wollte.

Gegen Ende seines sechsjährigen Aufenthalts brach eine
Gelbfieber-Epidemie in Guatemala aus, bei deren Bekämpfung
d'Herelle als Hilfsarzt eingesetzt wurde. Der Anblick der unter
Qualen sterbenden Menschen mag ihn bei seiner Berufswahl
bestärkt haben. Er demonstrierte allerdings auch, wie eisern er
an seiner Meinung festhalten konnte: Er ließ die Häuser von
zwei Familien niederbrennen, die sich seinen hygienischen
Anordnungen widersetzten.

Wegen der Gelbfieber-Quarantäne litt die ganze Familie
d'Herelle unter akutem Hunger, kurz zuvor waren alle noch an
Malaria erkrankt. Doch dem Abenteurer d'Herelle gefiel diese
Zeit trotzdem: »Wenn ich an Guatemala denke, dann über-
kommt mich immer ein Gefühl der Zuneigung. In diesem Land
habe ich meine Lehre fürs Leben gemacht und meine wissenschaftliche Karriere begonnen«, schrieb er als alter Mann.

Im Jahr 1907 erhielt er ein Angebot von der mexikanischen
Regierung, seine Fermentationsstudien fortzusetzen. Er wan-
delte damit auf den Spuren seines Vorbilds Louis Pasteur, der
sich früh in seiner Karriere ebenfalls mit der Gärung von Wein,
Bier und Essig beschäftigt hatte. Die d'Herelles zogen auf die
Sisalplantage Chochoh in der Nähe von Merida auf der heißen
Halbinsel Yucatan. Dort untersuchte d'Herelle die Gärung und
Destillation von Sisal, der normalerweise zur Gewinnung von
Fasern genutzt wurde. Aber Sisalfasern waren nicht mehr
gefragt, und die Hacienderos suchten nach neuen Verwendun-
gen für ihre Pflanzen.

Die Familie litt unter der mörderischen Hitze. Der ständige
Durchfall und der häufige Ausfall der Wasserversorgung machten das Leben zur Qual. Als wieder einmal alle krank waren –
Félix erbrach dauernd, die Kinder hatten Fieber und waren abge-
magert –, notierte Marie d'Herelle am 10. Juli 1908 zum wieder-

*Félix d'Herelle.*
*Das Portrait entstand zwischen 1900*
*und 1910.*

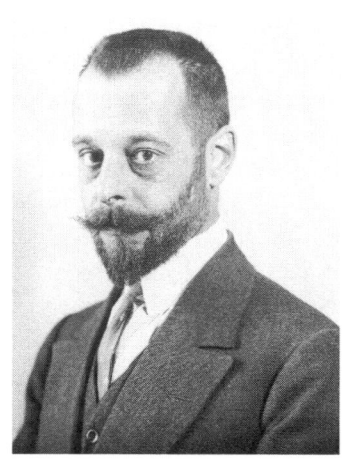

holten Mal in ihr Tagebuch: »Wir sind sehr niedergeschlagen.«
Kurz vor der Abreise der Familie aus Mexiko erkrankten beide
Töchter am gefürchteten Gelbfieber, überlebten aber. Doch
d'Herelles Arbeit auf der Plantage Chochoh schien ein Erfolg zu
sein: Der Sisalschnaps geriet ihm wohlschmeckend, und die
Destillerie, in der er fortan hergestellt werden sollte, hatte er
selbst entworfen. Die Maschinen wurden in Paris bestellt, wohin
d'Herelle mit seiner Familie im Frühjahr 1909 zur Überwachung
ihrer Herstellung reiste. Da ihm noch Zeit blieb, meldete er sich
beim renommierten Pasteur-Institut und arbeitete während seines Aufenthalts nebenher unbezahlt im Labor.

Nach der Montage der Fabrik in Yucatan sollte d'Herelle ihr
Direktor werden. Doch das war ihm zu langweilig. Er kündigte.
Bevor er die Hacienda verließ, kam seinem unbefriedigten
Tatendrang eine Heuschreckenplage zu Hilfe. Endlich ein Problem von Format. Sofort dachte er daran, daß man Heuschrecken mit einer ihrer eigenen Krankheiten bekämpfen
könnte. Mithilfe des Plantagenleiters stöberte er einzelne
Insekten mit Durchfall auf und isolierte ein Bakterium aus
ihren Därmen. Noch in Mexiko stellte er damit Versuche an,
um herauszufinden, ob es für einen Feldzug gegen die Insek-
tenplage tauge.

Nach der endgültigen Übersiedelung nach Paris im Frühling 1911 zog es d'Herelle erneut als unbezahlten Assistenten ans Pasteur-Institut.[15] Am 22. Mai präsentierte Institutsdirektor Roux vor der Académie des Sciences die Arbeit, in der d'Herelle sein Heuschrecken tötendes *Coccobacillus* beschrieb.[16] Der Vortrag erregte Aufsehen, und die Presse berichtete über den Lichtblick im Kampf gegen die biblische Plage. Der Autodidakt tauchte zum ersten Mal als Hoffnungsträger in den Gazetten auf.

Bald bekam er von Argentinien das Angebot, die Methode im Feld zu testen. Das Ende des Jahres 1911 sah d'Herelle folglich schon wieder in der Ferne. Argentinien litt als Agrarstaat erbärmlich unter der Heuschreckenplage. Nach sorgfältigen Vorversuchen, in denen er etwa die Schädlichkeit seiner Bazillen für andere Pampabewohner wie Schafe oder Hasen testete, leitete d'Herelle in den Jahren 1912 und 1913 zwei Kampagnen gegen die gefräßigen Insekten.

In den Annalen des Pasteur-Instituts beurteilte er seine Aktionen als sehr erfolgreich.[17] Aber in Argentinien waren die Resultate umstritten. Die Wirkung sei nicht so gut gewesen, wie von ihm behauptet, erklärten die Kritiker. D'Herelle lastete dies in seinen Memoiren wütend seinen Feinden im Agrarministerium an.[18] Deswegen kündigte er sogar. Andernorts stand der Insektenvertilger jedoch hoch im Kurs. Er wurde unter anderem vom Pasteur-Institut in Algier zu einer Kampagne eingeladen und später während des Krieges 1915 vom Pasteur-Ableger in Tunis. Seine Methode blieb aber umstritten. Manche Anwender sahen Erfolge, andere nicht. Die britische Heuschrecken-Kapazität Sir Boris Uvarov kritisierte sie in einem 1928 erschienenen Buch. D'Herelle habe viel zu hastig geschlossen, daß seine Methode wirksam sei. Immerhin billigte Uvarov ihm zu, durch seine Versuche die biologische Schädlingsbekämpfung populär gemacht zu haben.[19]

D'Herelle reagierte auf die Kritik wie immer: ungehalten. Er sah sich als Outsider, der gegen die Dogmen des Establishments verstoßen hatte. »Theorien beeindrucken mich überhaupt nicht. Ich beobachte und experimentiere; falls meine Ergebnisse mit den Theorien übereinstimmen, ist das wunderbar. Dann nehme ich sie an. Falls nicht, verwerfe ich sie, von welcher Autorität sie auch verteidigt werden. Wenn ich [selbst] eine Theorie aufstelle, dann verlange ich, daß sie alle Tatsachen in Betracht zieht, sie alle erklärt und keiner widerspricht. [...] Tut sie das, dann stört es mich nicht, auch wenn sie noch so seltsam ist; sprich, den offiziellen Theorien widerspricht. Das hat mir die Feindschaft der ›offiziellen Gelehrten‹ in allen Ländern eingebracht.«[20] Zu dieser Zeit galt der Fehdehandschuh jenen Insektenforschern, die seine Feldzüge kritisch beäugten. Doch bald schon würde er andere Kollegen ins Visier nehmen.

## Erste Jünger

Die Stellung des umtriebigen Außenseiters, der als unbezahlter Assistent begonnen hatte, war am ehrwürdigen Pasteur-Institut alles andere als gefestigt. Als er nach seinen ersten Heilversuchen und der darauffolgenden Reise Ende 1920 aus Indochina nach Paris zurückkehrte, war sein Labor an jemand anderen vergeben. D'Herelle konnte nur weiterarbeiten, weil ein Kollege am Institut Mitleid hatte: Der Biologe Edouard Pozerski spendierte d'Herelle einen wackligen Hocker in seinem Labor. Eine prekäre Situation für einen bereits 48jährigen Familienvater, der als Forscher um seine Anerkennung kämpfte. Schuld daran hatte laut d'Herelles Memoiren Albert Calmette, das C im berühmten Tuberkulose-Impfstoff BCG. Calmette war stellvertretender Direktor des Instituts und zuständig für die Verwaltung. D'Herelle hatte sich negativ über dessen Impfstoff BCG geäußert, weil er ihn für nicht ungefährlich hielt. Calmette habe ihm dies nicht verziehen und ihm das Labor entzogen.[21]

Doch der Stern d'Herelles und mit ihm jener der Phagentherapie ging bald auf. 1921 vermochte er trotz der Querelen mit Calmette sein erstes Buch, *Le Bactériophage – son rôle dans l'immunité,* in der Reihe »Monographies de l'Institut Pasteur«

herauszubringen – weil er flink eine Abwesenheit des mächtigen Gegners ausnützte. In diesem Erstling beschrieb er aus-
führlich seine Theorie vom Wesen und der Wirkung der Phagen
und seine Studien über Ruhr und Geflügeltyphus.

Das neue Gebiet stachelte zunehmend die Neugier anderer
Forscher an. Nach d'Herelles Bericht von der Anwendung der
Phagen am Krankenbett des elfjährigen Robert K. legten die
belgischen Forscher R. Bruynoghe und J. Maisin vom Institut
für Bakteriologie der Universität Leiden nach. »Wir hatten die
Gelegenheit, den Staphylokokken-Bakteriophagen bei der Therapie einzusetzen, und einige günstige Resultate bewegten uns
dazu, sie bekanntzumachen«, berichteten sie am 3. Dezember
1921 den Gelehrten der Société Belge de Biologie nüchtern.[22]

Die Belgier hatten rund zwei Jahre nach d'Herelles ersten
Heilungsversuchen bei sechs Patienten, die an eitrigen Furunkeln oder den übleren Karbunkeln litten, einen halben bis zwei
Kubikzentimeter Staphylokokken-Phagen in der Nähe der
betroffenen Stellen injiziert. In 24 bis 48 Stunden leerten sich
die Eiterbeulen und trockneten aus. Die Autoren schlossen ihre
Präsentation mit der Warnung, daß eine so kleine Zahl behan-
delter Patienten natürlich nicht genüge, um den Wert der
Methode zu beurteilen. Und im selben nüchternen Ton, in dem
sie den ganzen Bericht vortrugen, appellierten die beiden an
die Phantasie ihrer ärztlichen Kollegen: »Wir haben dieses
Heilmittel bei Patienten mit Karbunkeln oder Furunkeln aus-
probiert, aber es ist nicht unmöglich, daß die Methode auch bei
Komplikationen der diversen durch Staphylokokken ausgelö-
sten Hautkrankheiten nützlich sein könnte.«

Dieser Aufforderung wurde Folge geleistet. Kurz darauf, am
28. Januar 1922, ließ André Gratia vom Pasteur-Institut in Brüssel wieder die Société Belge de Biologie wissen, auch er arbeite
mit D. Jaumain an einer Furunkel- und Karbunkeltherapie mit
Staphylokokken-Phagen. Die beiden Forscher hatten die Wirksamkeit der Behandlung an Hasen getestet, bevor sie ihre Patienten damit beglückten. Auch dieses Duo sah einen Erfolg: Die
Therapie bewirke eine deutlich schnellere Heilung.[23]

Schnell weiteten hoffnungsfrohe Forscher das Kampfgebiet aus. Ebenfalls noch 1922 präsentierte Paul Hauduroy aus dem Hygiene-Institut der Universität Straßburg seine Versuche mit dem gefürchteten Typhus.[24] Zusammen mit A. Beckerich führte er mehrere Behandlungen in Kliniken in Straßburg und Orléans durch. Doch diesmal waren die Resultate mittelmäßig. Von fünf behandelten Patienten wurden drei geheilt, zwei erlagen dem Fieber. Die Forscher vermuteten zu kleine Dosen oder zu späten Behandlungsbeginn als Gründe. Auf diese Gefahr wies besonders d'Herelle schon früh immer wieder hin: Die Phagen könnten nur so lange einen Patienten retten, als die Gifte, die manche Bakterien abgeben, die Organe ihres Opfers noch nicht zu stark geschädigt hätten.

Nicht nur in der frankophonen Heimbasis d'Herelles wandten sich die Forscher den heilenden Viren zu, sondern auch in Deutschland, Österreich und der Schweiz. Richard Otto und H. Munter vom Robert-Koch-Institut für Infektionskrankheiten in Berlin versuchten sich sogar sehr früh an der neuen Therapie. Am 29. Dezember 1921, knapp zweieinhalb Jahre nach d'Herelles erstem Menschenversuch, publizierten sie in der *Deutschen Medizinischen Wochenschrift* einen Artikel »Zum d'Herelleschen Phänomen«.[25] Er behandelte hauptsächlich grundlegende Fragen über das Wesen der Phagen. Fast versteckt berichteten sie in zwei Absätzen über ihre eigenen ersten Therapie-Experimente. Auch Munter und Otto testeten die Heilmacht ihrer Ruhrphagen erst im Tierversuch. Sie injizierten die Viren zusammen mit einer großen Ladung Ruhrbakterien in die Bauchhöhle eines Meerschweinchens. Das Tier überlebte die Prozedur. Ein weniger glücklicher Schicksalsgenosse, dem die Forscher nur die Bakterien spritzten, kam dagegen um. Die Tierversuche waren geglückt.

Dasselbe konnten der Geheimrat Otto und sein Assistent Munter von der Behandlung, die sie mit einem Kollegen an Menschen durchgeführt hatten, nicht behaupten. Professor Friedemann »verleibte« mehreren Patienten zwei hochwirksame Phagen gegen Ruhr und Typhus ein. Das Resultat beschrieben

Otto und Munter preußisch knapp: »Von einer den Erwartungen entsprechenden Wirkung konnten sich die behandelnden Ärzte bei dieser Behandlungsmethode indessen nicht überzeugen.« Als Grund für den Rückschlag sah Otto die ätzende Magensäure. Denn einige Forscher hatten zuvor beobachtet, daß die Phagen durch Säure zerstört werden. »Wir sind daher dazu übergegangen, andere Applikationsweisen zu erproben.«

Großen Einfallsreichtum entwickelte 1925 der Österreicher Erich Zdansky, wenn es darum ging, die Heilkraft aus den Viren herauszukitzeln.[26] Der Assistent an der 1. Medizinischen Klinik der Universität Wien schlug sich mit den besonders hartnäckigen Infektionen der Harnwege durch das Darmbakterium *Escherichia coli* herum. Bei diesen Erkrankungen gab es massenhaft chronische Fälle, denen die Ärzte nichts entgegensetzen konnten. »Das Versuchsmaterial«, wie Zdansky seine Patienten nannte, umfaßte 20 »Fälle«, von denen 15 sich im chronischen Stadium befanden und schon länger erfolglos mit den verschiedensten Methoden traktiert worden waren. Der energische Arzt schien sich seine schweren Fälle in ganz Wien zusammengesucht zu haben, wobei fraglich ist, ob die Probanden um ihre Einwilligung für die experimentelle Behandlung ersucht worden waren. In einer Fußnote vermerkte Zdansky lediglich: »Ein Teil der Patienten wurde uns von Herrn Primarius Dr. R. Bachrach freundlichst zur Verfügung gestellt. [...] Die Überlassung je eines Patienten verdanken wir der Güte des Herrn Hofrat Prof. Dr. Peham und des Primarius Dr. F. Passini.«

Sein drakonisches Regime leitete Zdansky damit ein, daß die Patienten Lauge trinken mußten, damit in ihrem Harn die für Phagen schädliche Säure neutralisiert wurde. Danach spülte er die Blase über einen Katheter mit Kochsalzlösung aus, bevor er bis zu zwei Deziliter Phagenkultur hineinpumpte. Die Kranken mußten die Flüssigkeit dann möglichst lange in ihrer Blase halten. Die Prozedur wiederholte Zdansky in Intervallen von ein bis zwei Tagen mehrfach. Während dieser Zeit durften die Patienten kaum etwas trinken, um die Verdünnung der Phagenbrühe in der Blase geringzuhalten.

Mit dieser aufwendigen Technik heilte Zdansky sechs Patienten. Das hatten sie sich nach dem unangenehmen Prozedere auch redlich verdient. Bei den anderen 14 sammelten sich in der Blase Coli-Keime, die gegen die eingesetzten Phagen resistent waren. Dieses Phänomen hatte bereits d'Herelle beobachtet. Ließ er in mehreren Kolben Ruhrbakterien wachsen und gab danach Phagen zu, so wurde die Kultur in allen Gefäßen zunächst klar. In manchen Gläsern trübte die Flüssigkeit später aber wieder ein, weil einige Keime sich als resistent erwiesen und weiterwuchsen.

Die immunen Mikroben lassen sich austricksen, indem ein ganzer Cocktail an verschiedenen Phagen auf sie losgelassen wird. Selbst wenn ein Bakterium resistent gegen ein bestimmtes Virus ist, so wird es bei diesem Vorgehen von einem anderen aus der Mischung überwältigt. D'Herelle betonte stets, wie wichtig solche Cocktails sind. Auch noch aus einem anderen Grund: Er erkannte rasch, daß beispielsweise ein bestimmter Ruhrphage nicht alle Bakterien der Art *Shigella dysenteriae* vernichtete, sondern nur einige Untergruppen, sogenannte Stämme. Jede Bakterienart besteht aus verschiedenen solcher Stämme, die sich mehr oder weniger unterscheiden. Tatsächlich wurden zu d'Herelles Zeit einige Bakterien als eigene Arten angesehen, die heute als Stämme der einen Art *S. dysenteriae* gelten. Die Unterschiede zwischen manchen Stämmen und Arten können so sehr zerfließen, daß heute viele Bakteriologen gar nicht mehr von Arten sprechen wollen. D'Herelle machte auf jeden Fall die Erfahrung, daß eine Mischung von Ruhrphagen mit unterschiedlicher Geschmacksrichtung eine größere Zahl von Ruhrfällen heilte.

Bereits diese frühen Studien warfen ein Licht auf Probleme der Phagentherapie, die gelöst sein müssen, wenn die biologische Schädlingsbekämpfung im Körper gelingen soll. Ein Punkt von vielen war die Beobachtung des Geheimrats Otto, daß die Viren ein Bad in Magensäure nicht überleben. Heutzutage geben Phagentherapeuten in Georgien ihren Patienten deswegen Natriumbicarbonat, das die Säure neutralisiert.

Zdansky umging ein weiteres Problem, indem er die Phagen direkt in die Blase pumpte. So kamen sie sicher an ihren Einsatzort. Phagen sind zwar winzig, aber im Vergleich zu chemischen Substanzen doch recht groß, und es stellt sich die Frage, in welche Winkel des Körpers sie vordringen und in welche nicht. »Darüber gibt es selbst heute viel zu wenige Studien«, sagt Carl Merril vom Nationalen Gesundheitsinstitut der USA. Zdanskys Idee, die Viren möglichst vor Ort zu bugsieren, war nicht schlecht. Auch bei Alfred Gertlers verbarrikadierten Mikroben aus dem 1. Kapitel spülte der georgische Arzt die Phagen mit Schläuchen möglichst nah an die Bakterien im Fuß.

Vor den resistenten Keimen mußte Zdansky allerdings kapitulieren. Auch dieses Problem ist heute noch aktuell, genauso wie der äußerst wählerische Appetit der Phagen. Manche Forscher bauen zwar wie der Urahn d'Herelle weiterhin auf Virencocktails, doch solche Mischungen sind bei westlichen Zulassungsbehörden wenig beliebt. Darum setzen andere Wissenschaftler auf eine Allianz zwischen alter Phagen- und neuer Gentechnik.

### Siegeszug

Nach den ersten tastenden Versuchen verbreitete sich die Phagentherapie rasant. Auch Ärzte in Italien, Spanien, Holland, Dänemark, Schweden und den USA begannen sie anzuwenden. Für d'Herelle muß es eine aufregende Zeit gewesen sein. Fast im Alleingang hatte er als Außenseiter ein neues Gebiet der Medizin geschaffen. Die Zahl der Forschungsarbeiten stieg an. Waren es zu Beginn der zwanziger Jahre etwa 20 Veröffentlichungen pro Jahr, so erschienen 1930 fast 60 Publikationen zur Phagenmedizin.[27] Die Forscher ächzten unter der Publikationsflut, die jede Übersicht über das boomende Feld unmöglich mache – angesichts der heutigen Informationsschwemme eine rührend anmutende Klage.

Besonders im Stammland Frankreich machten die Mediziner von dem neuen Heilmittel regen Gebrauch. Aber auch in den USA fand die Phagentherapie glühende Anhänger. 1930 beschrieb der Arzt Thurman B. Rice von der Indiana University in Indianapolis 300 Fälle aus seiner Uniklinik.[28] Es handelte sich dabei um Patienten, die von eitrigen Entzündungen aller Art geplagt wurden. Bei über 90 Prozent dieser meist von Staphylokokken verschuldeten Leiden sah Rice seine Bemühungen von Erfolg gekrönt. Eine stolze Bilanz.

Selbst zehn Kinder mit einer »generalisierten Furunkulose« konnte er heilen. Die Aufgabe, die die Phagen dabei zu leisten hatten, klingt herkulisch. Die Patienten im Alter von fünf Monaten bis zehn Jahren waren übersät mit bis zu 350 eitrigen Beulen. Die meisten waren zu Behandlungsbeginn in einem jämmerlichen Zustand – ausgemergelt, schlecht genährt und geplagt von hohem Fieber; einige waren dem Tod nahe. Rice legte die Phagen in nassen Binden auf oder injizierte sie direkt in die kranken Stellen – was eine sehr schmerzhafte Prozedur gewesen sein muß. Bei allen Kindern erlebte Rice »spektakuläre Verbesserungen« kurz nach Therapiebeginn.

Der größte Durchbruch gelang der Phagentherapie aber zunächst in Brasilien. Dort begann José da Costa Cruz vom Oswaldo-Cruz-Institut in Rio de Janeiro um 1920 mit Experimenten. Seine ersten Versuche mißlangen. Darauf beriet d'Herelle den zum Skeptiker mutierten Brasilianer. Der Lehrmeister fand die Aktivität von da Costa Cruz' Phagen zu schwach und riet ihm, potentere zu suchen. Im Sommer 1924 publizierte da Costa Cruz das Ergebnis seiner Bemühungen: Nach ersten Erfolgen bei 24 Patienten steigerten er und sein Institut die Phagenproduktion dramatisch.[29] Binnen eines Jahres produzierten die Brasilianer die enorme Zahl von 10 000 Ampullen und verschickten sie ins ganze Land. In den Bundesstaaten Para, Pernambuco, Rio, Parana und Bahia setzten die Ärzte laut da Costa Cruz von da an routinemäßig auf Phagentherapie. Mehrere Male sei dringend Nachschub angefordert worden, vermerkte er später stolz. Die Mediziner waren besonders hingerissen von der Schnelligkeit der Wirkung: Sie brauchten nur die Ampullen in die Münder der gepeinigten Patienten zu leeren, vier bis acht Stunden später verminderte sich der Durchfallstrom.

Insgesamt kamen da Costa Cruz nur zwei Mißerfolge zu Ohren. Allerdings sorgte er offenbar nicht dafür, daß ihm alle Pleiten gemeldet wurden, was für eine korrekte Auswertung natürlich erforderlich gewesen wäre. Euphorisch posaunte da Costa Cruz: »Der Ruhrphage ist bei weitem das beste Therapeutikum gegen die Ruhr, das bisher bekannt ist. [...] Wir sind deshalb absolut davon überzeugt, das Leben einer großen Zahl von Kranken gerettet zu haben.«

## Berauschtes Volk

Solche Triumphe nahm die von den Erfahrungen mit Infektionen geplagte Öffentlichkeit gierig zur Kenntnis. Die Menschen waren darauf vorbereitet, von Mikrobiologen Wunderdinge zu erwarten. Die legendären Mikrobiologen Louis Pasteur und Robert Koch hatten in den Jahrzehnten zuvor mit ihren Entdeckungen und einigen therapeutischen Erfolgen wie Pasteurs Tollwutimpfstoff das goldene Zeitalter der Bakteriologie eingeläutet. Bald berichteten die Zeitungen über die neue Behandlung – die Phagentherapie wurde zum Medienstar. Am 27. September 1925 schrieb die *New York Times* unter dem Titel »Winzige und tödliche Bazillen haben noch kleinere Feinde« über die Bakteriophagen. Ein Zwischentitel lautete schlicht und suggestiv: »Leben oder Tod können davon abhängen.« Es war nicht der einzige Bericht über d'Herelle und die Phagenwunder in der *New York Times*.

Im *Ladies Home Journal* vom Juni 1931 schilderte der bekannte Medizinjournalist Paul de Kruif seinen Lesern die Heilversuche Gratias und Jaumains von fast zehn Jahren zuvor: »Gratia schoß einer Frau, die an einem schrecklichen Karbunkel erkrankt war, Ladungen von Staphylokokken-Bakteriophagen unter die Haut. Angespannte Stunden für Gratia und seinen

Mitarbeiter Doktor Jaumain, als die Frau viel kränker wurde. Dann plötzlich entlädt sich aus ihrer Wunde eine wahnsinnige Menge an faulender Substanz. Neue Kraft durchfließt sie. Drei Tage später alles besser. Magisch!«[30]

Wenn es darum ging, Heilsbotschaften zu verbreiten, war die Wirkung der Zeitungen damals nicht geringer als heute. Als im November 1895 Karl Wilhelm Röntgen die später nach ihm benannten Röntgenstrahlen entdeckte, berichtete kaum zwei Monate später die Wiener Zeitung *Die Presse* als erste darüber. In einem Mediengewitter ging die Neuigkeit um die Welt und stachelte die Phantasie der Menschen an. Bald gab es angeblich röntgensichere Unterwäsche, um die Intimsphäre ihrer Träger vor High-Tech-Blicken zu schützen. Ähnliches geschah, als Robert Koch ein Heilmittel gegen die grassierende Tuberkulose gefunden haben wollte. Koch wurde in der Presse frenetisch gefeiert und erhielt unzählige Briefe mit der Bitte um Zusendung des Wundermittels Tuberkulin – das sich bald als wirkungslos herausstellte.[31]

Gewitzte Forscher wie Pasteur nutzten die Hoffnungen der Menschen mit Raffinesse. Als er an einem Vakzin gegen Milzbrand werkelte, inszenierte er am 2. Juni 1881 auf einer Farm in Pouilly-le-Fort bei Melun eine öffentliche Demonstration. Dabei gab es qualvoll sterbende Schafe zu beglotzen, denen schwarzes Blut aus dem Maul troff. Sie waren zuvor mit Anthraxbazillen angesteckt worden. Daneben grasten friedlich ihre Artgenossen, die des Meisters Impfstoff vor dem Tod bewahrt hatte. Pasteur oder seine Assistenten hatten zuvor sichergestellt, daß Zeitungsreporter, darunter einer der *London Times*, das Schauspiel verfolgten.[32]

D'Herelle sorgte mit enthusiastischer Rhetorik für Aufmerksamkeit: Die Bakteriophagen würden »die Bakteriologie, die Pathologie der Infektionskrankheiten, die Hygiene und die Heilkunde revolutionieren«, verkündete er zum Beispiel vor der französischen Chirurgen-Vereinigung.[33] Als absoluter Glücksfall für die Werbung erwies sich der Name, den d'Herelle seiner Entdeckung gegeben hatte. Das Kunstwort Bakteriophage ließ sich herrlich anschaulich übersetzen – in der englischsprachigen Presse war denn auch oft vom »germ eater« – dem Keimfresser – die Rede. Der Name beschwor geradezu eine unbezwingbare Truppe von Winzlingen herauf, die sich durch einen im Eiter verbarrikadierten Haufen von Staphylokokken fraß.

In seinen Memoiren erinnerte sich d'Herelle an die gelungene Taufe. Es war an jenem Tag, als ihm die Hypothese über die Wirkung der Phagen bei der Heilung der Ruhr ins Hirn schoß: »Am Abend, unter der Lampe, als ich den Meinen von dem erzählte, was ich gesehen hatte, die Ruhrbazillen verschlungen von einer ›Mikrobe der Mikroben‹, fragte mich meine Frau: ›Wie wirst du sie nennen?‹ Und wir überlegten alle vier, mehrere Namen wurden nach und nach vorgeschlagen und wieder verworfen. Schließlich entstand aus dieser Zusammenarbeit der Name Bakteriophage, ein Wort geformt aus Bakterium und *phagein,* essen auf griechisch. Es war der 18. Oktober [1916]. Ich erinnere mich daran, weil es der Vorabend des Geburtstags meiner jüngeren Tochter [Huberte] war.« In seinem ersten Buch über die Phagen von 1921 schrieb er allerdings, »phage« bedeute nicht »essen« im strikten Sinne, sondern »sich auf Kosten von etwas entwickeln«.[34] Diese Präzisierung gegenüber den kritischen Forscherkollegen war notwendig. Aufgrund der mageren Faktenlage konnte niemand sagen, wie genau die Viren ihre Opfer vernichteten.

Welche Stellung die Phagentherapie in der Öffentlichkeit und in der Wissenschaft damals hatte, zeigt der Roman *Arrowsmith* des bekannten US-Autors Sinclair Lewis. Der Schriftsteller war bereits durch seinen sozialkritischen Roman *Babbit* berühmt geworden. Nun wollte er eine Satire schreiben über das amerikanische Gesundheitssystem und Ärzte, die ihre Patienten schröpften. Er erfand die Figur des Arztes Martin Arrowsmith, der vom Landdoktor zum berühmten Forscher aufsteigt. Lewis wollte, daß sein Buch möglichst auf der Höhe der aktuellen medizinischen Forschung war. Deshalb zog er Paul de Kruif als Berater hinzu. De Kruif hatte zuvor am renommierten Rockefeller Institute for Medical Research in New York geforscht, war aber gerade dabei, sich dem Job des populären Wissenschaftsautors zuzuwenden. Er wurde 1926 mit dem Buch *Microbe Hunters* bekannt, in dem er Leben und Forschung berühmter Bakteriologen wie Pasteur und Koch schwungvoll schilderte. Der Ex-Forscher sollte Lewis mit den neuesten Trends versorgen. So finden sich in *Arrowsmith* unter dem Namen McGurk eine Kopie des Modellinstituts Rockefeller, allerlei topmodernes Laborgerät und als heißes Forschungsthema des Helden Arrowsmith – die Phagentherapie.

Auch viele Wissenschaftskollegen sagten der neuen Methode eine große Zukunft voraus. Das zeigen die Ehrungen, mit denen der Vater der Phagentherapie alsbald überhäuft wurde. Neben der Ehrendoktorwürde der Universität Leiden erhielt d'Herelle 1925 von der Königlichen Akademie der Wissenschaften in Amsterdam die nur alle zehn Jahre vergebene Leeuwenhoek-Medaille. Darauf war er besonders stolz, weil auch sein Vorbild Pasteur 1895 diese angesehene Auszeichnung erhalten hatte.[35] Was d'Herelle wohl nicht wußte, weil das Nobel-Komitee alles streng geheim abwickelt: Zu diesem Zeitpunkt war er bereits dreimal für den Nobelpreis nominiert worden. Im nächsten Jahr schlugen nicht weniger als acht Berufskollegen d'Herelle für die renommierteste aller Wissenschaftstrophäen vor.[36]

## Pest!

In *Arrowsmith* wählte Lewis als spektakuläre Premiere für die Phagentherapie eine Pestepidemie auf einer karibischen Insel. Damit traf er den Nerv der Leser. Obwohl die Pest zu dieser Zeit in den USA nur noch sporadisch vorkam und in entwickelten Ländern keine große Rolle mehr spielte, regte sie die Phantasie der Menschen an – und forderte in Ländern wie Indien immer noch Tausende von Opfern. Auch bei den Mikrobenjägern hatte der schwarze Tod nichts von seiner Faszination eingebüßt. Bereits als d'Herelle 1920 in Indochina war, stellte er

Pestkranken und -phagen nach. Es gelang ihm allerdings nur, aus Ratten einen Pestphagen zu isolieren.

Fünf Jahre später hatte er mehr Glück. 1925 war d'Herelle beim Conseil Sanitaire, Maritime et Quarantenaire d'Egypte in Alexandria angestellt. Nach seinem Zwist mit Calmette und dem Rauswurf aus dem Pasteur-Institut und einem Gastspiel an der Universität Leiden endlich ein standesgemäßer Posten. Der Conseil stand unter der Direktion des Völkerbunds und sollte das Übergreifen der Cholera und Pest von Asien nach Europa verhindern. Die Organisation konzentrierte sich auf den all-jährlichen Pilgerzug der Muslime zu den heiligen Stätten in Saudi-Arabien, weil von diesem Völkerstrom eine Verschlep-pung von Seuchen befürchtet wurde. In einer Quarantänesta-tion in El-Tor an der Südflanke der Sinai-Halbinsel wurden die Pilger, die aus Mekka und Medina zurückkamen, für vier Tage festgehalten. Zusätzlich kontrollierte der Conseil die Schiffe, die den Suezkanal passierten.

Im Juli 1925 schrieb d'Herelle an seine Tochter Huberte,[37] daß ihm vier Pestfälle untergekommen seien, bei denen er end-lich seinen Phagen aus Indochina ins Gefecht werfen könne. Bei der Sicherheitsprüfung hielt er sich einmal mehr an sich selbst und injizierte sich einen Kubikzentimeter Pestphagen unter die Haut. Keine schädliche Reaktion. Also los:

»Théodore Cass..., Schiffsjunge, 16 Jahre. Hat am 12. Juli eine Magenverstimmung mit Fieber: Noch am selben Tag wird er im Krankenhaus isoliert. Sein Zustand verschlechtert sich zusehends; am 15. morgens ist sein unregelmäßiger Puls bei 126, die Temperatur 39,4 Grad, er erleidet einen Kollaps. Während der Nacht schwillt eine Lymphdrüse unter der rechten Seite des Unterkiefers auf Haselnußgröße an, sie ist druckempfindlich. Kulturtests und die Ansteckung eines Meerschweinchens zeigen *B. pestis* an [heute *Yersinia pestis*, der Pesterreger].

Am 15. um 15 Uhr injiziere ich einen Kubikzentimeter Pha-genkultur direkt in die Pestbeule. Am Morgen des 16. sind alle Symptome außer der Beule verschwunden: Der Kranke ist hei-ter, ich finde ihn bei einem Besuch aufrecht im Bett sitzend.

Seine Temperatur ist 37,2 Grad, der Puls 70. [...] Ich hatte den Schwestern aufgetragen, ihn in der Nacht genau zu überwachen. Sie versicherten mir, daß sie keinerlei Reaktion gesehen hätten, keinen Schweiß, keine Erregung. Einige Stunden nach der Injektion erklärte der Kranke, er fühle sich viel besser, schlief ein und wachte am Morgen mit der Erklärung auf, er sei geheilt.« Eine erneute Probe aus der Beule zeigte, daß die Bakterien verschwunden waren.[38] Sieg. Obwohl die Erfolgsmeldung lediglich auf vier Versuchen basierte, erregte sie weltweit Aufsehen und trieb weitere Forscher an, der Pest mit Phagen zu Leibe zu rücken.

## Eine folgenschwere Empfehlung

D'Herelles Veröffentlichung brachte noch viel mehr in Gang. Er gab ein Exemplar davon dem englischen Vertreter im Conseil Sanitaire, Maritime et Quarantenaire, A. Morison.[39] Der war begeistert und sandte einen flammenden Brief an C. E. Heathcote-Smith, den britischen Generalkonsul in Alexandria. Darin schilderte er die Erfolge d'Herelles, um in einem Plädoyer zu enden: »Ich sehe jeden Grund, bei dieser Methode auf günstige Resultate zu hoffen, sogar bei Lungenpest. Falls das stimmt, ist der Schrecken der Pest gebannt. Anti-Pestserum ist nutzlos als Prophylaxe. [...] Die einzige Behandlung ist der Bakteriophage. Dr. d'Herelle hat bereits die ägyptische Gesundheitsbehörde mit dem nötigen Bakteriophagen versorgt. Ich denke, Indien sollte sich rüsten. Auch all die anderen Länder, in denen die Pest sich behauptet. Alle Ehre für d'Herelle.«

Morisons Enthusiasmus setzte einen Feldversuch von gigantischen Ausmaßen in Gang: die mehrjährige »Bacteriophage Enquiry« in Britisch-Indien. D'Herelles Traum. Zuerst sandte der Pionier jedoch lediglich seinen Pestphagen an das Haffkine-Institut in Bombay. Aber die Forscher des Instituts sahen bei ihren Tests keinerlei Wirkung. D'Herelle nahm unverzüglich unbezahlten Urlaub und reiste auf eigene Kosten nach

Bombay, wo er technische Probleme ausbügelte und einen neu-
en Pestphagen isolierte. Doch auch dieser wurde im Tierversuch mit den Pestbazillen nicht fertig. D'Herelle erklärte dies
mit den »extrem virulenten« Pestbazillen in Indien und war
einige Wochen später bereits wieder auf Posten in Ägypten.[40]

Trotz des Mißerfolgs hinterließen der rasende Mikrobenjäger und seine Therapie beim Direktor des Haffkine-Instituts,
Oberstleutnant John Morison, bleibenden Eindruck. Dieser
drängte die indische Verwaltung, den Frankokanadier wieder
einzuladen, diesmal um die Cholera aufs Korn zu nehmen. So
eilte d'Herelle im nächsten Frühling erneut nach Indien. Wie
einige Jahre zuvor Indochina, war nun Indien – wo Pest, Cholera und Malaria grassierten – das Land seiner Träume.

Die Cholera war in seinen Augen die Königin der Krankheiten: »Endlich die Cholera«, schrieb der Mikrobenjäger in seinen Memoiren. »Ich kenne mehrere ›eindrückliche‹ Krankheiten, unter anderem Pocken und Gelbfieber, aber die Cholera
übertrifft sie alle.«[41] Der Verlauf der Seuche ist tatsächlich
beeindruckend: Ohne Behandlung folgen nach einer Phase mit
Bauchkrämpfen und Schwindel heftige Durchfälle, 20- bis
30mal am Tag, und Erbrechen, bis der Darm nichts mehr her-
gibt außer Flüssigkeit und Stücke seiner eigenen Wand. Mus-
kelkrämpfe setzen ein. Die dramatische Austrocknung erzeugt
einen unstillbaren Durst. Die Augäpfel fallen ein. Puls, Blutdruck und Temperatur sinken. Die Todesrate lag damals bei
60 Prozent. Indien war der Cholera-Herd der Welt, dort starben
in den dreißiger Jahren jährlich über 200 000 Menschen an der
Durchfallkrankheit. Und von dort aus verbreiteten sich die Epidemien über den Erdball, im 19. Jahrhundert auch viermal in
ein geschocktes, wehrloses Europa.[42]

**Blitzkrieg im Seuchenherd**

Zu dieser Zeit hatte d'Herelle seine Theorie von der heilenden
Funktion der Bakteriophagen ausgeweitet.[43] In seinen Augen

waren es praktisch ausschließlich die Phagen, die den Körper vor dem Bazillentod retteten. Das Immunsystem spielte für ihn bei der Heilung einer frisch zugezogenen Infektion keine Rolle. Er billigte der eigenen Abwehr des Körpers lediglich zu, für die erworbene Immunität nach einer durchgemachten Infektion verantwortlich zu sein. Damit widersprach er der gängigen Lehrmeinung – und das gefiel ihm.

Seine gewagte Theorie basierte auf den Beobachtungen von Ruhrkranken, bei denen vor der Heilung jeweils wirksame Phagen im Stuhl aufgetaucht waren. Blieben die Viren aus, so starben die Menschen. Wie beim Geflügeltyphus, so glaubte er zu wissen, war die Heilung durch Phagen ebenso ansteckend wie die Krankheit selbst. Einer tödlichen Epidemie stand eine heilende Epidemie gegenüber.

Dieses Gedankengebäude stand hinter d'Herelles Kampf gegen die Cholera. Die Versuche, die er in der kurzen Zeit vom April bis Oktober 1927 mit Major Reginald Malone, dem Assistenzdirektor des Haffkine-Instituts, und dem indischen Arzt M. N. Lahiri durchführte, folgten ganz seinem vertrauten Rezept.[44] Zunächst verfolgten die drei im Campbell-Krankenhaus in Kalkutta bei 27 Patienten das Auftreten von Choleraphagen und den Verlauf der Krankheit. D'Herelle konnte dabei seine These bestätigen: Bei sieben Kranken fand er keine Bakteriophagen oder nur solche mit sehr schwacher Aktivität, alle sieben starben. Bei den anderen 20 tauchte vor der Heilung ein Phage auf. Um das Ergebnis nicht durch ihre mögliche Voreingenommenheit zu beeinflussen, teilten die Forscher die Aufgaben auf. Der Inder Lahiri beobachtete die Kranken und sammelte den Kot ein, Malone identifizierte die Cholera-Erreger darin, und d'Herelle machte die Phagenexperimente. Malone und d'Herelle wußten also nicht, in welchem Zustand die Kranken waren, deren Kot sie vor sich hatten.

Interessant ist die Wahl des Krankenhauses. Laut d'Herelle war das Campbell-Lazarett ein erbärmlicher Ort. Große Säle, vollgestopft mit kotigen Kranken. Die Schwestern kaum ausgebildet. Ein Rektal-Thermometer für einen Saal. »Man emp-

fing alle armen Teufel, die Parias, die Kastenlosen. Die Mehr-
zahl war in einem miserablen Zustand; viele waren sterbend
von der Straße aufgesammelt worden.« Das war d'Herelle gerade recht. Er zog für die Studie dieses Loch einer Klinik für
britische Sahibs vor, denn unter den Verhältnissen, die dort
herrschten, verhielt sich die Krankheit seiner Meinung nach
natürlich – und deshalb war es seinem Credo gemäß der richtige Ort, um das Wesen der Cholera und das Walten des Bakteriophagen zu verstehen.

Für ihn war klar: Versuche im sauberen Labor an Tieren, die
ohne starkes Nachhelfen keine Cholera bekamen, waren etwas
für denkfaule Feiglinge, die die rauhe Wirklichkeit und die
Gefahren eines elenden Seuchenhospizes fürchteten. Alles was
sich durch die künstlich erzeugte Krankheit gewinnen ließe, sei
»eine Bakteriologie, eine Immunologie, eine Epidemiologie
für Labortiere«. Hämisch bemerkte er, wenn er sich in Kalkutta
wegen Cholera behandeln lassen müßte, würde er die Hölle
von Campbell wählen – denn dort verbreiteten sich die retten-
den Phagen unter den Patienten, was in der Klinik der Reichen
die Hygiene verhindere. Zum Beweis führte er an, daß im
Campbell-Hospital die Cholera-Sterblichkeit im Jahr 1926 bei
27 Prozent lag, im europäischen Krankenhaus der Stadt hingegen bei 86 Prozent.

Von der Großstadt verlegte sich das Trio nun auf das Elend
der entlegenen Dörfer im Punjab. Am 8. Mai war im Nest
Kasur die Cholera ausgebrochen und überzog von dort benachbarte Dörfer mit Tod und Schrecken. Die Forscher beobachteten die Ausbreitung der Epidemie, nahmen in den Brunnen
Wasserproben und testeten sie auf Cholera-Erreger und -Pha-
gen. Dabei fanden sie heraus, daß nur jene Dörfer von der Seuche heimgesucht wurden, in deren Brunnen sie keine Bakteriophagen fanden. Die anderen schienen geschützt. Ganz so, wie
d'Herelle es erwartet hatte.

Die drei Forscher schritten zu Prophylaxe- und Behandlungstests. Dabei stießen sie oft auf den Widerstand der Dörfler, die sich fast allen Maßnahmen der kolonialen Gesundheits-

behörden zu widersetzen schienen. Im Dorf Kot Anderson mit 800 Einwohnern brach die Seuche am 20. August aus, in vier Tagen befiel sie 20 Menschen, neun davon starben. Am Nachmittag des 24. gossen die Forscher in alle fünf Brunnen des Dorfs je 40 Kubikzentimeter Phagenlösung. Trotzdem gab es in den nächsten drei Tagen neun weitere Fälle, davon vier tödliche. Als die mißtrauisch gewordenen Mikrobenjäger nachbohrten, gaben die Bewohner zu, daß sie unter dem Vorwand, einen verlorenen Ring zu suchen, den Hauptbrunnen geleert hatten und dann das frische Wasser verwendeten. Die Forscher versetzten den Brunnen erneut mit Phagen. Einen Tag später sei die Epidemie beendet gewesen. Von nun an tricksten sie die renitenten Dörfler aus und verschmutzten Ausweichbrunnen mit färbendem Permanganat.

In einigen Siedlungen machte Malone mit willigen Kranken direkte Behandlungstests. Die vielen aufmüpfigen Patienten dienten als unbehandelte Kontrollgruppe: Von den 240 Kontrollpatienten starben 60 Prozent, von den 70 Behandelten nur 8,5 Prozent. »Wenn diese Resultate bestätigt werden, wird das sicher eine der größten Eroberungen der Bakteriologie«, schrieb eine amerikanische Medizinerzeitschrift über den Triumph.[45]

## Eine Million Versuchsobjekte

Der siebenmonatige Blitzkrieg gegen die Cholera war für d'Herelle erfolgreich verlaufen. Das genügte ihm. Die britische Regierung wollte den Pionier im Jahr darauf wieder einladen, doch d'Herelle hatte ein Angebot für eine Professur an der renommierten Yale University in den USA und lehnte ab. Auf seine Empfehlung hin engagierten die Behörden den Jugoslawen Igor Asheshov, der in Patna in der Provinz Bihar mit dem Masseneinsatz von Phagen begann.[46]

Zum Zentrum der Phagenkampagne wurde dank Oberstleutnant Morison aber die Provinz Assam. Morison residierte dort seit Oktober 1927 als Direktor des King-Edward-VII-Memorial-Pasteur-Instituts in Shillong. Er proklamierte noch im Institutsbericht desselben Jahres: »Die Studien von d'Herelle und Major Malone versprechen Potential. Dessen Ausmaß kann aber nur im großen Maßstab getestet werden. Das tun wir.«[47] Zwei Jahre später wurden in Assam bereits 130 839 Ampullen mit Choleraphagen ausgegeben, die Zahl stieg bis 1935 auf gewaltige 1 020 000 Dosen pro Jahr an. Morison war anscheinend viel daran gelegen, seine zweite Heimat mithilfe der Phagen von der Cholera zu erlösen: »Dank Oberstleutnant Morisons Energie ist die Bakteriophagen-Behandlung und -Prophylaxe von Ruhr und Cholera in Assams Teegärten fast die Regel geworden«, schrieb die *Indian Medical Gazette* 1930.[48]

Trotz seines Elans hielt Morison Distanz zu d'Herelles Siegesmeldungen. Die Resultate der ersten Experimente waren für ihn kein Beweis. Umfassende Studien mußten her. Morison organisierte sie. Sie waren mehr als umfassend, sie waren gigantisch. Ein Freilandversuch mit zeitweise über einer Million Teilnehmer.[49]

Da der Oberstleutnant die Anwendung der Phagen als einfach und unschädlich ansah – in guter Tradition hatte er selbst schon große Dosen geschluckt –, verteilte er sie flächendeckend an die Dorfältesten. Die sollten dafür sorgen, daß die Heilmittel beim Auftreten von vermuteter Cholera sofort geschluckt wurden – ohne auf einen Arzt zu warten. Würde so der Bann der Cholera endlich gebrochen, würden die todbringenden Epidemien schon im Keim erstickt werden?

Als Versuchsarena wählte Morison zwei Regionen in Assam. Das Gebiet liegt im östlichen Zipfel des heutigen Indien. Einige Gegenden dort, darunter die Testbezirke Nowgong und Habiganj, waren berüchtigt wegen ihrer Choleraepidemien, die regelmäßig im Frühling und Herbst das Land überzogen. Die Ursache für die biblische Heimsuchung, die in schlechten Jahren in Assam mit seinen sieben Millionen Einwohnern über 10 000 Opfer forderte, war die miserable Hygiene in den Dörfern. Die Menschen deponierten ihre Fäkalien einfach auf dem flachen Land, und die Flüsse rissen die Exkremente mit und verbreiteten sie. In Nowgong besorgte der Kalang diesen Todesjob, an dessen Ufer die meisten der 560 000 Einwohner des Bezirks hausten. Im Frühling schwoll er durch Schmelzwasser aus dem Himalaja an und überspülte die stinkenden Schlammebenen außerhalb der Dörfer. Trat irgendwo flußaufwärts ein Cholerafall auf, legte die Seuche los. Im Herbst wiederholte sich das tödliche Szenario, wenn der Monsunregen nachgelassen hatte und die in ihre Betten zurücksinkenden Flüsse den verstreuten, stinkenden Kot ein zweites Mal verbreiteten.

Im Freiluftlabor Nowgong wurden ab 1929 alle sonst üblichen Cholera-Bekämpfungsmaßnahmen eingestellt. Es gab keine Impfungen mehr und keine Desinfektionen der Brunnen. Dafür wurden Ampullen mit Cocktails aus verschiedenen Choleraphagen verteilt. Der Bezirk Habiganj war von der Lage, der Einwohnerzahl und der Besiedelung entlang eines Flusses vergleichbar mit Nowgong. Doch die dortigen lokalen Behörden standen dem Versuch kritisch gegenüber, wie auch manche Gesundheitsfunktionäre, die nicht auf die Impfungen verzichten wollten und befürchteten, der Versuch vermindere die Anstrengungen, die hygienischen Mißstände zu beseitigen. So wurde Habiganj zur Kontrollregion für den Versuch in Nowgong.

Morison durfte sich bald über erste erfreuliche Effekte freuen. Nowgong blieb trotz Epidemien in der Nachbarschaft wiederholt verschont. Die Cholera hatte noch nie so wenige Leben ausgelöscht. In Habiganj wütete die Seuche dagegen wie eh und je, bis die Behörden im Juli 1932 ebenfalls nach dem Phagenregime verlangten. Im Jahr darauf beklagte auch Habiganj nur 35 Choleratote, während im benachbarten Sunamgunj, das am gleichen Flußdelta lag, die von flußaufwärts einströmende Seuche 1564 Menschen dahinraffte.

Neben der Großstudie liefen in einzelnen Dörfern auch kleine, individuell kontrollierte Versuche. Dabei erreichten Morison und sein Team teilweise bessere Behandlungsresultate als die Cholera-Koryphäe Sir Leonard Rogers mit anderen Methoden in seiner Spezialabteilung in einer edlen Klinik Kalkuttas.

Und dies, obwohl Morisons Truppe nichts tat, außer Phagen zu verteilen.[50]

Durch Morisons Elan, wie die *Indian Medical Gazette* geschrieben hatte, hatten die Phagen in Assam in wenigen Jahren die gleiche Bedeutung erlangt wie die Impfung. 1932 wurden 108 000 Menschen geimpft und 191 000 Ampullen Phagen abgegeben. Trotzdem liefen die Studien in Assam noch über mehrere Jahre weiter. Dieser gigantische Feldversuch wurde von so vielen Faktoren beeinflußt, daß eine eindeutige Wirkung der Phagen nur schwer zu beweisen war.

### Das große Geld und haarsträubende Versprechungen

Zur gleichen Zeit begann in Europa und den USA eine neue Phagenära. Wo bislang Forscher selbst Phagen gezüchtet und damit Patienten versorgt hatten, trat nun die Industrie auf den Plan. Ende der zwanziger Jahre erschienen kommerzielle Produkte auf dem Markt. Die Phagentherapie wurde zum Big Busineß.

In Deutschland vertrieb ab 1927 die Deutsche Bakteriophagen Gesellschaft getrocknete Phagen in Tablettenform. Die Apotheken verkauften Pillen mit Staphylokokkenphagen gegen Furunkulose und Coliphagen gegen Mageninfektionen. Schon damals fragten sich allerdings einige Mediziner, ob die Staphylokokkenphagen in genügender Menge vom Darm zu den Eiterbeulen auf der Haut vordringen können.

Die Antipiol GmbH aus Berlin-Halensee bot ihr Produkt Enterofagos an. Die Zwei-Kubikzentimeter-Ampullen waren gefüllt mit »polyvalent wirkenden Intestinal-Bakteriophagen«, die gegen Typhus, Paratyphus, Durchfälle aller Art, Enteritis, Colitis, Bazillen-Ruhr und Magen-Darm-Katarrh wirken sollten. So versprach es wenigstens die Werbung in der *Wiener Klinischen Wochenschrift*. Ein Produkt gleichen Namens verkauften auch die Medico-Biological Laboratories in London. In einem Prospekt nahmen die Londoner den Mund noch voller

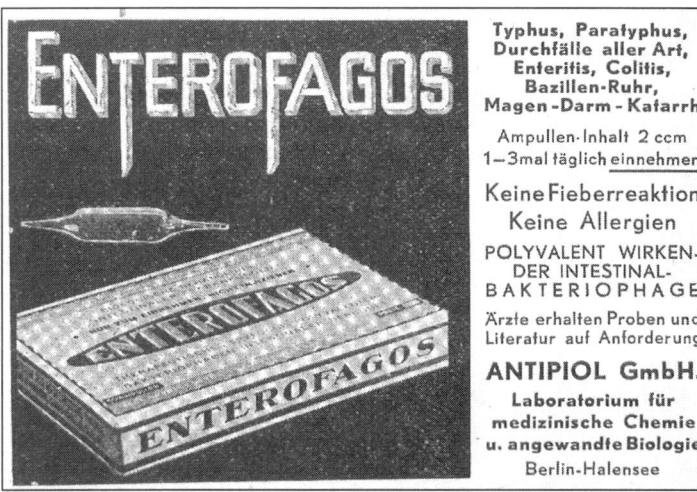

*Eine Anzeige für das Phagen-Produkt Enterofagos der Berliner Firma Anti-pol. Das Inserat erschien 1943 in der Wiener* Klinischen Wochenschrift.

als die Berliner. Ihr Enterofagos sollte neben verschiedensten Infektionen auch Nesselausschlag, Ekzeme und Herpes vertreiben. Alles Leiden, die nicht von Bakterien verursacht werden – und bei denen Phagen deshalb gar nicht wirken können. Der Kommerz begann den Ruf der Phagentherapie mit absurden Versprechungen zu zerstören.[51]

Derart unsinnigen Heilsversprechen wollte d'Herelle vorbeugen, als er 1928 in die Gründung einer französischen Phagenfirma einwilligte. Da ihn laut eigenen Angaben das Kommerzielle nicht interessierte, sollte die alteingesessene Pharmafirma Robert et Carriere die Produkte vermarkten, die das neue Labor herstellte. Die Gewinne steckte d'Herelle in die Forschung. Er fühlte sich als »Hüter der Phagentherapie« und bedingte sich gegenüber Robert et Carriere ein Vetorecht für die Werbung aus. Doch schon ein knappes Jahr später machten die Werber hinter seinem Rücken so übertriebene Heilsversprechen, daß d'Herelle um seinen Ruf bangte. Es folgte ein jahrelanger Rechtsstreit, der jedoch die Produktion des Laboratoire du Bactériophage nicht stoppte. D'Herelles Präparate gegen

Magen-Darm-Infekte (Bacté-intesti-phage) oder Furunkel
(Bacté-staphy-phage) fanden den Weg in alle Welt, etwa nach
Südamerika oder in die USA.[52]

Auf dem Riesenmarkt der Vereinigten Staaten witterten
allerdings gleich mehrere einheimische Firmen ein Geschäft –
und zwar alles Konzerne, die auch heute noch zu den Giganten
in der Pharmabranche gehören. Anfang der dreißiger Jahre
waren mindestens vier große Produzenten am Werk: Eli Lilly,
Swan-Myers von den Abbott Laboratories, E. R. Squibb and
Sons, die heute zu Bristol-Myers Squibb gehören, und Parke,
Davis and Company, nunmehr Teil von Pfizer. Alle vier Anbie-
ter setzten vorwiegend auf *Staphylococcus*-Phagen. Furunkel,
Karbunkel und andere Eiterbeulen schienen bei den US-Medi-
zinern das beliebteste Einsatzziel zu sein.[53]

### Giftsprühende Primadonnen

Trotz des Großaufgebots der Pharmaindustrie fanden die Phagen längst nicht den Weg in alle Praxen. Das hatte eine ganze
Reihe an Gründen. So war nach wie vor unklar, was diese rätselhaften Bakteriophagen überhaupt waren. Ein lebendes Virus, wie d'Herelle es behauptete? Ein unbelebtes Enzym, wie
ihm andere entgegenhielten? Solange man nicht mehr wußte,
mochten viele Ärzte die Therapie nicht anwenden. Was, bitte,
spritzte man da seinen Patienten? Zudem machte die Tatsache,
daß die Kontrahenten ihren Streit um die Natur der Phagen in
einer ungewöhnlichen Schärfe führten, die Behandlung in den
Augen der Ärzte nicht glaubwürdiger.

Der Konflikt war bereits in den frühen Jahren der jungen Disziplin ausgebrochen: Der erste Wissenschaftler, der sich nach
d'Herelle den Phagen widmete, widersprach dem Pionier. Eine
gefährliche Aktion, wie jene Forscher wußten, die zuvor durch
dasselbe Vergehen den Zorn d'Herelles auf sich gezogen hatten.

Der Japaner Tamezo Kabeshima hatte beobachtet, daß die
Phagen 70 Grad Celsius Hitze aushielten und jahrelang unge-

kühlt frisch blieben. Solche Ausdauer schien ihm eher auf eine chemische Substanz hinzuweisen als auf ein lebendes Wesen. Die Auflösung einer ganzen Mikrobenkultur nach Zugabe einiger Phagentropfen erinnerte ihn an eine Verdauung, wie sie einzelne Enzyme zustandebrachten, die damals bereits bekannt waren. Um das Phänomen zu erklären, daß sich die rätselhafte Substanz stetig von Bakterienkultur zu Bakterienkultur vermehren ließ, brauche man keinen lebenden Organismus zu postulieren, sagte Kabeshima. Es reiche die folgende Kettenreaktion: Ein in jedem Bakterium vorhandenes Vorläufer-Enzym wird durch das zugegebene Enzym – die vermeintlichen Phagen – aktiviert und kann dann die nächste Generation von Bakterien auflösen. Der Phage, schloß Kabeshima, sei nichts anderes als ein abbauendes Enzym.[54]

Der Angriff traf d'Herelle in einer ohnehin schon mißlichen Lage. Nach seiner Indochinareise von 1920 hatte er nur noch den Hocker in Pozerskis Labor und zudem den Streit mit Calmette am Hals. Es kam noch schlimmer. Der Belgier Jules Bordet setzte ebenfalls zur Attacke an. Auch er hielt die Phagen für leblose Enzyme, die von den Bakterien selbst stammten. Und Bordet war nicht irgendwer. Er war frisch gekürter Nobelpreisträger und damit ein Schwergewicht, das für den Autodidakten und Außenseiter d'Herelle sehr bedrohlich gewesen sein muß.

Zu allem Überfluß grub Bordet auch noch eine Veröffentlichung des britischen Bakteriologen Frederick W. Twort aus, der schon zwei Jahre vor d'Herelle ein ähnliches Phänomen beschrieben hatte – nur hatte niemand diese mitten im Krieg erschienene Arbeit beachtet. Bordet schrieb in einem Artikel vom 26. März 1921: »Ohne die Bedeutung von d'Herelles Feststellungen vermindern zu wollen, halten wir es für unsere Pflicht, die unbestreitbare Priorität von Twort in dieser Frage anzuerkennen.«[55] Twort war damals seinem Fund aus Mangel an Forschungsgeldern nicht nachgegangen und war auch in seinen Schlußfolgerungen vage geblieben. Virus oder Enzym? Der vorsichtige Brite hielt beides für möglich. Trotzdem war tatsächlich Twort der Entdecker des Phänomens, das d'Herelles hart erkämpften und späten Ruhm begründete. Nun ging es nicht mehr nur um wissenschaftliche Fragen, es ging um Prestige und Ehre. Der Zank brach jetzt erst richtig aus.

D'Herelle, der von einem Bekannten als »hyperempfindlich« taxiert wurde,[56] reagierte prompt auf die Attacken. Mit Experimenten und bissiger Rhetorik wollte er seine Sicht der Dinge behaupten. Tamezo Kabeshima beleidigte er mit der Feststellung, mit seiner These falle er in die dunklen Zeiten der Biologie zurück, als törichte Forscher noch an die Urzeugung glaubten. Gegen Twort führte er ins Feld, daß sein Bakteriophage und Tworts Phänomen zwei verschiedene Dinge seien.[57]

Diese durchsichtige Schutzbehauptung entzündete die Wut von André Gratia. Der Institutskollege von Bordet und spätere Freund Tworts wurde zum hartnäckigsten Gegenspieler d'Herelles. In einem Artikel mit dem Untertitel »Letzte Antwort an M. d'Herelle« giftete Gratia: »Twort hat in seinen Experimenten mit Bakteriophagen praktisch alles Wichtige beschrieben und hat nur etwas vergessen: ihm einen Namen zu geben.« Der zornige Belgier betrieb einen enormen Aufwand, um d'Herelle zu dem Geständnis zu zwingen, daß seine und Tworts Entdeckung identisch seien. In langwierigen Testreihen stellte er die ursprünglichen Versuche Tworts genau nach. Selbst der d'Herelle-Kritiker Bordet rügte ihn für diesen Leerlauf. Am 27. Januar 1931 schrieb Gratia in einem Brief an Twort: »Vor zwei Tagen hatte ich einen Streit mit Doktor Bordet, der findet, meine Arbeit über die Identität Ihres Phänomens und des Bakteriophagen [d'Herelles] sei sinnlos.«[58]

Als die gegenseitigen Schmähungen immer heftiger wurden, forderte d'Herelle, zwei von den beiden Streithähnen ausgewählte Forscher sollten die strittige Frage per Experiment klären. Ein sonderbares Vorgehen, das eher an archaische Duelle als an Wissenschaft erinnerte. Gratia ignorierte zunächst d'Herelles Forderung. Doch dieser setzte nach. Er zwang die ehrwürdigen *Annales de l'Institut Pasteur* per Gerichtsbeschluß, eine weitere Aufforderung zu drucken. Das war in der Forschung noch nie vorgekommen – und ist es wohl auch seither nie mehr. Die meisten Wissenschaftler waren über d'Herelles Tabubruch empört.

Gratia nahm die Herausforderung schließlich an. Sein Kollege Ernest Renaux von der Universität Brüssel und d'Herelles Sekundant, Paul Christiaan Flu von der Universität Leiden, führten die notwendigen Experimente durch. Im Frühjahr 1932 verkündeten sie ihr Verdikt: Die Phänomene von Twort und d'Herelle waren dieselben. Der bizarre Streit um die Ehre der Entdeckung war entschieden: Twort und d'Herelle waren unabhängig voneinander auf das gleiche Phänomen gestoßen.[59]

Der Streit um die Natur der Bakteriophagen war jedoch mit dem Schiedsspruch keineswegs ausgeräumt. Er tobte noch mehr als zehn Jahre weiter. 1939 zeigten die Bilder, die Helmut Ruska mit dem ersten Elektronenmikroskop von Bakteriophagen machte, daß d'Herelle recht gehabt hatte: Phagen waren Viren. Allerdings war es auf seine ganze Theorie bezogen doch nicht ganz so einfach. Er hatte immer darauf bestanden, daß die Phagen lebende Mikroben seien, die in Bakterien parasitieren wie Bakterien in Menschen. Die spätere Forschung zeigte jedoch ein anderes Bild: Die Phagen erschienen als Wesen an der Grenze zwischen belebt und unbelebt. Wie alle Viren können sie sich ohne Wirtszellen nicht vermehren.

Der Disput darüber, ob Phagen belebt oder unbelebt seien, hatte jedoch von den wichtigen Fragen abgelenkt. Wie Phagen ihre Opfer entern, zur Vermehrung mißbrauchen und sie dabei töten, blieb lange im Dunkeln. Dieses Wissen hätte den Phagentherapeuten geholfen, die Viren wirkungsvoller einzusetzen. Das herrschende Durcheinander aber hemmte den erfolgreichen Einsatz der Bakteriophagen. Die Phagentherapie »erfüllte ihr Versprechen nicht, weil die Anwender sie nicht genügend verstanden«, erkannte schon 1929 das Wissenschaftsmagazin *Science*.[60]

## Sorglose Forscher, unfähige Firmen

Die einst euphorische Stimmung begann zu kippen. Ironischerweise leistete ausgerechnet d'Herelles unablässiges Trommeln einen Beitrag zum Niedergang. »Er startete das hoffnungsvollste Zeter und Mordio in diesem Vierteljahrhundert der Mikrobenjägerei«, schrieb Paul de Kruif 1931.[61] Die Euphorie in diesen lauten und chaotischen Flegeljahren der Phagentherapie beförderte den Glauben, die guten Viren seien ein Allheilmittel. Für eine überlegte Anwendung war das Gift. Begeisterte Mediziner traktierten Krankheiten mit Phagen, bei denen die Erfolgsaussichten von Anfang an minimal oder nicht existent waren.

Dennoch verkündeten die einen Ärzte immer wieder Erfolge, die von anderen kurz darauf bestritten wurden. Die Verwirrung, die nach großen Versprechungen schnell in Frustration umschlägt, war perfekt. In *Science* hagelte es gar Häme für d'Herelle und seine Namensschöpfung, die doch einst gerade von den US-Medien geliebt worden war. Nun lautete der Vorwurf, d'Herelle habe mit dem »pittoresken« Namen lediglich Tworts Entdeckung bestätigt und popularisiert. Die aggressiven Kritiker hörten die Stimmen der umsichtigeren Phagenforscher kaum noch. Paul Hauduroy, Phagentherapeut der ersten Stunde, warnte etwa in der *Presse Médicale* ausdrücklich davor, die Wirkung der Viren zu überschätzen. Nur gewisse Infekte ließen sich mit Phagen behandeln, gegen Pneumokokken seien die Viren beispielsweise unbrauchbar.[62]

Ins Feuer der Kritik geriet die Zunft der Phagentherapeuten vor allem durch ihre eigene Schludrigkeit. Es fing damit an, daß in kaum einem Bericht ein Wort über die genaue Menge der eingesetzten Viren verloren wurde. Meist war höchstens vom verabreichten Volumen die Rede, obwohl dadurch unklar blieb, wieviele aktive Phagen verwendet wurden. So bestand immer die Gefahr, daß Patienten eine völlig unwirksame Dosis erhielten. Ein Fehler, der auch in neueren Studien aus Ländern des ehemaligen Ostblocks noch begangen wurde.

Ein weiteres Problem war, daß manche Therapeuten die Krankheit, die sie behandeln wollten, nicht genau bestimmten. D'Herelle betonte unermüdlich, daß die sorgfältige Diagnose und die davon abhängige Auswahl der Phagen entscheidend seien. Doch unbedarftere Mediziner kümmerten sich nicht darum. Um die richtigen Phagen auszuwählen, mußte der Arzt zuerst die Bakterien aus dem Kranken isolieren, züchten und im Reagenzglas die Wirkung der Phagen testen, die er einsetzen wollte. Da ein Virus nicht alle Stämme einer Spezies angreift, mußten zudem mehrere Phagen gleichzeitig eingesetzt werden. Idealerweise hielt ein Mediziner ein ganzes Arsenal an Phagen bereit, aus dem er den passenden Cocktail herstellte.

Der Phagentherapeut Ward J. MacNeal beschrieb die hohen Anforderungen so: Fälle wie Blutvergiftung »geben die Gelegenheit für einen wirklichen Kampf gegen drohenden Tod, aber dazu bedarf es nicht nur der richtigen Phagen, die durch beschwerliche Arbeit im Labor sorgfältig an den einzelnen Patienten angepaßt werden müssen, sondern auch einer furchtlosen, intelligenten, erfahrenen Zuwendung des Arztes am Krankenbett«.[63] Daran dürfte sich auch in Zukunft nichts ändern, wenn dereinst moderne Phagenmedikamente auf den Markt kommen sollten. Kapriziöse Viren verlangen vom Arzt intimere Kenntnisse als die relativ einfach einsetzbaren Antibiotika.

Nicht nur die Ärzte zeigten sich damals überfordert, auch die Hersteller versagten. Als zwei Forscherinnen von der New Yorker Columbia University 1932 kommerzielle Präparate testeten, stießen sie auf große Probleme. In einem Erzeugnis von Eli Lilly fanden die beiden Konservierungsstoffe, die die Potenz der Phagen stark hemmten: Der Hersteller zerstörte sein eigenes Produkt. Ein zweites Präparat von Eli Lilly zeigte überhaupt keine Wirkung. Der Konkurrent Squibb lieferte erst im zweiten Anlauf einen brauchbaren Phagen. Desillusioniert schlossen die Testerinnen: »Wenn der Standard von Mal zu Mal so stark variiert, wie soll der Arzt dann wissen, ob er ein schlagkräftiges

Präparat oder nur eine Ampulle Kulturbrühe benützt?« Ein Kollege, der ähnlich niederschmetternde Tests gemacht hatte, zog das bittere Fazit: »Die Berichte über die [mit Phagen] erzielten Resultate sind alles andere als einheitlich. Einer der Gründe dafür ist die Tatsache, daß nicht generell eine Methode angewandt wird, die zu einem potenten Bakteriophagen führt. Wenn dann das therapeutische Resultat schlecht ausfällt, wird angenommen, das zugrundeliegende Prinzip sei fehlerhaft.«[64]

## Heftiger Gegenwind

Genau so geschah es. Vor allem im *Journal of the American Medical Association* wurde gegen die Phagentherapie polemisiert. Im Jahr 1934 erschien in dieser Zeitschrift auch ein großer Report über die Methode.[65] Er wurde vom US-Council on Pharmacy and Chemistry in Auftrag gegeben, der die Öffentlichkeit vor unnützen oder gefährlichen Arzneimitteln schützen sollte. Eine institutionalisierte Zulassungskontrolle wie heute gab es damals noch nicht.

Die Autoren Monroe D. Eaton und Stanhope Bayne-Jones sichteten die Forschungsresultate ihrer Kollegen und kamen zu einem ernüchternden Schluß: Außer bei Staphylokokken-Infekten und Blasenentzündungen sahen sie keine überzeugenden Resultate. Für fast alle Einsatzgebiete fanden sich etwa gleich viele negative wie positive Berichte. Zur Unzufriedenheit der Autoren trug darüber hinaus bei, daß die Natur der Phagen nach wie vor ungeklärt war.

Am meisten kritisiert wurde die Qualität der Studien – zu Recht. Denn die meisten hatten schwerwiegende Mängel. Viele Untersuchungen waren von der Teilnehmerzahl her zu klein, um endgültige Schlüsse ziehen zu können – 15 Genesene aus einer Gruppe von 20 Ruhrkranken waren zwar ein nettes Resultat, aber leider nicht aussagekräftig. Bei so wenigen Patienten konnte ein großer Teil der Heilungen auch spontan ausgelöst worden sein.

Dazu kam, daß es in vielen Studien nicht sicher war, ob statt der Phagen nicht ein anderer Bestandteil des verabreichten Präparats für die beobachtete Wirkung verantwortlich war. Denn was die Patienten eingeflößt oder gespritzt bekamen, war eine Mischung aus Phagen, Bakterientrümmern und Nährlösungseiweißen, da eine Reinigung der Viren damals nicht möglich war. Eaton und Bayne-Jones äußerten denn auch den Verdacht, daß die krude Mischung das Immunsystem anrege und damit eine von den Phagen unabhängige Heilung stattfinde – eine Vermutung, die nicht von der Hand zu weisen war und tatsächlich eine Rolle spielen kann.

Was alle Forscher hätten tun müssen, um die Heilwirkung der Phagen und der anderen Bestandteile der verabreichten Mischung auseinanderhalten zu können, demonstrierte Roy T. Fisk vom Los Angeles County Hospital: Er erweiterte seine Versuchsreihen um zusätzliche Experimente, die die Wissenschaftler Kontrollen nennen: Eine Gruppe von Typhus-infizierten Mäusen behandelte er mit normaler Phagenlösung. Einer zweiten Gruppe von kranken Mäusen spritzte Fisk eine Phagenlösung, die er zuvor auf 70 Grad Celsius erhitzt hatte, um die Phagen zu zerstören. Das Resultat: Nur die Tiere in jener Gruppe, die Fisk mit nicht erhitzter Phagenlösung behandelt hatte, wurden gerettet, die anderen starben. Ein Hinweis darauf, daß tatsächlich die Phagen die Auslöser für die Heilung waren.[66]

Bei aller berechtigten Kritik muß gesagt werden, daß die Organisation von solchen kontrollierten Studien sehr durchdacht sein will und kostspielig ist, wenn es sich um Heilmitteltests an Menschen handelt. Denn an diesen Tests, die oft hunderte Teilnehmer umfassen, dürfen nur vergleichbare Patienten mit ähnlichem Krankheitsbild, Alter und Gesundheitszustand teilnehmen. Nicht umsonst sind heute klinische Studien eine der teuersten Phasen bei der Entwicklung eines Medikaments. Als Standard gilt dabei, daß das neue Medikament gegen die Wirkung eines Placebos oder einer älteren Methode getestet wird. Falls möglich, dürfen während der Studie weder die behandelnden Ärzte noch die Patienten wissen, welcher Patient welche Behandlung erhält. Die Wissenschaftler nennen dieses Verfahren Doppelblindstudie. Der erste klinische Versuch, der diesem Standard entsprach, wurde erst 1946 durchgeführt.[67] Und auch heute noch wirft das Vorgehen ethische Fragen auf: Darf einem Patienten ein Medikament vorenthalten werden, von dem angenommen wird, es sei wirksamer?

Dieses Dilemma diskutierten die Ärzte schon damals hitzig. Sollte Morison in Indien den Cholerakranken in den Dörfern, von denen 60 Prozent ohne Behandlung starben, die Phagen vorenthalten? Eine treffende Prophezeiung gelang Sinclair Lewis in seinem Roman: Die erste große Möglichkeit, das neue Heilmittel einzusetzen, bietet sich dem Helden Arrowsmith während einer Pestepidemie auf einer karibischen Insel. Er reist hin und nimmt sich vor, nur die Hälfte der Kranken zu behandeln, um ein für alle Mal den unumstößlichen Beweis für die Wirksamkeit der Behandlung zu erbringen. Als seine mitgereiste Frau der Pest erliegt, rückt Arrowsmith von seinem Plan ab und verteilt die Phagen an alle.

Die Realität kopierte die Fiktion. Bei den Phagenversuchen im indischen Assam zeichnete sich ein ähnliches Problem ab. Der verhalten optimistische Oberstleutnant Morison war 1934 in Pension gegangen. Die Versuche in Nowgong und Habiganj wurden weitergeführt. Doch wenn es schon die Forscher in übersichtlichen Klinikstudien kaum schafften, gültige Aussagen zu machen, war es im Feld noch viel vertrackter. Das mußte 1936 Morisons Nachfolger, Oberst L. A. P. Anderson, dem Cholera-Komitee der Indian Research Fund Association berichten, die die Studie bezahlte.

Zwar blieb Nowgong seit dem Phageneinsatz von den üblichen Epidemien verschont, aber in Habiganj war der Erfolg nicht so eindeutig. Warum diese Diskrepanz? Es mußte einen Unterschied zwischen den Regionen geben, der einen Vergleich unmöglich machte. Zudem war die Phagentherapie ihrer eigenen Popularität zum Opfer gefallen: »Ein Faktor hat dem Erfolg dieses Experiments stark entgegengewirkt und ist hauptsächlich verantwortlich für das Fehlen endgültiger Resultate – in die eine Richtung oder die andere: das Versäumnis, den Gebrauch der Bakteriophagen strikt auf die experimentellen Gebiete zu beschränken. [...] Ihr Gebrauch wurde unglücklicherweise auch in anderen Choleragebieten erlaubt, und diese Maßnahme wurde in den letzten Jahren so beliebt, daß eine sehr beträchtliche Menge in jedem Distrikt in Assam [...] verwendet wird. Vom Blickwinkel des Experiments kann das nur als verheerend bezeichnet werden.«

Anderson sah keine Chance, den Gebrauch der Phagen aus den anderen Bezirken zu verbannen, und so mußte er schweren Herzens schließen: »Was die Cholera-Prävention betrifft, so können die Resultate von sieben Jahren Experiment nicht als schlüssig bezeichnet werden – auch wenn das Gewicht der Beweise, so meinen wir, für diese Maßnahme spricht.« Die Mitglieder des Komitees sahen das ebenso. Sie glaubten auch, daß die Hinweise für eine Wirksamkeit sprachen, daß aber das Experiment nicht gerettet werden konnte. Sie ließen es abbrechen.[68]

Trotz des bitteren Verdikts hielten sich die Phagen in Assam. Im Jahr 1938 produzierte das Pasteur-Institut in Shillong nach wie vor 400 000 Dosen und vermeldete trotzig, die Nachfrage aus anderen Provinzen sei gestiegen, offenbar werde die Therapie dort nun auch anerkannt. In einer sorgfältig kontrollierten Studie unter 1369 Patienten des Campbell-Hospitals fand der Bakteriologe C. L. Pasricha, daß die Sterblichkeit phagenbehandelter Patienten bei 13,5 Prozent lag, bei den Kontrollpatienten bei 16,6 Prozent. Nahm er nur Kranke in die Wertung, bei denen Cholera-Erreger nachgewiesen wurden, änderte sich das Verhältnis zugunsten der Phagen auf 8,3 Prozent Todesfälle verglichen mit 17,8 Prozent. All dies wurde im fernen Mutterland von der medizinischen Fachzeitschrift *Lancet* als hoffnungsvoll beurteilt: »Daher sind die Beweise für einen weiteren Einsatz günstig.«[69]

Auch den amerikanischen Council on Pharmacy and Chemistry ließ die Hoffnung nicht ruhen, die die Phagentherapie trotz allem weckte. Nach dem ersten Report von 1934 gab er im Jahr 1941 erneut ein Gutachten in Auftrag. Auch dieses wertete ironischerweise die indischen Cholera-Studien positiv, obwohl sie abgebrochen worden waren.

Sonst kam der Bericht von Albert Paul Krueger und E. Jane Scribner zu dem gleichen Ergebnis wie jener von 1934: Eine befriedigend demonstrierte Wirkung sahen sie wiederum nur bei Staphylokokken-Infekten. Ansonsten mußten sie das leidige alte Lied singen: Die meisten Studien waren von schlechter Qualität, obwohl es Ausnahmen gab. Wie mangelhaft jedoch zu dieser Zeit das Wissen über die Phagen war, zeigt die Tatsache, daß Krueger und Scribner fast nur eins als klar bewiesen ansahen: »Der Phage ist ein Protein« – an ein Virus glaubten sie nicht.

Trotz aller Kritik endete auch dieser Report mit den Worten: »Obwohl es zugegebenermaßen bei jedem therapeutischen Mittel sehr schwierig ist, definitive Schlüsse über seine Wirksamkeit [...] zu ziehen, sind die gesammelten klinischen Daten über Phagen sehr anregend und rechtfertigen weitere Studien unter streng kontrollierten Bedingungen.«[70]

Die bestechend simple Idee, die Bakterien mit ihren natürlichen Feinden zu bekämpfen, ließ die Mediziner einfach nicht los.

# 4. Kapitel: Eine Blüte im Krieg

Am 1. September 1939 überfielen Adolf Hitlers Armeen Polen, und es begann, was man später den Zweiten Weltkrieg nennen wird. Sechs Jahre darauf waren schätzungsweise 55 Millionen Menschen tot. Gestorben im Kugelhagel auf den Schlachtfeldern, im Feuersturm der Bombenangriffe, in Konzentrationslagern, gestorben an Verletzungen, Hunger und Seuchen.

Der Krieg hatte sich schon Jahre zuvor abgezeichnet, und die Streitkräfte vieler Staaten bereiteten sich darauf vor. Neben der Produktion von Panzern, Flugzeugen und Kanonen widmeten sich die Militärs auch der medizinischen Aufrüstung. Dabei stellten die Truppenärzte fest, daß sie den auf den Schlachtfeldern zu erwartenden Infektionen nur wenig entgegenzusetzen hatten: Ihr Arsenal war mit einigen Ausnahmen wie dem Antitoxin gegen Starrkrampf gefährlich leer.[1] Da war jede Hilfe willkommen, um kranke Soldaten wieder kampfbereit machen zu können – auch jene der Winzlinge mit dem angeschlagenen Ruf. Plötzlich floß wieder Geld in die Phagentherapie.

Die Forschungsoffensive trug Früchte. Endlich lieferten die Forscher Studien mit Hand und Fuß, endlich nutzten sie das in den Jahren zuvor gesammelte Wissen über den Kampf zwischen Phagen und Bakterien. Damit erzielten sie Ergebnisse, die bis heute interessant sind. Doch wieviel würden die Fortschritte noch bringen? Denn in einigen Labors in Großbritannien und den USA forschten andere Wissenschaftler an einer Arznei, die das Zeug zu haben schien, alles bisher Bekannte – auch die Phagentherapie – in den Schatten zu stellen.

## Deutsche Voreiligkeit

Es waren vornehmlich deutsche und US-Militärmediziner, die die natürlichen Feinde der Bakterien wieder in die Schlacht werfen wollten. Während die Amerikaner konsequent auf Forschung setzten, stürzte sich die deutsche Wehrmacht übereilt in den Großeinsatz.

Die Zeit drängte. Besonders die Ruhr machte den deutschen Militärs Sorgen. Im Ersten Weltkrieg hatte sie über 155 000 deutsche Soldaten ins Lazarett gezwungen, 8600 davon starben. Die Seuche, die über Kot und kontaminierte Fliegen übertragen wurde, ließ sich zwar durch Hygiene eindämmen, doch die war an der Front kaum einzuhalten. Die traditionelle Behandlung bestand darin, die Kranken mit Wärmekissen ins Bett zu stecken, sie auf Apfeldiät zu setzen und ihnen Rizinusöl einzuflößen, um Bakterien und Toxine auszuschwemmen. Neben der Phagentherapie hofften die Mediziner auch auf Antiseren und Impfungen, deren Wirkung aber stark umstritten war. Zudem hatte Gerhard Domagk vom IG-Farben-Konzern 1932 die bakterientötende Wirkung der Substanz Prontosil entdeckt. Prontosil half in gewissem Maß auch gegen Ruhr und wurde später im Krieg verwendet. Es war das erste Medikament aus der Klasse der Sulfonamide, die bis heute bei einigen Infektionen eingesetzt werden.[2]

Bereits während des Überfalls auf Polen fraßen die Ruhrmikroben Lücken in die Reihen der Wehrmacht. Der Stabsarzt Professor R. Gantenberg leitete damals das Reserve-Lazarett 101 in Berlin und bekam schon bald die ersten Fälle aus Polen zu Gesicht: »Die Schwerkranken boten das eindrucksvolle Bild der schwersten fortgeschrittenen Ruhr: stark verfallenes, fahles Aussehen, hochgradige Abmagerung, die Augen tief in ihren Höhlen liegend. [...] Die Wangen hohl und eingefallen, die allgemeine Austrocknung so stark, daß sich die Haut besonders an den Gliedmaßen in hohen Falten abheben ließ und stehenblieb. Ständiger, quälender, schmerzhafter Stuhldrang [...] zwang die Kranken immer wieder bis zu 40mal am Tage aufs

Becken. Bei vielen Schwerkranken floß ständig dünner Darminhalt ab. [...] Im fortgeschrittenen Stadium kam es verschiedentlich zu sehr heftigen kolikartigen Leibschmerzen.«[3]

Für diese besonders schweren Fälle griff Gantenberg zu Polyfagin, einem brandneuen Phagenmedikament, das die renommierten Behringwerke im Juli 1939 auf den Markt gebracht hatten – pünktlich zum Kriegsbeginn. Neben Polyfagin gegen Ruhr gab es noch eine Variante des gleichen Medikaments gegen Paratyphus. Bei oraler Gabe müsse wegen der Empfindlichkeit der Phagen an die Neutralisierung der Magensäure gedacht werden, erinnerte der Beipackzettel, der ebenfalls riet, beim Paratyphus sei »die plötzliche massive Überschwemmung des Körpers mit Bakteriophagen zu erstreben«. Vielleicht angesichts zukünftiger Unternehmungen der Wehrmacht mahnte die Anleitung: »In heißen Klimata ist darauf zu achten, daß die Temperatur des Flascheninhalts nicht über Blutwärme steigt.«[4]

Der Stabsarzt Gantenberg war sehr angetan vom Behandlungserfolg des Polyfagins aus den Marburger Fermentern der IG-Farben-Tochter. In schneller Serie folgten nun weitere Meldungen über Phageneinsätze – positive, aber auch negative. Gedruckt wurden sie meist in der Zeitschrift *Der deutsche Militärarzt*, die sich auch Fragen der Rassenhygiene im Osten widmete oder Beratung für den Frontarzt bot: »Soll die frische Hirnschußwunde genäht werden?«[5]

Zum Einsatz kamen die Phagen vor allem im Osten und Süden. Nach Schätzungen einiger Divisionsärzte steckten sich 1941 in der Sowjetunion sechs bis zehn Prozent aller Soldaten mit Ruhr an.[6] Neben schnellerer Heilung erhofften sich die Truppenmediziner vor allem die rasche Eindämmung marodierender Mikroben. Denn die Phagen schienen die Gedärme der Kranken besonders schnell von Ruhrkeimen zu befreien und so die Verstreuung der Bakterien mitsamt der Ansteckungsgefahr zu stoppen.

Mitte Juni 1940 brach in einem Kriegsgefangenenlager die Ruhr aus und griff schnell auf die deutschen Bewacher über.

**BEHRINGWERKE**
MARBURG·LAHN
GEGRÜNDET VON E. v. BEHRING

# Dysenterie-Polyfagin

### Bakteriophagen zur Behandlung von Ruhr und ruhrähnlichen Erkrankungen

*Hergestellt in unserem Werk Marburg*

### Eigenschaften

Unter Bakteriophagen versteht man ein Agens virusähnlicher Natur oder ein Sekretionsprodukt der Bakterienzelle enzym- oder fermentartigen Charakters, welches imstande ist, in spezifischer Weise jeweils eine bestimmte Bakterienart aufzulösen. Die Eigenschaft der Bakteriophagen, die spezifisch zugehörigen Bakterien aufzulösen, dabei aber für den menschlichen Organismus unschädlich zu sein, macht ihre therapeutische Verwertung bei geeigneten Krankheiten möglich.

### Zusammensetzung

Dysenterie-Polyfagin enthält die spezifischen Bakteriophagen gegen alle in Betracht kommenden Ruhr-Erreger.

Die Bakteriophagen werden dadurch gewonnen, daß sowohl Shiga-Ruhrbazillen wie auch Stämme von E- und Schmitz-Ruhr sowie Stämme der verschiedenen Flexner-Y-Rassentypen mit ihren jeweils spezifisch auf sie eingestellten Phagen in Bouillon gezüchtet werden. Auflösung der Ruhrbazillen durch Phagen in der Bouillonkultur bedingt eine Vermehrung der Phagen. Hat man auf diese Weise eine Vielheit von einzelnen hochgezüchteten und für die jeweiligen Ruhrstämme spezifischen Phagen erhalten, so wird die Polyvalenz durch Mischung derselben erreicht.

Die Prüfung der von den Behringwerken hergestellten Phagen erstreckt sich auf die Wirksamkeit des Phagen gegen die obengenannten Stämme, einzeln und in Mischung, außerdem auf Sterilität.

### Anwendung

Dysenterie-Polyfagin kann prophylaktisch und therapeutisch angewendet werden. Die prophylaktische Anwendung wird empfohlen für Personen, die ansteckungsgefährdet sind, d. h. also vor allem solchen, die mit Ruhrkranken in Berührung kommen oder in Gebieten wohnen, in denen eine Ruhrepidemie herrscht. Therapeutisch wird Dysenterie-Polyfagin nicht nur bei Ruhrkranken, sondern auch bei den Ruhrverdächtigen angewendet. In jedem Fall hat die Anwendung so früh wie möglich zu erfolgen.

Die Phagenbehandlung soll stoßweise, zunächst drei Tage unter Beobachtung der klinischen Erscheinungen, durchgeführt werden. Leichte Reizungen auch der ersten Verabreichung, z. B. etwas vermehrte Durchfälle, sind kein Grund zum Absetzen des Mittels. Dagegen müssen stärkere Reizerscheinungen (Zunahme oder Auftreten von Blutstühlen) zur Verringerung der Dosis oder zu einem vorübergehenden Absetzen der Mittel Veranlassung geben. Eine Wiederholung des Phagenstoßes ist nach 8 Tagen möglich. In schweren toxischen Ruhrfällen ist so frühzeitig wie möglich mit der Phagentherapie die Behandlung mit antitoxinhaltigem Serum zu verbinden.

D. 472. a. /K/0724/                                            (Dysenterie-Polyfagin)

*Beipackzettel zum Phagenmedikament Polyfagin der Behringwerke. Es kam 1939 auf den Markt und wurde auch an die Wehrmacht geliefert.*

**Dosierung**

1. P r o p h y l a k t i s c h e   A n w e n d u n g :

Die prophylaktiche Anwendung von Dysenterie-Polyfagin ist in folgender Weise durchzuführen:

3 Tage hintereinander

a) morgens nüchtern 1 Tablette Natr. bicarb. oder
   1 Löffel Magn. usta,

b) 5 Minuten warten,

c) 10 ccm resp. 1 Löffel Dysenterie-Polyfagin einnehmen,

d) $^1/_2$ Glas Tee oder Kaffee nachtrinken.

Diese Menge Dysenterie-Polyfagin reicht praktisch aus, um bei den Schutzbehandelten 10 bis 14 Tage lang die Anwesenheit von Ruhrphagen im Darm zu gewährleisten. Ist mit einer längeren Gefährdung zu rechnen, so werden im Anschluß an den ersten Phagenstoß weiterhin alle 14 Tage für 1 Tag 10 ccm bis zur Beendigung der epidemiegefährdeten Zeit verabreicht.

2. T h e r a p e u t i s c h e   A n w e n d u n g :

Die therapeutische Anwendung des Dysenterie - Polyfagin kann entweder nur oral oder oral und parenteral erfolgen

a) oral:
   Zunächst 3 Tage lang 3mal täglich 5 ccm nach Neutralisierung der Magensäure mit Natr. bicarb. oder Magn. usta (siehe oben),

b) oral und parenteral:
   Zunächst 3 Tage lang 3mal täglich 5 ccm nach Neutralisierung der Magensäure mit Natr. bicarb. der Magn. usta (siehe oben).

Dazu n u r  am 1. T a g e 2 ccm Phagen intramuskulär oder subkutan. Hierbei muß mit Reaktionserscheinungen (z. B. Temperaturerhöhungen) gerechnet werden.

**Zur besonderen Beachtung!**

1. Dysenterie-Polyfagin ist vor direktem Sonnenlicht zu schützen. In heißen Klimaten ist darauf zu achten, daß die Temperatur des Flascheninhaltes nicht über Blutwärme steigt.

2. Angebrochene Flaschen müssen bald verbraucht werden.

3. Phagen mit leichter und stärkerer Trübung sind nicht zu verwenden.

### Originalpackungen

D y s e n t e r i e - P o l y f a g i n

Packungen zur oralen Darreichung
Schachtel mit 6 Ampullen zu 10 ccm
Flaschen zu 50 und 100 ccm

Packung zur Injektion
Schachtel mit 2 Ampullen zu 2 ccm

*»Behringwerke«*

I. G. FARBENINDUSTRIE AKTIENGESELLSCHAFT
LEVERKUSEN

*Es gab außerdem eine Polyfagin-Variante gegen Paratyphus.*

Die Stabsärzte Franz Klose und Wilhelm Schröer setzten Phagen ein und sahen eine beeindruckende prophylaktische Wirkung. Wegen akuten Mangels bekamen nur die 1522 Angehörigen der Wachmannschaften und jene 251 Kriegsgefangenen, die in der Küche beschäftigt waren, das Medikament. Das Ergebnis: Die Deutschen blieben mehrheitlich verschont, während die Ruhr unter den ungeschützten Gefangenen bis Oktober weiterwütete.[7]

Der Bedarf an Ruhr-Medikamenten war so groß, daß auch andere Firmen in die Produktion einstiegen. Das Anhaltinische Seruminstitut Dessau stellte zum Beispiel das Phagenpräparat Asid her und verkaufte es an die Wehrmacht.[8] An den Phagen aus d'Herelles Laboratoire du Bactériophage war die Wehrmacht jedoch nicht interessiert. Nachdem sie in Paris einmarschiert war, ließ sie die Firma zwar überwachen, plünderte aber das Lager nicht.[9] Die Deutschen vertrauten offenbar nur der heimischen Produktion. Eine Fehleinschätzung, wie sich zeigen sollte. Als die Truppen der Achsenmächte in El Alamein zurückweichen mußten, erbeuteten die Alliierten große Mengen an Polyfagin in 50- und 500-Kubikzentimeter-Flaschen. Gefangengenommene Militärärzte berichteten den Alliierten, daß Phagentherapie die Standardbehandlung der Wehrmacht in Afrika sei.[10]

In einer ironischen Wendung nutzten die pragmatischen Briten das erbeutete Polyfagin für einen Test an deutschen Kriegsgefangenen. Das Lager mit seiner regelmäßigen Aufteilung in Käfige gab eine vorzügliche Versuchsanordnung ab. Der Test zeigte zwar eine gewisse Verkürzung der Krankheitszeit, die britischen Militärärzte waren jedoch nicht beeindruckt. Die Untersuchung enthüllte auch, daß das Präparat schon im Reagenzglas nur mittelmäßig wirksam war – die deutschen Fabrikanten wurden also von ähnlichen Problemen geplagt wie die amerikanischen Hersteller schon zu Beginn der dreißiger Jahre, was der Test zweier New Yorker Forscherinnen aufdeckte, der im letzten Kapitel beschrieben ist.

Zu dem gleichen Urteil über das Polyfagin kamen die belgischen Kolonialärzte J. Jadin und R. Resseler. Im Schatten des Weltkriegs kämpften sie im belgischen Kolonialgebiet in Afrika, dem heutigen Ruanda, Burundi und Kongo, gegen Ruhrepidemien, die 1943 und 1944 unter den Einheimischen Tausende von Opfern forderten. In diesen Zeiten des Chaos und der Not gelangten die neuen Sulfonamide nicht in die Tiefen des schwarzen Kontinents. Daher züchteten Jadin und Resseler zusammen mit dem einheimischen Personal im ruandischen Astrida fieberhaft große Mengen an Phagen, um das Massensterben zu stoppen. Allein 1944 produzierten sie in winzigen 600-Milliliter-Kolben 1100 Liter Phagenlösung, die so schnell wie möglich durch den Dschungel in die Lager gebracht und dort an Tausende abgegeben wurde. Das Team paßte seine Präparate fortwährend an die lokalen Mikroben an und errang damit Erfolge, die mit jenen der Sulfonamide vergleichbar waren. Anders sah es mit den erbeuteten Wehrmachts-Phagen aus. Laut dem Bericht der beiden Ärzte gelangten große Chargen davon auch in die belgischen Kolonien. Aber sie wirkten schlecht.[11]

Die wechselhaften Resultate stellten auch die medizinischen Spitzen der Wehrmacht nicht zufrieden. Im *Ruhr-Merkblatt* von 1941 hieß es: »Weder die therapeutische noch die prophylaktische Wirkung der Phagen sind bei Bakterienruhr mit Sicherheit nachgewiesen.« Das Aufkommen der Sulfonamide, die auch in fürchterlichen Menschenversuchen in Konzentrationslagern getestet wurden, drängte die Phagen zur Seite. Das *Ruhr-Merkblatt* von 1944 vermerkte: »Die Anwendung von Bakteriophagen hat sich nicht bewährt.«[12]

### Amerikanische Gründlichkeit

Die Amerikaner gingen anders vor. Anstatt die mangelhaft erforschten Phagen ins Gefecht zu werfen, wurde eine Reihe von akribischen Untersuchungen lanciert, die bald vielversprechende Resultate lieferten.

Federführend in der Forschungsoffensive war das Komitee für medizinische Forschung (CMR[*]) des Nationalen Forschungsrates (NRC[*]). Dieses zentrale Gremium beriet die US-Regierung in wissenschaftlichen Fragen und sollte dabei helfen, das Land kriegsfit zu halten. Abgesandte des CMR besuchten im Jahr 1942 Morris L. Rakieten, einen Mitarbeiter und Freund d'Herelles während seiner Zeit von 1928 bis 1932 als Professor in Yale. Die beiden standen immer noch in Kontakt. In einem Brief an d'Herelle, der als kanadisch-britischer Bürger im besetzten Frankreich unter Hausarrest stand, schrieb Rakieten bitter: »Sogar *Lancet* und die *British Medical Times* hatten Editorials, die die hoffnungsvollen Möglichkeiten der Phagentherapie in der Behandlung der Ruhr im Mittleren und Fernen Osten hervorheben. Wir beide sollten jetzt in diesen Gegenden arbeiten und den Leuten zeigen, wie man Phagen produziert und verwendet.«[13]

Die Besucher des CMR wollten von Rakieten alles über die Phagentherapie hören, wußten aber »verzweifelt wenig« über das Gebiet, wie Rakieten an d'Herelle schrieb. Rakieten zeigte ihnen d'Herelles, Morisons und seine eigenen Studien und konnte die Herren überzeugen: Mit Unterstützung des CMR arbeitete in der Folge der renommierte Forscher René Dubos von der Harvard University in Boston an Tierversuchen mit Phagen. Dabei gelang ihm ein experimenteller Durchbruch, der mehrere Argumente der Phagentherapie-Gegner entkräftete. Dubos spritzte 24 Mäusen Ruhrbakterien direkt ins Gehirn. Unbehandelte Tiere erlagen der Mikrobeninvasion innerhalb von zwei bis vier Tagen. Mit einer Phageninjektion in die Bauchhöhle konnte Dubos sechs von acht Mäusen retten. Was hauptsächlich zählte, waren aber nicht die geretteten Nager. Dubos' Leistung lag in der perfekten Untersuchungsmethode, die Fehlinterpretationen weitgehend ausschloß.

Einigen infizierten Mäusen spritzte der Forscher nur Zuchtbrühe ohne Phagen, anderen verabreichte er Phagen, die er

---

[*] CMR: Committee on Medical Research; NRC: National Research Council.

zuvor erhitzt und dadurch abgetötet hatte. Die Rettung blieb aus. Damit zeigte Dubos, daß die Genesung der Mäuse von den Phagen direkt abhing und nicht von mitgespritzten Bakterientrümmern, die das Immunsystem anregten, wie viele Kritiker argwöhnten.

Dubos verfolgte nach den Injektionen der Phagen sogar ihre Zahl im Körper der Mäuse. So konnte er nachweisen, daß sich die Viren im Blut und Gehirn tatsächlich vermehrten – und das rasend schnell, falls nur genügend Bakterienfutter vorhanden war.[14]

Die Verfechter der Phagentherapie waren schon immer davon überzeugt, daß die Vermehrung im infizierten Körper ähnlich schnell vonstatten ging wie im Reagenzglas. Aber keiner hatte es je nachweisen können – und die Kritiker hielten es für ausgemachten Mumpitz. Hatten nicht mehrere Forscher demonstriert, daß Blutserum im Teströhrchen die Potenz der Phagen verminderte? Daß es also im Blut Stoffe geben mußte, die jegliche Wirkung der Phagen unterbanden? Dubos widerlegte diesen grundlegenden Einwand.

Die vielversprechenden Resultate wurden durch ähnliche Untersuchungen von Harry E. Morton, J. Enrique Perez-Otero und Frank B. Engley bestätigt. Die Forscher von der University of Pennsylvania ersannen einen eleganten Trick, um das Arsenal der Beweise zu vergrößern. Zuerst zeigten auch sie, daß sie ruhrkranke Mäuse mit Phageninjektionen heilen konnten. Einigen infizierten Nagern spritzten die Wissenschaftler jedoch Phagen, die im Reagenzglas keinerlei Wirkung auf die verwendeten Ruhrkeime ausübten. Und siehe da: Auch bei den Mäusen war ihre Heilwirkung gleich null, die unpassenden Phagen vermehrten sich im Blut nicht und verschwanden in Windeseile.[15]

Diese Erkenntnisse machen zwei Vorteile der Phagentherapie gegenüber den Antibiotika deutlich: Antibiotika sind tumbe Moleküle, die sich nur in der eingenommenen Menge im Körper verbreiten und dabei noch stetig vom Organismus inaktiviert werden. Manchmal erreichen die Ärzte trotz höchster Dosen im betroffenen Körperteil die nötige Menge an Wirkstoffen nicht. Die Bakterien setzen sich wie bei Alfred Gertler im Knochen fest, die Behandlung versagt. Und gegen Ende der Therapie, wenn die meisten Bakterien längst tot sind, bleiben Antibiotika-Reste im Körper zurück, schädigen nützliche Keime und führen zur Resistenzbildung.

Phagen jedoch regulieren sich selbst. Ihre Anzahl explodiert, solange sie an den Ort des Geschehens gelangen und dort genügend Opfer finden: Das Medikament produziert sich bei Bedarf in einer Kettenreaktion im Kranken von selbst. Sind die zu bekämpfenden Bakterien verschwunden, so finden die Phagen keine Nahrung mehr und werden vom Körper abgebaut und ausgeschieden.

Wie Dubos arbeiteten Morton und Perez-Otero vermutlich im Auftrag der Landesverteidigung. In einer ihrer Publikationen steht der aufschlußreiche Satz: »Die Tests wurden zuerst im November 1942 durchgeführt, unter Bedingungen, die Geheimhaltung erforderten.«[16] Auch in den Arbeiten anderer Forscher tauchen Hinweise auf militärische Anwendungen auf: Arthur L. Schade und Leona Caroline von der Overly Biochemical Research Foundation in New York entwickelten die Herstellung von gefriergetrockneten Ruhrphagen-Tabletten. Dabei erwähnten sie in ihren Publikationen von 1943 und 1944 jeweils mögliche prophylaktische oder therapeutische Einsätze im großen Stil – nur wo die stattfinden sollten, verschwiegen sie.[17]

Im März 1945 publizierte Morton zusammen mit einem Kollegen einen neuerlichen Report über den Wert der Phagentherapie, den wiederum der Council on Pharmacy and Chemistry autorisiert hatte. Dieses Mal war er auf den Einsatz bei Ruhr beschränkt – jene Krankheit, bei der die kriegsbedingte Forschung Behandlungsfortschritte gebracht hatte. Die beiden kamen zu hoffnungsvolleren Schlüssen als ihre Vorgänger von 1934 und 1941.

Zunächst zogen sie jedoch eine bittere Bilanz: Alle bisherigen Untersuchungen seien so ungenügend, daß sich daraus keine Schlüsse ziehen ließen – keine positiven, aber auch keine negativen. Eine Ausnahme machten nur die wenigen Studien mit Tieren von Morton, Dubos und einigen anderen: Die waren sorgfältig durchgeführt – und zeigten alle eine positive Wirkung. Morton tadelte seine Vorgänger heftig dafür, daß sie die Phagen übereilt auf Menschen losgelassen hatten: »Vollkommen ohne Logik wurden zuerst Tests an Menschen gemacht, bevor die Ruhrphagen bei Tieren erprobt wurden. [...] Die nächste Phase in der Geschichte des Ruhrphagen sollten vorsichtig geplante Prophylaxe- und Therapieversuche mit Menschen sein, gestützt auf die Tests an Tieren.«[18]

Doch dazu kam es nicht mehr. Es war Frühling 1945. Seit rund einem Jahr war ein neues Wundermittel im Handel, das sogar die Frontseiten der Zeitungen im Nu erobert hatte: das Penicillin. Wie im 2. Kapitel beschrieben, hatten amerikanische Forscher die Substanz, die der Schotte Alexander Fleming 1928 entdeckt und wegen technischer Schwierigkeiten beiseite gelegt hatte, Ende der dreißiger Jahre wiederentdeckt und zum Medikament weiterentwickelt, das zuerst in den alliierten Armeen und nach dem D-Day am 6. Juni 1944 auch in zivilen Krankenhäusern mit Erfolg eingesetzt wurde.

## Der heimtückische Typhus im Visier

Das erste Antibiotikum war zu Beginn allerdings ein äußerst knappes Gut, und es wirkte auch nicht gegen alle Infektionen. Der Typhus wurde beispielsweise erst durch das 1947 eingeführte Chloramphenicol heilbar. Dieses kleine Zeitfenster der Unheilbarkeit führte noch zu einer Reihe von exzellenten Phagentherapie-Studien, die erahnen ließen, was möglich war, wenn die Forscher nur sorgfältig experimentierten und die Natur der infizierenden Mikroben besser kannten.

Die Erreger des Typhus sind *Salmonella typhi*-Bakterien, die über verseuchtes Wasser oder Essen in den Darm eines Menschen gelangen. Später dringen sie ins Blut vor, begleitet von hohem Fieber, manchmal Bewußtseinstrübungen und Delirium. Zu jener Zeit blieb für ein Fünftel der Opfer jede Hilfe wirkungslos. In den frühen vierziger Jahren begann Walter Ward vom Los Angeles County Hospital mit einer Phagentherapie gegen Typhus bei Mäusen zu experimentieren. Er nutzte dabei das dichter werdende Netz an Informationen über *S. typhi*, zu dem auch die Untersuchungen seines Klinikkollegen Roy Fisk aus dem Jahre 1938 beitrugen, die im vorherigen Kapitel beschrieben sind. Seit einiger Zeit war bekannt, daß nicht alle Salmonellen die gleichen Eigenschaften hatten. Der Typhus-Erreger zeichnet sich unter anderem durch das Antigen Vi aus, einen bestimmten Teil seiner Oberfläche, der die Immunsysteme von Tieren oder Menschen zur Fabrikation von Antikörpern anregt. Im Jahre 1936 entdeckten zwei Kanadier einen Phagen, der *S. typhi* offenbar hochspezifisch und direkt am Vi-Antigen attackierte.[19]

In einer Serie von akribischen Experimenten, die an die tausend Mäuse das Leben kostete, untersuchte Ward das therapeutische Vermögen der ultra-wählerischen Vi-Phagen – und fand heraus, daß sie viel besser wirkten als unspezifischere Viren, die auch andere Salmonellen-Arten angriffen. Mit ihnen drückte Ward die Todesrate typhuskranker Mäuse von 93 auf sechs Prozent. Fast noch wichtiger war wiederum die sorgfältige Methodik à la Morton und Dubos, die garantierte, daß tatsächlich Phagen am Werk waren.

Nach diesen Vorstudien gingen Wards Kollegen am Los Angeles County Hospital dazu über, Typhuspatienten durch Infusion von Vi-Phagen zu behandeln. Von 56 Patienten starben nur drei, verglichen mit der damals üblichen Todesrate von 20 Prozent ein Erfolg. Die Überlebenden hatten innerhalb eines einzigen Tages keine Bakterien mehr im Blut. Am auffallendsten war für die Mediziner aber die rasante Verbesserung des Allgemeinzustands ihrer Kranken: »Innerhalb von 24 bis 48 Stunden nach der Phagentherapie verblüffte der Patient, der zuvor bewußtlos oder im charakteristischen wimmernden, nörglerischen und aufsässigen Zustand gewesen war, jedermann durch seine aufgekratzte, dankbare, kooperative Haltung. [...] Patienten, deren Appetitlosigkeit vor der Behandlung so groß gewesen war, daß Zwangsernährung nötig wurde, fragten nachher gewöhnlich nach Nahrung, zurückhaltend zuerst, lautstark danach.« Der Kanadier Jean-Marc Desranleau behandelte darauf in Krankenhäusern in der Umgebung von Montreal und Quebec fast hundert Patienten. Er benützte einen Cocktail aus sechs verschiedenen Typen von Vi-Phagen und drückte die Todesrate auf zwei Prozent.[20]

Heute ist bekannt, daß *S. typhi* sich ausgerechnet in Freßzellen des Immunsystems, den Makrophagen, verschanzt. Das wirft eine interessante Frage auf: Kommen die im Blut patrouillierenden Phagen an die versteckten Bakterien überhaupt heran? Oder werfen sie sich nur auf jene, die sich gerade außerhalb der schützenden Immunzellen tummeln? Eine Antwort darauf ist heute wichtiger denn je. Denn dieser Vorgang spielt auch bei der Tuberkulose eine zentrale Rolle, jener Seuche, die neben Aids wie keine andere auf dem Vormarsch ist. Da viele Tuberkelbazillen resistent gegen Antibiotika geworden sind, wäre die Phagentherapie eine willkommene Variante. Mindestens zwei Biotechfirmen forschen heute daran.

Doch wie beim Typhus verbergen sich die Tuberkulosekeime in Makrophagen. Einige neuere Experimente zeigen zwar, daß Phagen zumindest im Reagenzglas wie trojanische Pferde in die Immunzellen gelangen können.[21] Es ist aber unklar, wie effizient sie dabei sind. Darum wollen Forscher die Phagen nun mit Gentechnik so aufrüsten, daß sie mühelos in die Makrophagen eindringen und dort die Tuberkulosekeime erledigen können. Einem Team ist das im Teströhrchen bereits gelungen.[22] Bis zur Anwendung ist es aber noch ein weiter Weg. Die heimtückische Tuberkulose ist für die Phagentherapie wohl eine der härtesten Nüsse – vielleicht eine unknackbare.

Die Versuche mit den hochspezifischen Vi-Phagen in den dreißiger und vierziger Jahren führten zu einer wichtigen Anwendung, die heute noch im Einsatz ist: dem Phage Typing. Dabei nutzen die Forscher den wählerischen Appetit der Phagen, die oft nur einen oder einige wenige Stämme einer Bakterienart angreifen. Ein Phage attackiert zum Beispiel nur einen bestimmten gefährlichen Stamm, während ein anderer Phage nur einen anderen, harmlosen Stamm angreift. Haben die Ärzte

für alle wichtigen Stämme spezifische Phagen zur Hand, so
können sie bei einem Krankheitsfall herausfinden, mit welchem Stamm – gefährlich oder harmlos – sie es zu tun haben.
Wenn in einer Stadt zur selben Zeit mehrere Typhusfälle auftreten, können Epidemiologen mit Phage Typing herausfinden, ob
alle Fälle durch den gleichen Salmonellenstamm verursacht
wurden. Das ließe auf eine einzige Infektionsquelle – zum Beispiel eine verseuchte Trinkwasserquelle – schließen, die dann
leichter gefunden werden kann.

Phage Typing wird nicht nur bei *S. typhi*, sondern auch bei
anderen Arten wie *Staphylococcus aureus* oder pathogenen *E.
coli* verwendet. Die aufwendige Phagentherapie gegen Typhus
verschwand jedoch allmählich, als das gegen *S. typhi* wirksame
Chloramphenicol 1947 auf den Markt kam. Nur in einigen Ländern konnte die Phagentherapie weiterhin kleine Nischen
besetzen. In Frankreich produzierte die Nachfolgefirma von
d'Herelles Laboratoire du Bactériophage bis 1977 Bacté-staphy-phage, Bacté-intesti-phage und einige andere Präparate.
Sie hatten einzelne glühende Anhänger. Gegen den Abbruch
der Produktion lancierte der Arzt André Raiga eine Petition, die
mit den Worten begann: »Ich bin von der völligen Ratlosigkeit
der Kranken erschüttert, die seit mehreren Monaten in den
Apotheken keine Ampullen mit Bakteriophagen mehr finden
können.« Sein Aufruf nützte nichts, die Herstellung wurde
nicht wieder aufgenommen.[23]

In der Schweiz stellte die kleine Pharmafirma Saphal in
Vevey bis in die sechziger Jahre Phagen her. Coliphagine wur-
de gegen *E. coli*, Intestiphagine bei Durchfallerkrankungen,
Pyophagine bei eitrigen Hautinfektionen und Staphagine gegen
Staphylokokken eingesetzt. Es gab sie je nach Anwendungsge-
biet zum Trinken und Injizieren, als Spray und als Salbe. Die
Präparate waren von der Eidgenössischen Kommission für
Medikamente zugelassen, wurden also von den Krankenkassen
bezahlt. In Deutschland vertrieb die Chemische Fabrik Dr.
Heinz Haury in München für 14 Mark pro zehn Ampullen eini-
ge von Saphals Phagenpräparaten. Der Besitzer der Saphal,

Hermann A. Glauser, war von dem französischen Mikrobiologen Paul Hauduroy zur Herstellung von Phagenmedikamenten ermuntert worden. Hauduroy war ein alter Freund d'Herelles, hatte 1922 als einer der ersten Behandlungsversuche mit Phagen gemacht und war mitten im Zweiten Weltkrieg als Professor an die Universität Lausanne berufen worden, wo er Glauser kennenlernte und das Erbe d'Herelles an ihn weitergab.[24]

## Treu bis in den Tod

Der Phagenpionier Félix d'Herelle hatte die Kriegsjahre in Frankreich verbracht. Sie waren eher unerfreulich. Der bald 70jährige lebte bei Kriegsbeginn in Paris und in seinem Landhaus in Saint-Mards-en-Othe. Als die Deutschen 1940 nach Paris vorstießen, flüchtete die Familie d'Herelle am 20. Mai nach Vichy, wo ein Freund ihnen eine Wohnung besorgte. Im November 1942 besetzte die Wehrmacht auch diesen Teil Frankreichs, und d'Herelle wurde als kanadisch-britischer Bürger, der er sein ganzes Leben geblieben war, unter Hausarrest gestellt. Selbst in dieser Zeit versuchte er mit Angestellten des Laboratoire Centrale de Vichy, die die Qualität des Vichy-Mineralwassers überwachten, Phagenforschung zu betreiben.[25] Darüber hinaus verfaßte er sein wissenschaftliches Credo mit dem Titel »Der Wert des Experiments« und seine fast 800-seitigen Memoiren.

Darin ließ der alte Pionier sein reiches Leben passieren, schimpfte über unwissende Gegner und breitete noch einmal seine Theorien aus. Der unorthodoxe Experimentator verbeugte sich aber auch vor jenen Menschen, die er verehrte, vorab seinem Vorbild Louis Pasteur und dem exzentrischen Schweizer Alexandre Yersin. Als d'Herelle ihn 1920 in Indochina traf, hatte sich der Entdecker des Pestbazillus tief im tropischen Bergregenwald ein Schweizer Chalet samt Alpengarten gebaut und versuchte den Chinarindenbaum anzupflanzen, um den Einheimischen im Kampf gegen die Malaria beizustehen. Die

Sympathie, mit der d'Herelle den barmherzigen Nonkonformisten Yersin zeichnet, sagt viel über ihn selbst aus. Zweifellos sah er sich auch so.

D'Herelle offenbarte noch mehr: seine Reise- und Abenteuerlust, seine Jagdleidenschaft und Freude am Essen und vor allem seine unersättliche Neugier, die ihn nie ruhen ließ. Immer gab es etwas zu entdecken, für das ihm kein Umweg zu anstrengend war. In Guatemala die Suche nach dem legendären Quetzal-Vogel oder den Maya-Ruinen, in Indien das Taj Mahal, vor dem er einen ganzen Tag lang saß und das Spiel des Lichts bestaunte.

In den zärtlichen Briefen an seine Tochter Huberte wird der liebevolle Vater sichtbar. »Huberte chérie«, fangen sie alle in geschwungener Handschrift an und bemitleiden sie aus dem sonnigen Ägypten, wo d'Herelle von 1924 bis 1926 arbeitete, weil es im winterlichen Frankreich so kalt ist. Er jammert über die administrativen Bürden und die daraus folgende Langeweile, fragt nach dem neugeborenen Enkel Théo oder kündigt an, daß wieder Geld unterwegs ist.[26]

Nach dem Krieg erfuhr d'Herelle eine gewisse Anerkennung. Zum 30jährigen Jubiläum seiner legendären Veröffentlichung von 1917 organisierten Forscher des Pasteur-Instituts eine Konferenz, bei der er einen Vortrag hielt. »Er war sehr zufrieden, daß diese Konferenz abgehalten und sein Werk wieder beachtet wurde«, erinnert sich sein Enkel Claude-Hubert Mazure, ein Sohn von Huberte. Ein Jahr später erhielt d'Herelle den wichtigen Prix Petit d'Ormoy der Académie des Sciences. Daß er insgesamt 30mal für den Nobelpreis vorgeschlagen worden war, hat er den Regeln des Preises gemäß nie erfahren.[27] Kurz vor seinem Tod ließ er sich von seinem Freund André Raiga, demselben, der knapp 30 Jahre später die Phagenproduktion in Frankreich mit seiner Petition retten wollte, gegen einen lebensgefährlichen Infekt behandeln – natürlich mit Bakteriophagen. Die Infektion war die Folge einer Notoperation wegen Pankreaskrebs. Laut Mazure wirkten die Phagen gegen den Infekt, aber der Krebs hatte den Patienten schon zu sehr geschwächt. Zwölf Tage später, am 22. Februar 1949, starb Félix d'Herelle.[28]

## Wiedergeburt

Die wissenschaftliche Beschäftigung mit den Phagen war allerdings nicht tot. Ihr zweites Leben erhielt sie fern vom Krankenbett in der Grundlagenforschung, wo Phagen zum Instrument wurden, das die Rätsel des Lebens lösen half. In den dreißiger Jahren hatte sich der deutsche Physiker Max Delbrück entschlossen, sich der Biologie zuzuwenden, weil dort reizvollere Probleme lockten als in der Physik. Delbrück baute eine informelle Gruppe von Gleichgesinnten auf, die das »Geheimnis des Lebens« entschlüsseln wollten: Wie vermehrt sich die lebende Materie? Wie funktioniert die Vererbung? Um diese Fragen zu klären, wählten sie als einfaches Modell die Bakteriophagen aus.[29]

Es war die Geburtsstunde der heute so wichtigen Molekularbiologie. Schon bald hieß die weit verstreute Gefolgschaft von Delbrück nur noch »Phage Group«. Das Forschungsprogramm, das sie in Gang setzte, prägt den Verlauf der Biologie und Medizin bis heute. Die Forscher der Gruppe entwickelten die grundlegende Methode weiter, mit welcher schon d'Herelle die Zahl der Phagen in einer Zuchtlösung bestimmt hatte. Dies erlaubte es ihnen, dem Wachstumszyklus der Phagen von der Infektion der Bakterien bis zum Ausbruch der Nachkommen genau zu folgen. Die banal erscheinenden Experimente waren die Grundlage für eine Revolution, denn durch sie konnten die Forscher die Moleküle und Mechanismen untersuchen, die bei der Vermehrung der Phagen eine Rolle spielen. In der Folge halfen die Viren bei der Beantwortung manch fundamentaler Frage, die die Biologen seit Jahren quälte: Aus welchem Stoff ist das Erbgut gemacht? Was ist ein Gen? Dank der Phagen verstanden die Forscher den Code schneller, mit dem die DNS[*] die Information für die Produktion der Proteine speichert, oder wie die Zelle ihr Erbgut verdoppelt.

Während sie diese Fragen untersuchten, stießen einige Forscher Anfang der fünfziger Jahre auf ein eigenartiges Phänomen, das mit dem wählerischen Appetit der Phagen, den schon

---

[*] Desoxyribonukleinsäure: die chemische Substanz, aus der das Erbgut besteht.

d'Herelle erkannt hatte, zu tun hatte und das folgenschwere Konsequenzen haben sollte. Wenn sie einen Phagen, der auf einem bestimmten Stamm von *Escherichia coli*-Bakterien gewachsen war, zu einem anderen Stamm der gleichen Bakterienart gaben, so wuchs der Phage nur schlecht oder gar nicht. Was passierte da?

Der Schweizer Biologe Werner Arber kam dem Rätsel einige Jahre später auf die Spur: Die Bakterien besitzen eine Verteidigung gegen eindringendes Virenerbgut, eine Art bakterielles Immunsystem. Sie verfügen über sogenannte Restriktionsenzyme, die eindringende DNS zerhacken, nicht aber das eigene Erbgut. Das ist chemisch so verändert, daß die Abwehrenzyme es nicht zerschneiden können. Jene Phagen, die sich immer in den Bakterien des gleichen Stamms herumtreiben, bekommen ebenfalls die richtige Modifikation verpaßt. Die Viren hingegen, die sich in fremden Bakterienstämmen vermehren, tragen eine falsche Markierung und werden daher meist vernichtet.[30]

Die Restriktionsenzyme revolutionierten die Biologie und mit ihr die Medizin. Denn es sind jene Werkzeuge, mit denen heute in jedem Molekularbiologielabor der Welt gezielt Gene ausgeschnitten und in ein beliebiges Stück Erbgut eingesetzt werden können – Arbers Entdeckung war die Geburtsstunde der Gentechnologie, ohne die sich heute ein Biologe seine Arbeit nicht mehr vorstellen könnte und ohne die es weder gentechnisch hergestelltes Humaninsulin für Diabetiker noch Gentherapie geben würde.

Die Entdeckung der Restriktionsenzyme lieferte auch eine einleuchtende Erklärung dafür, warum viele der frühen Phagentherapie-Versuche mißrieten. Verwendete ein Arzt ein gekauftes Präparat, das auf einem anderen Bakterienstamm gezüchtet worden war als jenem, der den Kranken quälte, so wurde das eindringende Erbgut der Phagen vom Immunsystem der Bakterien vernichtet. Die Therapie schlug fehl. Nur wenn der Mediziner die Phagen zuvor im Reagenzglas mit den Bakterien aus dem Patienten getestet hatte, konnte er das erkennen. D'Herelle hatte genau dieses Vorgehen vorgeschlagen, er hatte sogar als Standard gefordert, daß die Phagen vor dem Einsatz nicht nur auf den Bakterien eines Patienten getestet, sondern auch darauf gezüchtet wurden. Auf diese Weise war er zu den besten Ergebnissen gekommen. Heute ist klar, warum das so ist: Die Phagen konnten sich an die Restriktionsenzyme des bekämpften Bakteriums anpassen.

Für manche Phagen scheint eine solche Anpassungsphase allerdings nicht nötig zu sein. Sie haben sich im seit Millionen Jahren währenden Wettstreit mit den Bakterien nachhaltig gegen die Immunabwehr ihrer Gegner gewappnet. Diese Phagen modifizieren ihrerseits die chemische Struktur ihrer DNS, so daß die Restriktionsenzyme sie nicht mehr zerschneiden können. Andere immunisierte Phagen haben die Erkennungsstellen, die jedes Restriktionsenzym zum Schneiden braucht, weitgehend aus ihrem Erbgut verbannt. Neue Untersuchungen der georgischen Phagentherapie-Forscher haben gezeigt, daß solche geschützten Phagen zu den wirksamsten in ihrem therapeutischen Arsenal gehören.

Die Forschung der Phage Group in den fünfziger Jahren brachte auch eine Art Versöhnung zwischen den einst verfeindeten Lagern zustande – jenen, die wie d'Herelle sagten, Phagen seien Viren, und jenen, die wie Bordet behaupteten, sie seien bloß Enzyme aus den Bakterien selbst. Durch Experimente des Franzosen André Lwoff und anderer stellte sich heraus, daß es Bakteriophagen gibt, die sich ins Erbgut eines Bakteriums einbauen, statt sich sofort zu vermehren. Bakterienstämme, die solche quasi vererbte Phagen in sich tragen, können durch bestimmte Reize plötzlich neue Viren produzieren. Bordet hatte also mit seiner Ansicht, daß Phagen Bakterienbestandteile sind, auf eine gewisse Weise auch recht.

## Die unsichtbare Weltmacht

Aufgrund der vielen Erfolge wurde das boomende Feld Bakteriophagie bald unüberblickbar. Allein im Jahr 1931 gab es rund

2000 Veröffentlichungen, 1965 registrierte der fleißige Hans-
jürgen Raettig vom Robert-Koch-Institut in Berlin, der alle
Publikationen des Gebiets überwachte, bereits 11 405.[31] Seither
zählte niemand mehr. Unermeßlich ist auch die Zahl der Phagen selbst. $10^{30}$ Köpfe soll das Heer der Bakterienkiller weltweit zählen, das sind etwa 10 Milliarden mal mehr, als Sterne
im bekannten Universum leuchten. Damit sind sie die häufigsten Organismen auf der Erde.[32]

»Bakteriophagen gibt es fast überall«, sagt der Phagenforscher Hans-Wolfgang Ackermann von der Laval-Universität in
Quebec City. Sie hocken im menschlichen Darm, auf der Haut,
mit Vorliebe im Abwasser, in Seen und Flüssen, im Boden und
sogar in über 100 Grad heißen salzigen Quellen und auch im
Essen. Wir schieben uns täglich Millionen der Viren in den
Mund. Forscher fanden Phagen im Fleisch, ob frisch, vergam-
melt oder gekocht, ob Rind oder Hähnchen, sie spürten die
Viren in Rohmilch, Pilzen und Salat auf.[33]

Phagen allerorten. In den unterschiedlichsten Formen und
Größen. Über 5000 Varianten haben die Wissenschaftler schon
unter dem Elektronenmikroskop identifiziert. Die meisten
sehen aus wie der Prototyp, Marke Mondlandefähre mit kri-
stallenem Kopf, Schwanz und Tentakeln, andere sind Fäden
oder kleine Kugeln, Stäbe oder amorphe Massen (siehe
Tafel 5).[34] Doch nur ein kleiner Teil aller Phagenarten ist den
Wissenschaftlern bekannt. Die Mikrobiologen schätzen, daß
ihnen nur etwa ein Prozent aller Bakterien geläufig ist, alle
anderen lassen sich nur schwer im Labor kultivieren, weil sie
unbekannte Anforderungen an ihre Nahrung oder Umgebung
stellen – und solange die Bakterien unbekannt sind, bleiben
ihre natürlichen Feinde ebenso verborgen.

»Wir wissen fast nichts über Bakteriophagen«, sagt Phagenforscher Ackermann kokett nach seiner über 40jährigen Hinga-
be an die Winzlinge. Auch nach seiner Pensionierung geht er
noch fast täglich ins Labor, um bei der Pflege der renommierten Phagensammlung mitzuhelfen, die er aufgebaut hat. In der
Tat versinken die angehäuften Berge an Fakten beim Anblick

dessen, was noch unbekannt ist. Woher kommen die Viren? »Kein Mensch weiß es«, sagt Ackermann. Eine Theorie besagt, daß es abtrünnige Bakterienteile sein könnten. Auch die wichtige Rolle, die die häufigsten Erdenbürger im täglichen Fressen und Gefressenwerden spielen, kommt nur langsam ans Licht. Mit hochsensiblen Methoden fanden Forscher jüngst erstaunliche Mengen an Phagen im Meerwasser. Pro Milliliter lauern bis zu 100 Millionen der Viren auf Futter. Ihre Zahl schwankt stark im Rhythmus der Jahreszeiten und des Nahrungsangebots. Zweifellos spielen sie eine große Rolle im Kommen und Gehen des Planktons, das seinerseits als Grundnahrung im ökologischen Zusammenspiel der Meere eine zentrale Funktion erfüllt. Die Phagen, verborgene Kontrolleure der Weltmeere.[35]

Die Macht der Bakteriophagen bekamen die Menschen zu spüren, lange bevor sie etwas von den Winzlingen ahnten. Unzählige Liter Milch wurden seit Urzeiten nicht zu Käse, weil die Bakterien, die den Job erledigen sollten, von Viren dahingerafft wurden. Auch für heutige Käser sind Phagen noch ein Problem, genauso wie für die Biotechindustrie, denen die Viren schon viele Fermenter mit kostbaren, Medikamente produzierenden Bakterien leergefegt haben (siehe Tafel 5).

Am 6. Mai 1944 schafften es die Phagen wegen ihrer Zerstörungskraft sogar in die *New York Times*. Eine neu gebaute Fabrik der US-Regierung in Puerto Rico sollte mithilfe von Bakterien Butylalkohol produzieren, der für die kriegswichtige Gummiproduktion gebraucht wurde. Eingeschleppte Phagen töteten die Bakterien und legten die Produktion lahm.[36] Félix d'Herelle hätte diese Meldung wohl gefallen. Sie wirkte wie ein letztes Aufbäumen der Winzlinge. Noch zehn Jahre zuvor hatten sie es wegen ihrer heilenden Kraft in dieselbe Zeitung geschafft, nun reichte nur noch Zerstörung. Die Hoffnung, die sie den Menschen einst als Heilmittel gegeben hatten, sollte für lange Zeit fast vollkommen vergessen bleiben – zumindest in jenem Teil der Erde, den man nach dem Krieg den Westen zu nennen begann.

## 5. Kapitel: Paralleluniversum

Was für ein glücklicher Mensch. Dem grausigen Krieg um wenige Monate entronnen, genauso wie den eisigen Weiten Sibiriens. Statt dessen saß der frischgebackene Arzt Teimuraz Chanishvili seit kurzem im Tifliser Institut für Mikrobiologie, Epidemiologie und Bakteriophagie und forschte. Die Verhältnisse dort waren zwar auch nicht perfekt: »Die Studienkollegin, die mit mir ans Institut kam, war furchtbar«, erinnert sich Chanishvili, heute 79jährig und Direktor des Instituts, mit schalkhaftem Lächeln. »Wir haßten uns. Sie verpetzte mich sogar bei unserer Chefin, als ich einmal übermüdet zur Arbeit erschien.« Keine Lappalie, denn seine Chefin, Elena Makashvili, war resolut und forderte strenge Pflichterfüllung.

Aber all das war besser als die Alternativen: Im Juni 1945 hatte Chanishvili die Hochschule im georgischen Tiflis abgeschlossen; ein paar Monate früher, und er hätte im Vaterländischen Krieg mitkämpfen müssen. Die meisten seiner Kollegen wurden nach dem Krieg in die jämmerlichsten Ecken des sowjetischen Riesenreichs geschickt, wo es nichts gab außer Schnee und Schlamm im ewigen Jahreszeitenwechsel. Chanishvilis Charme wirkte damals offenbar so zuverlässig wie heute. Die Chefs des Instituts mochten ihn, und so konnte er dort arbeiten.

Das Tifliser Institut für Mikrobiologie, Epidemiologie und Bakteriophagie war kein beliebiges Institut. Es war der Ort von Heldentaten. Die Forscher dort hatten den verzweifelten Kampf der Roten Armee gegen die deutschen Invasoren unterstützt, ja erst möglich gemacht, indem sie ihren Kampf, jenen gegen die tödlichen Mikroben, gewannen. Hier, im Neubau des Instituts mit dem herrschaftlichen Treppenaufgang und den mächtigen Säulen, hatten die Wissenschaftler unter größten Entbehrungen Unmengen von Phagen gezüchtet, um die Soldaten vor Ruhr und Wundinfekten zu retten. Über 170 gefährliche Reisen unternahmen die Mikrobenjäger, um ihre Schlachten gegen die Bakterien zu schlagen, reisten an die Front, um die Truppenärzte den Gebrauch von Phagen zu lehren oder die Wirkung neuer Präparate zu testen.[1]

Doch das Institut in Tiflis barg ein dunkles Geheimnis. Georgiy Georgievitch Eliava, sein erster Direktor, hatte es nach seiner Gründung in den zwanziger Jahren zur Avantgarde im roten Reich gemacht, hatte den berühmten Félix d'Herelle nach Tiflis geholt, hatte den Phagen in der Sowjetunion den Weg geebnet.

Und dann, im Januar 1937, war er plötzlich verschwunden.

Es ist schwierig, die tragische Geschichte des Phagenpioniers Georgiy Eliava zu rekonstruieren, obwohl das von ihm aufgebaute Institut auch heute noch eines der wichtigsten Zentren der Phagentherapie ist, in dem der Musiker Alfred Gertler Heilung für seinen infizierten Fuß fand. Die Dokumente über Eliava, die über die Jahre ans Licht kamen, sind an einer Hand abzuzählen. Die Menschen, die ihn gekannt hatten, starben fast alle, bevor es wieder erlaubt war, offen über Eliava zu erzählen. Was bleibt, sind überlieferte Zeugnisse seiner Stieftochter und Mitarbeiter und die Erinnerungen der 92jährigen Nina »Nunu« Kilasonidze. Die alte Dame arbeitete mit Eliava die letzten vier Jahre vor seinem Verschwinden zusammen.[2]

### Eine folgenschwere Freundschaft

Die Wurzeln des Instituts, das Eliava prägte und an dem Teimuraz Chanishvili acht Jahre nach dessen Verschwinden seine Laufbahn begann, reichen bis in die zwanziger Jahre zurück. Eine unruhige Zeit. Nicht nur in Georgien, aber da besonders. Am 11. Februar 1921 drang die Rote Armee in die kleine Kaukasusrepublik ein. Nach drei Jahren als unabhängiger Staat, 1918 bis 1921, holten die Nachfolger der Zaren die widerspenstigen Georgier wieder unter russischen Einfluß. Es folgten die üblichen Säuberungen.[3]

Doch der junge Direktor des Instituts für Mikrobiologie in Tiflis, Georgiy Eliava, behielt seinen Posten trotz seiner Herkunft. Eliava gehörte zur Bourgeoisie. Er war im Januar 1892 im Dorf Sackhere, in den Ausläufern des Kaukasus, als Sohn eines prominenten Arztes und einer Aristokratin geboren worden. Seine Großtante hatte mit Manganminen ein Vermögen gemacht. Solche Familien hatten die Kommunisten im Visier. Eliava nahm zwar während des Studiums an der Universität von Odessa an einigen Versammlungen revolutionärer Studenten teil, was ihm den Rausschmiß aus der Alma mater eintrug, seine Herkunft aber kaum vergessen machte.[4]

Der Direktor hielt sich wohl eher durch sein Können. Das zeigte sich schon früh. Nach dem Rauswurf in Odessa studierte er von 1912 bis 1914 in Genf.[5] Erst dort entschied er sich gegen seine erste Leidenschaft, die Literatur, und für ein Studium der Medizin. Der Ausbruch des Ersten Weltkriegs überraschte ihn in den Semesterferien in der Heimat, eine Rückkehr nach Genf war unmöglich. Sein Wissen und das Geld der Großtante ermöglichten ihm den Eintritt in die Moskauer Universität, wo er bereits 1916, 24jährig, mit Auszeichnung abschloß.[6]

Darauf wurde Eliava sogleich Chef des bakteriologischen Labors in der Schwarzmeerstadt Trabzon, ein Jahr darauf Vorsteher des mikrobiologischen Labors in Tiflis. Es war das erste in Georgien – und dringend nötig. Ruhr und Diphterie grassierten, immer wieder brach Cholera aus. Die Regierung des unabhängigen Georgien schickte den erst 26jährigen 1918 nach Paris ans Pasteur-Institut. In diesem Tempel der Medizin sollte er sich das Wissen holen, um eine moderne bakteriologische Forschung in seiner abgelegenen Heimat aufzubauen. Eliava erlernte die Produktion von Vakzinen und Seren und kaufte Apparaturen ein.[7]

Schon bald nach seiner Ankunft in Paris machte Eliava eine folgenschwere Bekanntschaft. Deren Beginn, wie so vieles in seinem geheimnisvollen Leben, wurde zur Legende. Bereits ein Jahr zuvor, noch in Tiflis, hatte Eliava eine seltsame Entdeckung gemacht. Er war auf den Spuren der Cholera und untersuchte das Wasser des Mtkvari-Flusses[8], der auf dem Weg von der Nordtürkei ins Kaspische Meer durch Tiflis fließt. Könnte der Strom der Verbreiter der Cholera sein, fragte sich Eliava. Eines Tages betrachtete er Cholera-Erreger in Mtkvari-Wasser unter dem Mikroskop. Doch er wurde zu einer Sitzung gerufen und ließ die Probe unter dem Instrument zurück. Als er zurückkam, hatten sich die Cholera-Mikroben in nichts aufgelöst, die Flüssigkeit hingegen war noch vorhanden. Eliava ging dem rätselhaften Phänomen nach, fand jedoch keine Erklärung.[9]

Ein Jahr später hörte er am Pasteur-Institut von der Entdeckung Félix d'Herelles, die der Direktor des Instituts, Emile Roux, erst kurz zuvor vor der Académie des Sciences bekanntgemacht hatte. War sie die Erklärung für sein Experiment mit dem Mtkvari-Wasser? Eliava holte sich bei Direktor Roux die Erlaubnis, d'Herelles Experimente zu wiederholen, was ihm auch gelang. Er unterstützte daraufhin d'Herelles bereits damals umkämpfte These, die Phagen seien lebende Viren. Roux schickte ein Telegramm mit dieser Nachricht an d'Herelle, der in der Provinz dem Geflügeltyphus hinterherjagte. D'Herelle eilte nach Paris und rief noch in der Eingangshalle des Pasteur-Instituts: »Wo ist dieser Georgier?« Eliava erschien, und die beiden Männer umarmten sich wie enge Freunde.

Das wurden sie denn auch. »D'Herelle und Eliava schätzten und mochten sich sehr«, schrieb der Pasteur-Forscher Edouard Pozerski in seinen Memoiren.[10] In Pozerskis Labor hatte d'Herelle nach dem Krach mit Calmette Unterschlupf gefunden, und auch Eliava genoß dort zeitweise Gastrecht. In einem der wenigen erhaltenen Briefe aus der Feder des Georgiers spricht er von der »Reinheit«, »Offenheit« und »Herzlichkeit« ihrer Beziehung.[11] D'Herelle und Eliava waren ein höchst ungleiches Paar. Der Mentor, fast 50jährig, ein menschenscheuer Abenteurer mit vielen Feinden, für den die Wissenschaft das höchste Gut war. Der Schüler, noch nicht 30 Jahre alt, ein talentierter Forscher, aber auch ein Lebemann, weltgewandt und überall beliebt.

## Ein Mann für Legenden

Von den wenigen erhalten gebliebenen Bildern Eliavas blickt stets ein freundlicher Mann, volles Gesicht, elegant gekleidet, mit ruhiger Contenance. Er muß eine unglaubliche Ausstrahlung gehabt haben. Nunu Kilasonidze, die vor einer halben Ewigkeit mit ihm gearbeitet hat, spricht noch heute zärtlich und bewundernd zugleich von ihm. »Wenn er einen Raum betrat, verliebten sich alle jungen Frauen sofort.« Sie war damals Mitte 20. Auch in Paris wirkt sein Zauber. Elie Wollman, dessen Eltern damals am Pasteur-Institut gearbeitet haben und der als Kind Eliava selbst noch begegnete, sagt, unter den Frauen der gestrengen Pasteur-Forscher habe das Gerücht kursiert, Eliava habe während seines Aufenthalts manche Pariserin näher kennengelernt.[12]

Der Erfolg bei den Frauen weckte bei seinen männlichen Kollegen erstaunlicherweise keinen Neid, er kam mit allen gut aus. »Er war einfach voller Charme«, erinnert sich Wollman. »Ob Professor oder Laborant, Eliava behandelte jeden Menschen mit der gleichen Wärme«, erzählt Nunu. »Er mochte seine Mitarbeiter und verbrachte viel Zeit mit ihnen. Manchmal stand er morgens mit geschürzten Lippen am Eingang des Instituts und wartete auf die Mitarbeiter. Dann küßte er alle.« Nunu spitzt ihren Mund im faltigen Gesicht und zeigt, wie der Meister damals küßte. »Nur die Frauen?« – »Nein, nein, einfach alle.«

Nach seiner Rückkehr aus Paris im Jahr 1921 heiratete Eliava die polnische Opernsängerin Amelia Vol-Levitskaya, die um einiges älter war als er. Ein Foto zeigt die Diva im mondänen weißen Kleid, bereit für ihren Auftritt in der Tifliser Oper. Amelia paßte zu ihm. Er liebte die Oper, die Literatur, den Tanz. Seine Stieftochter Hanna konnte sich gar nicht vorstellen, daß ihr Vater Wissenschaftler war: »Er war so voller Freude, es schien unwahrscheinlich, daß er stetig auf eine Idee fixiert war«, erzählte sie 1988 als alte Frau einer georgischen Journalistin, die den ersten Artikel über Eliava schrieb, seit er verschwunden war. »Wir hatten zu Hause die Regel, nicht über Mikrobiologie zu sprechen«, erinnerte sich Hanna damals.[13]

Doch Eliava war ein ernsthafter Wissenschaftler. Er scheint die Koryphäen des Pasteur-Instituts so von sich überzeugt zu haben, daß sie ihm eine Stelle in Frankreich anboten, erzählte seine Stieftochter später der Journalistin. Doch er habe geantwortet: »In Frankreich gibt es viele Mikrobiologen, aber in Georgien bin ich der einzige. Georgien braucht mich.«[14] So reiste Eliava im November 1921 per Schiff in den Schwarzmeerhafen Batumi zurück. Er verzichtete dabei nicht nur auf eine gute Stelle im wohlhabenden Frankreich, er riskierte auch Kopf und Kragen. Sein Heimatland war unter sowjetische Herrschaft gefallen. Viele seiner Landsleute mit aristokratischen Wurzeln verließen das Land.

Im Gepäck hatte der mutige Rückkehrer Labormaterial für 100 000 Francs und eine Menge Wissen. Eliava machte sich daran, die bis dahin in Georgien nicht existente Mikrobiologie aufzubauen. 1923 wurde das Institut für Mikrobiologie offiziell gegründet, der 31 Jahre junge Eliava sein administrativer und wissenschaftlicher Leiter. Ein Bericht des Instituts aus dem Jahr 1926 listet schon eine breite Forschungspalette auf. Unter Eliavas Führung widmeten sich die Wissenschaftler neben der Bakteriologie auch der Leukämie und der Immunologie. Der Meister legte bei gefährlichen Experimenten selbst Hand an, erinnert sich Nunu Kilasonidze: »Für Pestexperimente gab es ein spezielles Gebäude. Dort sezierte Eliava mit Pestbazillen infizierte Tiere persönlich.« Auch ein Vortrag des Direktors »Über die Phagen d'Herelles« ist im Bericht vermerkt.

Das Institut produzierte auch als einziges in Georgien Impfstoffe und Seren – so erfolgreich, daß das Land zum Selbstversorger wurde. Eliava wurde trotz seiner Jugend bald Hygiene-Professor an der medizinischen Hochschule in Tiflis.[15]

In dieser Zeit ließen die Kommunisten den brillanten Wissenschaftler offenbar ruhig arbeiten. Eine Säuberungswelle nach Aufständen im Jahr 1924 ging an ihm vorüber, obwohl Hunderte Menschen erschossen und ganze Dörfer verbrannt wurden.[16] Eliava wurde sogar noch zweimal ans Pasteur-Institut geschickt, von 1925 bis 1927 und von 1931 bis 1932.[17]

Eliava erkaufte sich die Duldung der Machthaber nicht mit einem unauffälligen Lebensstil. Er war Anhänger von solch bourgeoisen Vergnügen wie Pferderennen und machte daraus auch kein Hehl. »Das Institut hatte einen ganzen Stall von Pferden, die für die Serumproduktion gehalten wurden«, erzählt Kilasonidze. »Eliava ließ sie auch bei Pferderennen mitlaufen. Sie kamen aber immer als letzte ins Ziel, den armen Tieren wurde ja ständig Blut abgezapft.« Dieser kleine Spaß genügte dem Pferde-Enthusiasten keineswegs. Er leistete sich die Extravaganz, in Paris eine Vollblutstute zu kaufen, die er nach Georgien zurückbrachte.[18] Ein anderes Mal hatte er für seine Mitarbeiterinnen Parfum im Gepäck. Weil der Import von Duftwasser verboten war, schmuggelte Eliava das begehrte Parfum in Laborgefäßen ins Land.[19]

## Die Sowjetunion macht einen aufregenden Fang

Während seines dritten Aufenthalts in Paris war Eliava zu Gast im Landhaus von d'Herelle.[20] Dieser war damals Professor an der Yale University in der amerikanischen Stadt New Haven, verbrachte aber den Sommer in der französischen Provinz. Der Posten in Yale war zwar sein bisher prestigeträchtigster, doch die Dinge standen nicht zum Besten. Er hatte sich mit dem Dekan und der Verwaltung überworfen[21] und war für neue Abenteuer offen. Eliava wollte der Phagentherapie in der Sowjetunion zum Durchbruch verhelfen, wer hätte dabei besser helfen können als der Pionier selbst? Bald konnte der Georgier seinem Freund offiziell eine Position am Tifliser Institut anbieten. Die Verpflichtung des berühmten, wenn auch umstrittenen Stars muß für die Kommunisten ein Erfolg gewesen sein. Nach der Festigung ihrer Macht waren sie dabei, die industrielle Produktion anzukurbeln und wissenschaftliches Knowhow aufzubauen.

Zur Zeit der Einladung scheint die Freundschaft zwischen dem Meister und seinem Schüler allerdings nicht mehr ganz so eng gewesen zu sein. Zumindest äußerte sich Eliava in einem Brief an den Pasteurianer Edouard Dujardin-Beaumetz kritisch über seinen Mentor. Er regte sich über ein Inserat von d'Herelles Laboratoire du Bactériophage auf: »Ich bewundere das geniale Augenmaß, das er hatte, als er das neue Phänomen der Bakteriophagie beobachtete, aber es ist deshalb um so mehr unentschuldbar, daß er seinen Ruhm zu Geld macht und damit sich selbst schadet«, schrieb ein sichtlich enttäuschter Freund. »Sie müssen bemerkt haben, daß unsere Beziehung, von der sie [...] gehört haben müssen, ihre ursprüngliche Reinheit, die Offenheit, die einstige Herzlichkeit [...] nicht hat bewahren können. Dieses Unbehagen, das ich sichtbar empfand, hat allerdings keinen persönlichen Grund (im Gegenteil, d'Herelle hat sich mir gegenüber immer aufs Perfekteste verhalten), aber ich hatte das Gefühl, daß d'Herelle sich stark verändert hatte.« D'Herelle sei dogmatisch geworden und stelle seine Theorie über die experimentellen Fakten.[22] Ein harter Vorwurf für einen Wissenschaftler. Was die Rüge angeht, d'Herelle mache seine Entdeckung zu Geld, so wurde sie auch von anderen Kritikern vorgebracht. D'Herelles Enkel Claude-Hubert Mazure betont jedoch, sein Großvater habe nie Geld vom Laboratoire du Bactériophage erhalten.

Mehrfach wurde die Frage gestellt, wie d'Herelle ausgerechnet in Stalins finsteres Reich gehen konnte. Im Gegensatz zum Vorwurf der Bereicherung, den ihm manche Zeitgenossen machten, wurde später geargwöhnt, d'Herelle sei glühender Kommunist gewesen.[23] Die Erklärung gewann an Kraft, als in den letzten Jahren einige Exemplare der russischen Übersetzung seines Buches von 1935 wieder auftauchten, die nach dem Verschwinden Eliavas bis zum Zusammenbruch der Sowjetunion praktisch unter Verschluß gehalten worden waren: Die erste Seite ziert eine Widmung an Josef Stalin, Unterschrift: Félix d'Herelle.[24] D'Herelle, ein Bewunderer des mörderischen Diktators?

Sein Enkel Mazure weist diesen Gedanken strikt zurück. Sein Großvater sei nie Mitglied irgendeiner Partei gewesen.

Ein Blick auf die damalige Situation und d'Herelles schriftliche Äußerungen stützen diese Ansicht. D'Herelle bezeichnete sich in seinen Memoiren als »Sozialist«, ein Begriff, den er von »Kommunist« unterschied. Zugleich empfand er »Abscheu« vor der Politik.[25] Von der Widmung an Stalin habe sein Großvater nichts gewußt, sagt Mazure. Das Buch, das d'Herelle in Georgien schrieb und das Eliava ins Russische übersetzte, kam erst heraus, als d'Herelle im Frühling 1935 nach Frankreich zurückgekehrt war. Die Widmung an Stalin ist eingeklebt, die Unterschrift ein Faksimile. Und selbst wenn er davon gewußt hätte, bedeutet das nicht, daß d'Herelle Stalinist war: »Zu dieser Zeit war eine solche Widmung lediglich eine Garantie dafür, daß das Buch erschien«, sagt David Shrayer, ein in die USA emigrierter russischer Wissenschaftler. »Auch ein kritischer Schriftsteller wie Boris Pasternak hatte solche Widmungen in seinen Büchern. D'Herelles Widmung ist das Minimum, da habe ich ganz andere Elaborate gesehen. Es ist wie ein Stempel, nichts weiter.«

Tatsächlich klingt der Text vorgefertigt: Die wichtigste Aufgabe des Forschers sei es, das Leiden der Menschen zu mindern, steht, kurz zusammengefaßt, darin. Danach folgt der letzte, schwülstige Absatz: »Dieses Buch faßt 20 Jahre Forschung nach neuen Wegen in der Medizin zusammen. Ich widme es dem, der sich von einer schonungslosen und unnachgiebigen Logik der Geschichte leiten läßt und damit auf einem völlig neuen Fundament die menschliche Gesellschaft aufbaut. Er hat bei der Erfüllung dieser Aufgabe eine solche Vollendung erreicht, daß ein unbefangener Beobachter seine Taten anerkennen muß. Ich widme dieses Buch dem Genossen STALIN.«[26]

Sicher ist, d'Herelle mochte das, was er als Kapitalismus bezeichnete, nicht. Er erlebte die Weltwirtschaftskrise während seiner Professur an der Yale University in den USA und verabscheute, was er sah: »Allein die Tatsache, daß sich selbst am Kulminationspunkt des Wohlstands Millionen von Menschen ohne Arbeit wiederfinden, demonstriert die Machtlosigkeit des kapitalistischen Systems, jedem das Lebensminimum zu ga-

rantieren.«[27] Allerdings war d'Herelle auch bereit, das Positive
anzuerkennen. Er lobte die guten Universitäten oder die Land-
wirtschaftspolitik. Aber die USA als Ganzes könnten nicht
weiter gedeihen. In seinen Memoiren heißt das Kapitel über
den Amerika-Abstecher: »Das Ende einer Welt«.

D'Herelle verschloß nie die Augen vor den sozialen Unge-
rechtigkeiten, die ihm begegneten. Auf der Hacienda in Mexiko
entdeckte er, daß der Besitzer die beschäftigten Indios heimlich
auspeitschte. Als im Herrenhaus einquartierter Gast mußte er
genau hinsehen, um diese Mißstände zu entdecken. »Die Arbeiter der Pflanzung waren Sklaven«, schrieb er in seinen Memoiren. D'Herelle wollte diese Zustände nach seiner Abreise
bekanntmachen, doch kurz danach sei die mexikanische Regierung gestürzt worden und die Verhältnisse, die auch auf anderen
Farmen herrschten, hätten sich gebessert.[28] Als er später in Indi-
en war, urteilte er über das dortige Kastensystem und die Kaste
der Brahmanen folgendermaßen: »Die Brahmanen sind die einzigen in der Geschichte der Menschheit, die es geschafft haben,
ihr Volk so zu formen, daß sie es derart zur Befriedigung der
eigenen Laster benützen können.«[29] Als vorbildliche Gesellschaft pries er die bäuerliche Kollektivwirtschaft der Indianer in
Mexiko vor der Eroberung durch die Spanier.[30]

Die vermeintlich klassenlose Gesellschaft im neuen Rußland
war d'Herelle unter diesen Umständen einen Blick wert. Vor
allem, weil die Wissenschaft in der Sowjetunion eine wichtige
Funktion übernehmen sollte. Mit ihr wollten die Genossen den
archaischen Agrarstaat ins Industriezeitalter katapultieren.
»Die sowjetische Herrschaft hat der Wissenschaft alle Autorität
verliehen, die sie der Religion geraubt hat«, schrieb der französische Politiker Edouard Herriot damals.[31] In den Ohren des
Religionskritikers und Wissenschaftsadepten d'Herelle klang
das wie eine Verheißung. Er selbst schrieb: »Die Domäne des
Experiments muß sich auf alles Menschliche erstrecken, denn
unter seiner Schirmherrschaft verwandeln sich alle Hoffnungen des Wohlergehens rasch in Realität.«[32] Das hätte auch in
einem Programm von Lenin stehen können.

Das stärkste Argument für eine Übersiedelung war aber zweifellos die Aussicht, der Phagentherapie in diesem Riesenstaat zum Durchbruch zu verhelfen. Die Einladung der Sowjets erging eindeutig in dieser Absicht.

Bis zum Ende der Zarenzeit 1918 gab es nichts, was den Namen Gesundheitspolitik verdient hätte,[33] entsprechend wüteten auch in der Sowjetunion nach wie vor die Seuchen. Lenin selbst hatte zum Kampf dagegen aufgerufen: »Die ganze Entschlossenheit und Erfahrung aus dem Bürgerkrieg sollten wir nun auf den Kampf gegen die Epidemien richten.«[34]

Félix d'Herelle besaß diese Entschlossenheit. Er war 60 Jahre alt, als er im Oktober 1933 mit seiner Frau Marie auf einem Schiff zum wiederholten Male zu neuen Ufern aufbrach. Zweimal weilte er in Georgien, vom Oktober 1933 bis zum April 1934 und vom November 1934 bis zum Mai 1935. D'Herelle wurde behandelt wie ein Star. Er fand gute Arbeitsbedingungen vor und hatte eigenes Personal. Er konnte bald sein Buch publizieren und wurde Ehrenprofessor der Tifliser Universität.[35]

Eliava kümmerte sich unermüdlich um seinen Mentor und dessen Gemahlin. Erfreut notierte sie nach der Ankunft in Batumi in ihr Tagebuch: »Ich habe von Eliava schöne Blumen bekommen.« Am nächsten Tag wohnte sie mit ihrem Mann und Eliava den Festivitäten des Jahrestages der Oktoberrevolution bei. Aus ihrem Auto sahen sie Soldaten, Arbeiter- und Schülerbrigaden vorbeiziehen. »Es war sehr schön«, notierte Marie d'Herelle. In den nächsten Wochen sollte ihr noch viel begegnen, was sie »schön« fand, besonders viele neue Bauten. Offenbar wurde in Batumi, Tiflis und vielen anderen Orten der Sowjetunion emsig der Aufbau des neuen Staates vorangetrieben.

Das bekam das Paar auch auf einigen Reisen zu sehen, die es zusammen mit seinem Gastgeber unternahm. Leningrad, Moskau, Baku. Auf d'Herelles Touristenfotos sind oft Baustellen zu sehen. In Moskau wurden für astronomische 225 Millionen Rubel gerade die 42 Gebäude der Gesamtsowjetischen Akademie der Wissenschaften hochgezogen. D'Herelle registrierte in

gewohnter Weise eine Unmenge Fakten. Es fanden Wahlen
statt, vielerorts sah das Paar Veranstaltungen: »Hier dürfen alle
wählen: Militärs und Fremde, sobald sie zu arbeiten begonnen
haben«, notierte d'Herelle beeindruckt. Sogar einige Fremde
wurden gewählt, »indes war Stalin an der Spitze«.[36]

### Gefährliche Schachzüge für eine grandiose Vision

Trotz der Sightseeingtouren, die immer mit einem wissenschaftlichen Zweck wie einem Kongreß verbunden waren,
stand die Phagentherapie im Zentrum des Interesses. In einem
Bericht zum 50jährigen Jubiläum des Instituts im Jahr 1974
schrieb der Direktor Irakli Georgadze, der einst d'Herelles
Assistent gewesen war: »D'Herelle kam um acht Uhr morgens
ins Labor. Er arbeitete viel, und es war für uns junge Assistenten schwierig, mit ihm mitzuhalten. Professor d'Herelle war
sehr geschickt und hatte eine fabelhafte Technik.« In der Ein-
leitung seines Buchs von 1935 schrieb d'Herelle: »Ich wage zu
hoffen, daß mein Buch als Antrieb dienen kann, sich über neue
epidemiologische Ansichten zu informieren. Das scheint mir
um so wünschenswerter, als eine Ära der Wiedergeburt und des
unerhörten Aufschwungs der Wissenschaft in der UdSSR einsetzen muß. Biologische Laboratorien werden überall in unserem riesigen Land eröffnet; das wissenschaftliche Leben inten-
siviert sich immer mehr, während es in den kapitalistischen
Ländern eine zunehmende Tendenz zur Verlangsamung hat.
Die Wissenschaft war dazu verdammt, das erste Opfer der
weltweiten ökonomischen Krise zu werden.«[37]
    D'Herelle und Eliava schmiedeten Pläne für ein grandioses
Institut. Eine Heimstatt ausschließlich für Bakteriophagen.
Nichts weniger als das Weltzentrum der Phagentherapie sollte
es werden. Neben ausgedehnten Forschungsgebäuden planten
sie mehrere Kliniken, luxuriös ausgestattet mit Doppelzim-
mern und einem Arzt und zwei Schwestern pro Zimmer. Nicht
nur für die Sowjetunion war das damals eine kühne Vision.

»Alle Gebäude sollten mit Marmor ausgekleidet sein«, erzählt die 92jährige Nunu Kilasonidze, »und überall sollten Phagen verwendet werden.«[38]

Eliava hatte die nötigen Kontakte zu ranghohen Parteibonzen, um diesen Traum zu beleben. Zum Beispiel zu Lavrenti Berija, dem Ersten Sekretär des Zentralkomitees der georgischen kommunistischen Partei und Chef der dortigen Sicherheitspolizei. Stalin soll ihn seinen vielversprechenden georgischen Landsmann genannt haben und holte ihn 1934 nach Moskau.[39] Berija war eine mächtige Bekanntschaft. Aber auch eine gefährliche. Eliava hatte wohl auch Zugang zu Grigorii Konstantinovitch »Sergo« Ordzhonikidze, einem bolschewistischen Veteranen und Kampfgefährten Stalins. Als Minister für Schwerindustrie gehörte er zum inneren Machtzirkel der Sowjetunion.[40] Polykarp »Budu« Mdivani, ebenfalls Revolutionär der ersten Stunde und Weggenosse des Dikators, komplettierte die Palette an wichtigen Kontakten.[41]

Zunächst scheint Eliava Sicherheitschef Berija angesprochen zu haben. Im Tagebuch von Marie d'Herelle heißt es am 29. November 1934: »Wir gehen zu den Eliavas. Er ist weggegangen, um Berija zu treffen.« Bei einem dieser Treffen soll er Berija eine offizielle Petition für sein Phageninstitut überreicht haben. Berija lehnte jedoch ab.[42] Da brachte Eliava Ordzhonikidze ins Spiel. Er stellte sicher, daß der Minister das neue Werk von d'Herelle erhielt.[43] Damit eröffnete er einen direkten Zugang ins Allerheiligste der Regierung – und umging Berija. Ein fataler Fehler.

Am 2. Dezember 1934 bestiegen die d'Herelles und Eliava in Tiflis den Zug. Es ging nach Moskau, zu wichtigen Verhandlungen. Doch schon der Auftakt der Reise stand unter einem schlechten Stern. »Vor der Abfahrt [verpaßt] die Lokomotive [dem Zug] einen heftigen Schlag, der zwei Waggons zerstört. Ich werde gegen die Kante des Waschbeckens gedrückt. Ich erhalte einen gewaltigen Schlag. Grausamer Schmerz. Guter Beginn! Ich habe ja schon ein kleines wucherndes Geschwür am linken Bein! Und ein Ekzem am Ohr!!!!«, schrieb d'Herel-

le in sein Notizbuch.[44] Auf der ganzen Fahrt quälten ihn heftige
Schmerzen. Später stellt sich heraus, daß eine Rippe gebrochen
war; dazu litt der Kettenraucher an einer hartnäckigen Bronchi-
tis und einer Lungenentzündung.[45] Das Alter forderte seinen
Tribut.

Die wirklich schlechten Neuigkeiten teilte ihm jedoch kurz
darauf Eliava mit, auch wenn er in diesem Augenblick deren
Tragweite wohl nicht erkannte. »Bei der Abfahrt kommt Gogi
(Eliavas Kosename), um mir zu erzählen, daß Kirov in Leningrad ermordet wurde.« Sergei Mironovich Kirov war Parteichef
in Leningrad und galt als Stalins engster Freund und Nachfolger.[46] D'Herelle vermerkte in seinen Notizen als einzigen Kom-
mentar zum Attentat: »Eigenartig«. Das war es in der Tat.

Ein gescheiterter Genosse hatte den Parteichef erschossen.
Der Mord wurde ihm rätselhaft leicht gemacht. Alle Wachen
waren zum Zeitpunkt der Attacke vom Amtssitz Kirovs abge-
zogen. Vermutlich hatte der gerissene Stalin selbst seine Finger
im Spiel, auch wenn das noch heute unklar ist.[47]

Der Diktator vergeudete keine Zeit, das Attentat für seine
Zwecke zu nutzen. »Der Feind«, schrieb die regierungstreue
Zeitung *Prawda*, »schoß nicht auf Kirov persönlich. Nein! Er
feuerte auf die proletarische Revolution.«[48] Es war der Start-
schuß zu blutigem Terror. Die Vernichtungswelle, die der Diktator entfesselte, sollte in den nächsten Jahren Tausende das
Leben kosten und die Sowjetunion in ihren Grundfesten
erschüttern. Der Traum eines Phagenweltzentrums verdüsterte
sich auf einen Schlag, auch wenn d'Herelle das zu dieser Zeit
nicht begriff.

Denn es schien alles zu laufen wie geplant. D'Herelle wurde
in Moskau am 27. Dezember 1934 vom Gesundheitsminister
empfangen. »Félix trifft den Volkskommissar für Gesundheit,
(Grigorii) Kaminskii, der über den Bau eines Laboratoriums
für Bakteriophagen entscheidet«, schrieb Marie d'Herelle in
ihr Tagebuch. Kaminskii lud den Phagenpionier ein, seine
Arbeit an einem Moskauer Institut fortzuführen. D'Herelle
lehnte aber ab: Das Klima bekomme seiner chronischen Bron-

chitis nicht. Wenige Monate später, im Mai 1935, reiste das Ehepaar d'Herelle für den Sommer nach Frankreich. Die beiden rechneten fest damit, im Herbst nach Tiflis zurückzukehren. In einem Bericht an die Partei hatte Eliava geschrieben: »D'Herelle hat nun schon zwei Jahre wissenschaftliche Arbeit geleistet und ist begierig, sie fortzusetzen.«[49] Zu Hause kündigte Félix seinem Enkel Claude-Hubert an, er werde ihn bald in die Ferien ins ferne Land im Kaukasus mitnehmen.[50]

Aber es gab Zeichen, daß es anders kommen würde. Während seines Aufenthalts in Moskau lief der Schauprozeß wegen des Kirov-Mords. Und in seinen Notizen schrieb d'Herelle einmal, ein gewisser Garloch sei nicht zu einer Einladung aufgetaucht. Es werde gemunkelt, er habe Angst gehabt, mit Ausländern gesehen zu werden, weil er einmal wegen eines Treffens mit Deutschen verhaftet worden sei. Und bereits 1933 wurde Eliava selbst zusammen mit 16 Georgiern wegen »Sabotage« kurz festgenommen. Berija steckte dahinter.[51]

## Ziel erreicht – alles verloren

Doch die Lage schien sich zu beruhigen. Nach dem Kirov-Prozeß folgte kein weiterer, und einige Zeit später, am 14. April 1936, versprach der Sowjet der Volkskommissare der UdSSR 13 Millionen Rubel für den Bau eines ganzen Komplexes für Phagentherapie, inklusive der Kliniken. Gigantische 17 Hektar – 42 Fußballfelder – wurden im Tifliser Stadtteil Saburtalo dafür reserviert. Eine Erweiterung zum Weltzentrum für Phagentherapie war bereits vorgesehen.[52] Es schien geschafft.

D'Herelle hätte diese freudige Nachricht eigentlich in Tiflis bekommen sollen – aber er war nicht dort. Er hatte nach den Sommerferien vergebens auf das neue Visum aus der Sowjetunion gewartet. Statt dessen herrschte komplette Funkstille aus dem Osten.[53]

Was Eliava von diesen Vorgängen wußte, ist unbekannt. Sie können ihm kaum als gutes Zeichen vorgekommen sein. Am

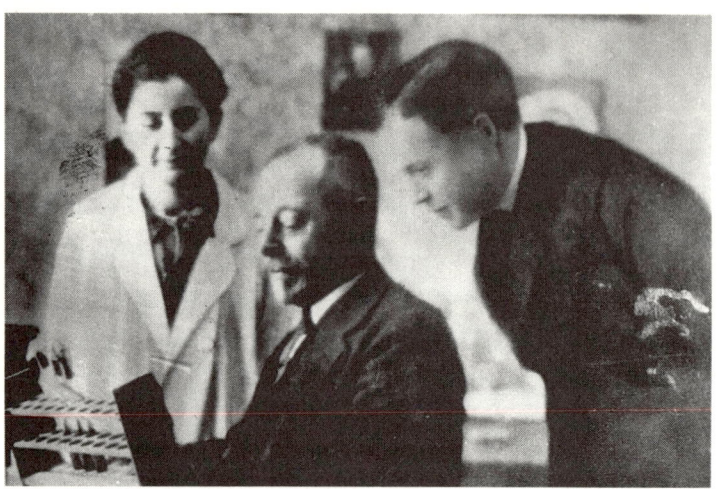

*Félix d'Herelle (Mitte) im Labor in Tiflis. Beobachtet von Georgiy Eliava und dessen Assistentin Elena Makashvili.*

politischen Himmel der Sowjetunion dräuten wieder dunkle Wolken. Unter diesen Umständen war sein immer schlechter werdendes Verhältnis zum Geheimdienstchef Georgiens eine gefährliche Hypothek. Eliavas Assistentin Makashvili erzählte viel später folgendes Vorkommnis: Als Berija eines Tages an einer Fieberattacke litt, wurden Eliava und Makashvili an sein Krankenbett gerufen. Eliava entnahm Berija Blut, da witzelte dieser: »Saug mir nicht das ganze Blut aus.« Worauf Eliava erwiderte: »Das ist nichts im Vergleich zu dem, wie du den Menschen das Blut aussaugst.«

Im August 1936 zerrten Stalins Schergen die bereits einmal wegen des Kirov-Mordes verurteilten Parteiveteranen Grigorii Zinoviev und Lev Kamenev erneut vor den Richter. Die Begleitrhetorik machte klar, welche Stunde geschlagen hatte: »Es lassen sich keine Worte finden, um die Abscheu und Empörung vollständig auszudrücken. Diese Menschen haben den letzten Anschein von Menschlichkeit verloren. Sie müssen zerstört werden wie Aas, das die reine, erfrischende Luft des Landes der Sowjets verschmutzt, wie gefährliches Aas, das den Tod unserer

*Georgiy Eliava.*
*Datum der Aufnahme unbe-*
*kannt.*

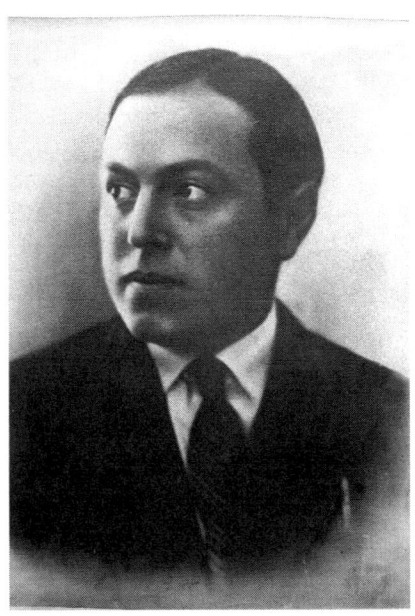

Führer bewirkt«, giftete der Parteikader Grigorii Pyatakov. Berija schlug gleichfalls bedrohliche Töne an: »Ein Kommunist, der gegenüber Falschheit, in welcher Form auch immer sie sich erweist, Versöhnung und verrotteten Liberalismus zeigt, begeht das größte Verbrechen gegenüber der Partei, der Macht des Sowjets und dem Mutterland.«[54] Zinoviev und Kamenev wurden hingerichtet. Es war der Beginn des großen Mordens.

Fast siebzig Jahre nach den schrecklichen Geschehnissen ist Nunu Kilasonidzes Erinnerung daran noch wach. Im Sessel in ihrem Wohnzimmer sitzend, zählt sie ohne Zögern die Namen von Eliavas Freunden auf, die damals verhaftet wurden und verschwanden: »Vladimir Dschikjia, ein Bauingenieur, oder die Brüder Aganiaschvili. Der eine war Rektor der Tifliser Universität, der andere Mitglied der Regierung der georgischen Sowjetrepublik, genauso wie Shalva Matikashvili.« Obwohl die Sonnenstrahlen hell durch die Balkontür dringen, ist es, als verfinstere sich das Zimmer. Auch einige gute Bekannte von

Nunu wurden damals hingerichtet. Ihre Miene hellt sich aber rasch wieder auf.

Ohne unerschöpflichen Lebensmut wäre sie nicht 92 Jahre alt geworden. Nachdem die Mordwelle abgeebbt war, gehörte Nunu zu jenen Forschern des Tifliser Instituts, die während des Kriegs zu den Stellungen der Roten Armee reisten, um Krankheiten zu bekämpfen. »Einmal mußte ich in den Nordkaukasus, weil unter den Truppen die Brucellose ausbrach«, erzählt Nunu. Diese chronische bakterielle Infektion war einige Jahre zuvor durch eine aus Zentralasien importierte Schafrasse nach Georgien eingeschleppt worden. »Ich sollte in den Bergen die Quelle für die Ansteckung finden. Oft geschah die Übertragung über die Milch. Dann steckte ich mich selbst an. Es gab damals keine Behandlung gegen Brucellose. Zehn Jahre lang hatte ich schmerzende Gelenke und häufige Fieberattacken, aber ich arbeitete trotzdem die ganze Zeit.«

Kaum war der Krieg 1945 vorbei, entließ sie der damalige Institutsdirektor wegen ihrer Krankheit. Auch das konnte Nunu nicht brechen. Nicht Nunu, die immer so fröhlich lacht und nichts dabei findet, daß sie zum Einkaufen die Treppen zu ihrer Wohnung im 6. Stock überwinden muß, wenn der Lift defekt ist. »Der Lift ist oft defekt«, sagt Nunu, »aber ich bin abgeschweift. Kehren wir zu diesen finsteren Zeiten zurück: Als seine Freunde verschwanden, half Eliava ihren Angehörigen. Zum Beispiel stellte er die Tochter des Bauingenieurs Dschikjia als Bibliothekarin des Instituts ein. Das war überaus gefährlich.«

Im September 1936 ernannte Stalin Nikolai Ivanovich Yezhov zum Chef der zentralen Geheimpolizei NKWD. Wegen seines kleinen Wuchses, seiner Kränklichkeit und seiner Grausamkeit war er bald als der »blutige Zwerg« bekannt.[55] Seine Hexenjagd ging als »Yezhovshina« in die Annalen des Terrors ein. Niemand war sicher vor Stalins Henker, der seinen Vorgänger eigenhändig erschossen haben soll. Am Ende der Blutjagd waren von 139 einstigen Mitgliedern und Kandidaten des höchsten Parteigremiums zwischen 98 und 110 tot, die genaue

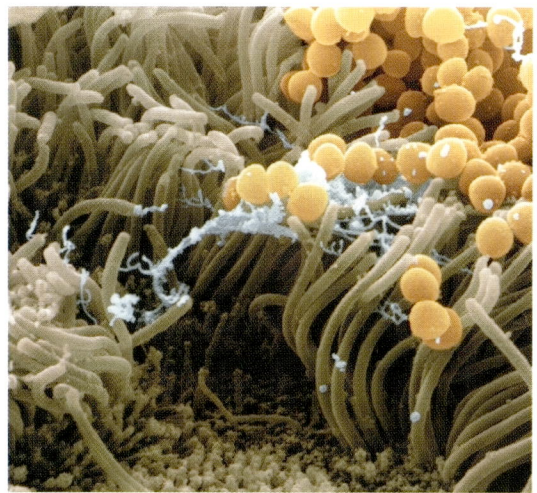

*Staphylococcus aureus* (orange) auf den Epithelzellen einer menschlichen Nase. Kolorierte Rasterelektronenmikroskop-Aufnahme.

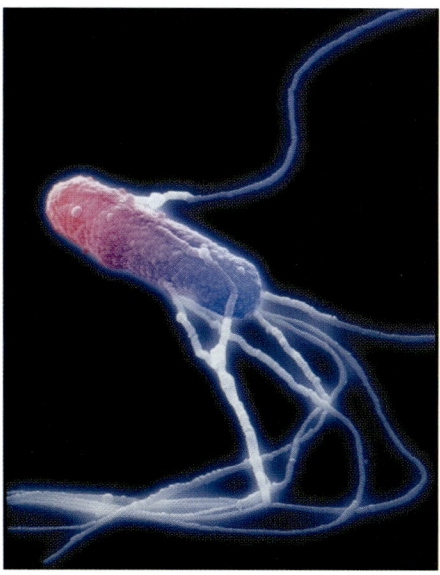

*Salmonella typhimurium* mit Flagellen, die zur Fortbewegung dienen. Kolorierte Rasterelektronenmikroskop-Aufnahme.

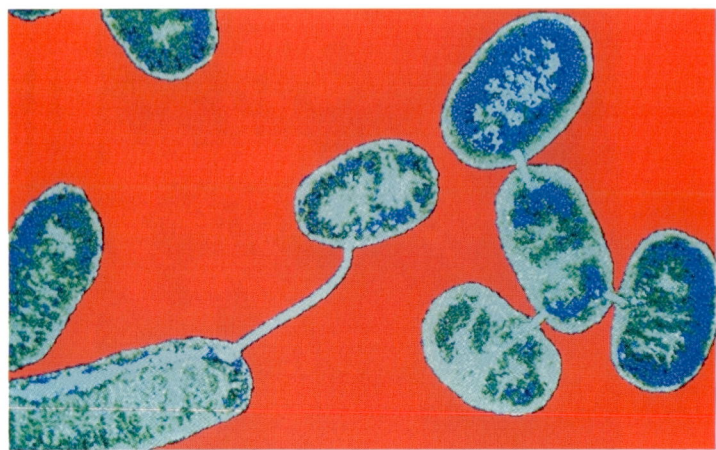

*Escherichia coli* beim bakteriellen Sex, Konjugation genannt. Durch die dünnen Pili tauschen sie Erbgut aus. Kolorierte Elektronenmikroskop-Aufnahme.

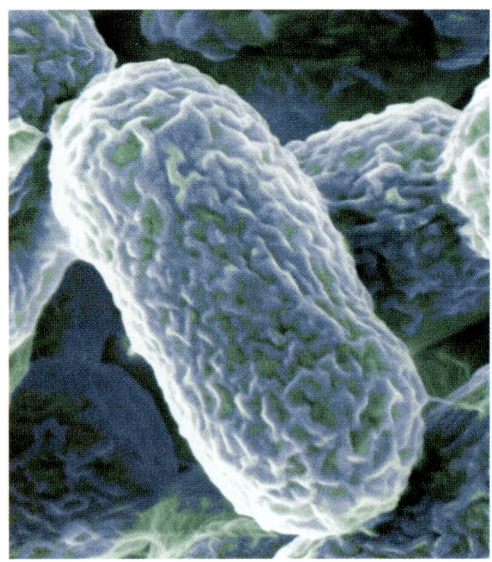

Die *E. coli*-Variante O157:H7. Sie lebt bei vielen Rindern im Darm und kann bei Menschen schwere Diarrhöe auslösen. Kolorierte Rasterelektronenmikroskop-Aufnahme.

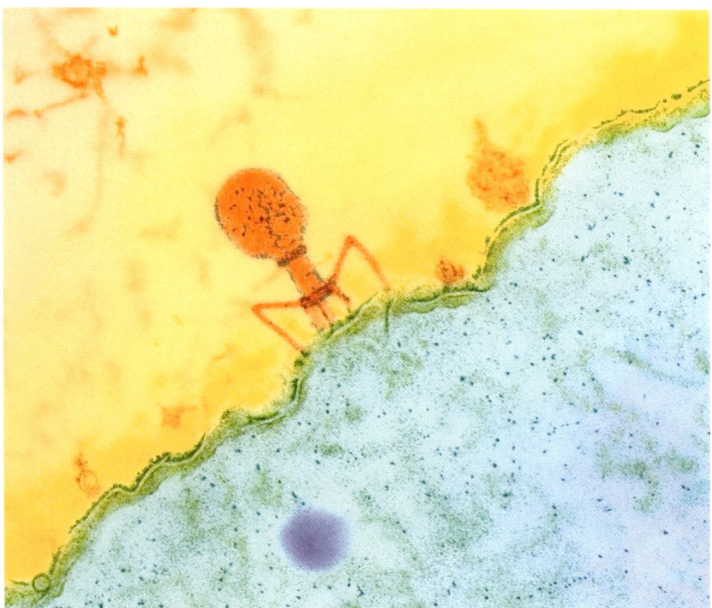

Ein T4-Bakteriophage (rot) sitzt auf der Zellmembran (grün) eines
*E. coli*-Bakteriums (blau). Seine Scheide ist bereits kontrahiert, das
Erbgut ins Innere des Bakteriums injiziert. Kolorierte Elektronen-
mikroskop-Aufnahme.

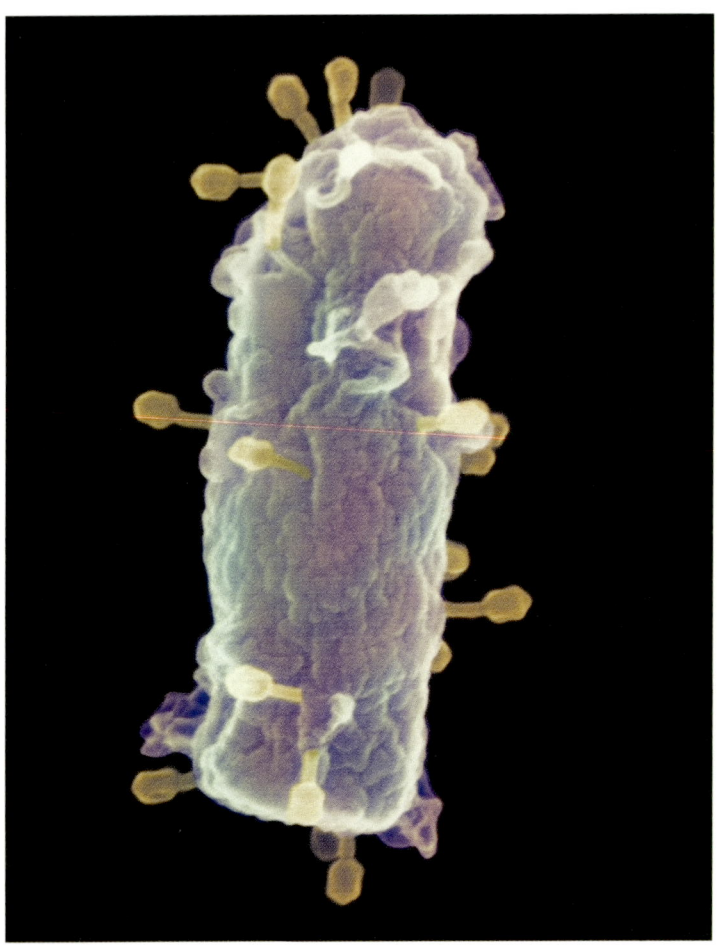

Mehrere T4-Bakteriophagen (gelb) auf einem *E. coli*-Bakterium (grün-violett). Kolorierte Rasterelektronenmikroskop-Aufnahme.

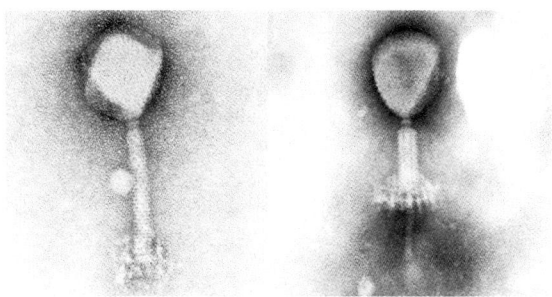

*Phage, der die Bakterienart Bacillus subtilis angreift. Links mit un-, rechts mit kontrahierter Scheide. Elektronenmikroskop-Aufnahme.*

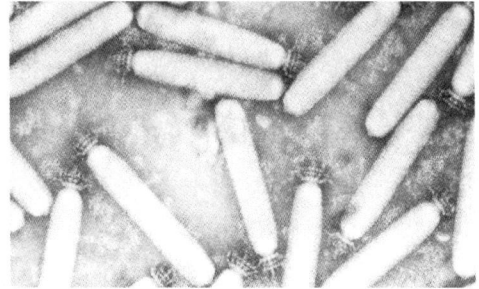

Phagen der Bakterienart *Lactococcus lactis*, die bei der Herstellung vieler Milchprodukte verwendet werden. Elektronenmikroskop-Aufnahme.

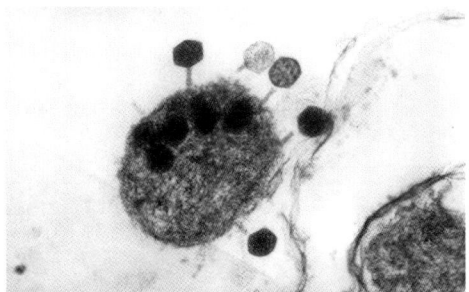

*Phagen greifen Piscirickettsia salmonis an, ein Mikroorganismus, der Lachse parasitiert. Einige Phagen hängen außen an der Rickettsie, in deren Innerem bereits neue Phagenköpfe sichtbar sind. Elektronenmikroskop-Aufnahme.*

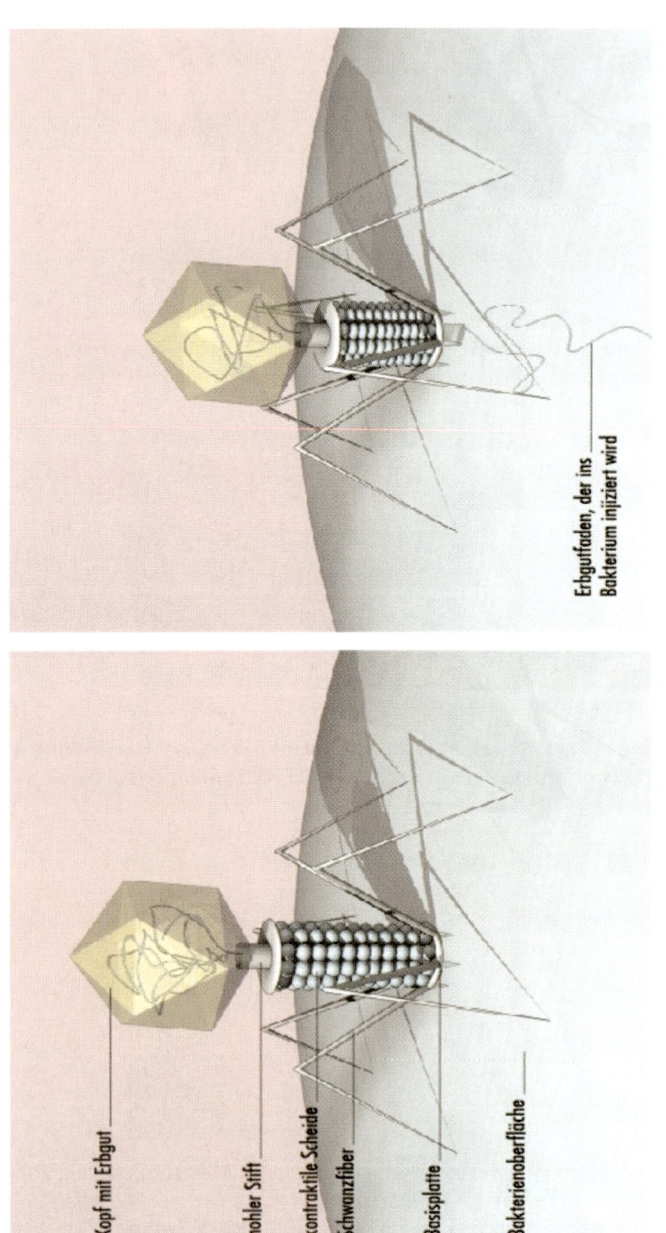

Kopf mit Erbgut

hohler Stift

kontraktile Scheide

Schwanzfiber

Basisplatte

Bakterienoberfläche

Erbgutfaden, der ins Bakterium injiziert wird

*Schematische Darstellung eines Phagen.*
*Links beim Andocken auf der Bakterienoberfläche, rechts beim Injizieren des Erbguts.*

*Tafel 7*

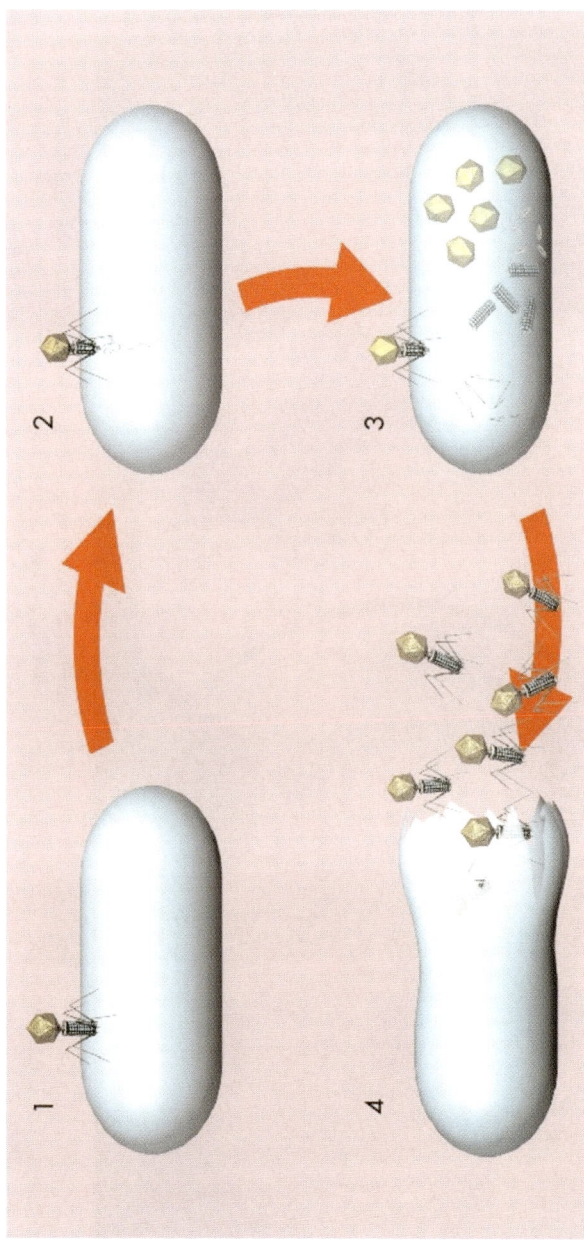

Vermehrungszyklus: (1) Ein Phage heftet sich auf dem Bakterium an. (2) Seine Scheide kontrahiert sich, das Erbgut aus dem Phagenkopf wird in das Bakterium injiziert. (3) Das Bakterium beginnt Phageneiweiße und Erbgut herzustellen. Daraus entstehen die Einzelteile und schließlich ganze Phagen. (4) Mit Hilfe von Enzymen lösen die Phagen die Bakterienmembran auf und gelangen ins Freie.

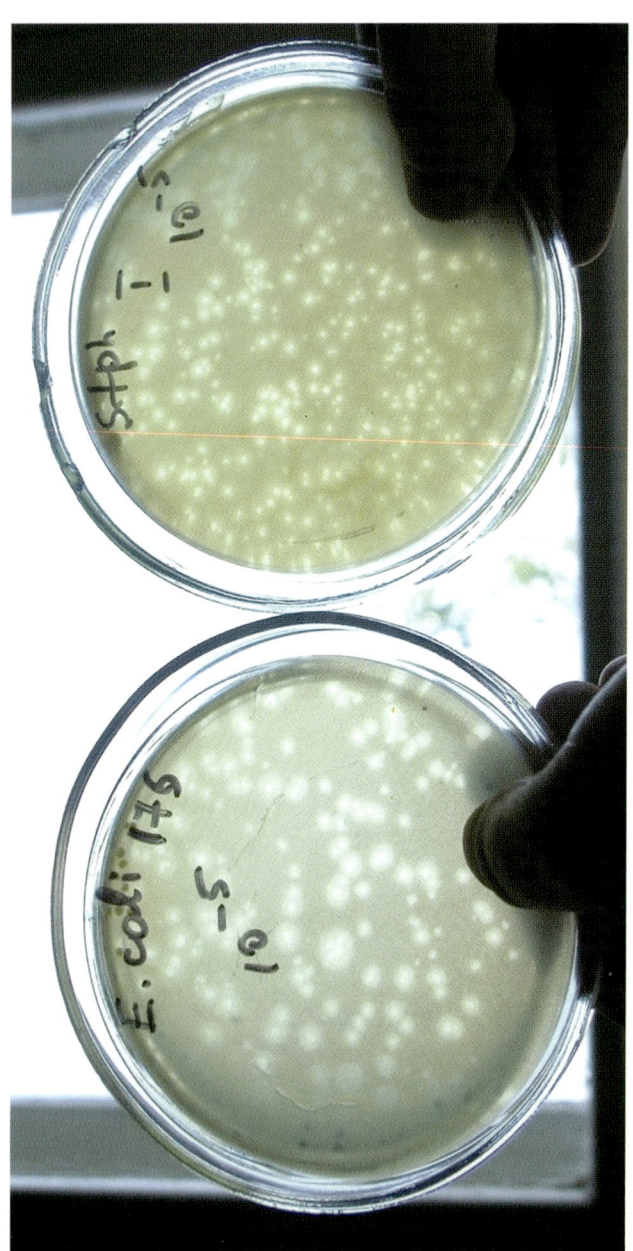

Phagenfraß im Bakterienrasen. Bakterien und einige Phagen wurden auf festem Nährmedium ausgebracht und inkubiert. Die Bakterien bilden nach einiger Zeit einen Rasen. Dort, wo ein Phage gelandet ist, entsteht darin ein Loch.

Zahl ist nicht bekannt.[56] Auf Yezhov, der 1939 selbst beseitigt wurde, folgte – Lavrenti Berija. Die beiden anderen mächtigen Bekannten Eliavas, die Veteranen Mdivani und Ordzhonikidze, konnten ihm keinen Schutz vor Berija bieten, falls das nötig werden sollte: Sie gerieten selbst unter Druck.

Im Januar 1937 reiste Eliava mit seiner Frau nach Moskau, da sie mit dem Bolschoi-Theater über ein Engagement verhandelte. Als sie zurückkamen, erzählte später ihre Tochter Hanna, hörte sie ihre Eltern die ganze Nacht diskutieren. Sie schienen sehr besorgt. Nach und nach wurden Freunde und Bekannte der Familie verhaftet. Das Haus, das immer voller Freunde gewesen war, wurde Zeuge düsterer, gästeloser Abende. Am 14. Januar war Nunu bei Bekannten eingeladen. Auch Eliava war dort. »Er saß still und allein da. Es war offensichtlich, daß etwas Schweres auf seinem Herzen lastete. Vielleicht hatte ihn jemand gewarnt.« Er begleitete Nunu nach Hause. Schweigend und traurig.

Sie sah ihn nie wieder.

Noch am selben Abend, als Hanna und ihre Eltern beim Essen saßen, drangen Soldaten in die Wohnung ein und schleppten Georgiy Eliava fort. Eine Stunde später holten sie seine Frau. Wenige Stunden zuvor hatte die ganze Familie noch die Bauarbeiten am Institut bewundert. Nun waren die Eltern verschwunden. Hanna blieb allein zurück. Sie war 23 Jahre alt.[57]

Hanna hörte nie mehr etwas von ihrem Stiefvater. Die Schergen raubten anschließend fast sämtliche Papiere, Dokumente und Fotos. Georgiy Eliava, der charmante Pionier der Phagenmedizin, war nicht nur tot, er war für lange Zeit aus dem Gedächtnis seiner Landsleute und der Welt ausgelöscht.

Ein halbes Jahr später erschienen in den Zeitungen Berichte über den Prozeß, der am 9. Juli 1937 stattgefunden haben soll. Eliava sei ein Faschist, ein Verräter und Spion gewesen. Zusammen mit anderen Verschwörern habe er terroristische Akte gegen die kommunistische Partei und die Verseuchung des Trinkwassers geplant.[58] Brunnenvergiftung war eine der Standardanklagen in den stalinistischen Prozessen, genauso wie Spionage oder Umtriebe gegen die Partei.[59] Eliava wurde zum Tode verurteilt. Erschossen worden, so vermutete seine Stieftochter, war er aber schon am Tag seiner Verhaftung.

Die mächtigen Bekannten von Eliava ereilte ein ähnliches Schicksal. Sergo Ordzhonikidze verübte vermutlich Selbstmord, nachdem sein Stellvertreter zum Tode verurteilt worden war und er keinen Ausweg mehr sah. Budu Mdivani wurde im Sommer 1937 hingerichtet.[60]

Eliavas Stieftochter Hanna wurde am 3. April 1937 verhaftet und in eine Zelle gesperrt, in der schon eine Frau saß mit weißen Haaren und Falten im Gesicht. Es war ihre Mutter.

Sie redeten die ganze Nacht. Als die Wachen bemerkten, daß sie unbeabsichtigt Mutter und Tochter zusammengebracht hatten, verlegten sie Hanna. Nur eine dicke, schreiende Wächterin schien ein Herz zu haben. Wenn sie Dienst hatte, trafen sich Mutter und Tochter zufällig auf den Aborten. Bald wurde Hanna verlegt, ihre Mutter sah sie nie wieder.

Hanna kehrte 1946, neun Jahre nach ihrer Verhaftung, aus einem Lager in Kasachstan zurück. Erst 1956 gab der Staat die Verhaftung ihrer Eltern offiziell bekannt. Was Hanna blieb, waren einige Bilder aus dem Familienalbum.[61] Das schönste Bild, das von Georgiy Eliava erhalten geblieben ist, befindet sich allerdings in Nunu Kilasonidzes Sammlung. Es zeigt ihn inmitten einer Schar junger Frauen, eine davon ist Nunu. Sie lachen. Sein Blick ist nachdenklich. Als ahnte er etwas.

**Warum?**

Die Geheimhaltung von Eliavas Verhaftung ließ viele Fragen offen. Die dringendste war – und ist noch immer: Warum? Bald tauchte das Gerücht auf, Berija habe Eliavas Frau begehrt. Ein anderes Gerücht besagte, zwei von Eliava gegen Typhus geimpfte Männer seien an einem Schock gestorben. Deshalb habe er sterben müssen. Tatsächlich schrieb eine Zeitung nach dem Prozeß, Eliava habe den Typhus im Volk verbreitet und mehr als 50 Menschen getötet.[62]

Die zahlreichen Mutmaßungen spiegeln eines richtig wider: Im Stalinschen Terror gab es nicht einen Grund, warum Georgiy Eliava sterben mußte, sondern eine ganze Reihe. Jeder einzelne reichte für sich schon aus. Die Nähe Eliavas zu den verdammten Veteranen Mdivani und Ordzhonikidze, seine Kontakte mit dem Ausland, sein Auftreten als unabhängig denkender Wissenschaftler. In dieser Zeit voll tödlicher Willkür war bereits die falsche Ehefrau ein Grund, umgebracht zu werden. Eliava hatte keine Chance.

Was der »blutige Zwerg« entfesselte und sein Nachfolger Berija weiterführte, gehört zu den düstersten Kapiteln der Geschichte, die der Georgier George Tarkhan-Mouravi so beschrieben hat: »Nicht nur die alten Bolschewiken und Bekanntschaften von Berija und Stalin wurden Opfer dieser furchtbaren Zeit. Niemand konnte sich seiner Zukunft sicher sein. Jeder Mensch konnte verhaftet und innerhalb von Tagen exekutiert werden. [...] Die NKWD-Truppen nahmen ihre Verhaftungen spät in der Nacht vor, so daß das ganze terrorisierte Land mit schmerzlicher Aufmerksamkeit nach Schritten lauschte, die in der Nacht hallten – ein weiteres Opfer würde für immer verschwinden. Oder ein Gerücht verbreitete sich, daß jemand unter Verdacht stand, und selbst die engsten Freunde würden versuchen, jedes weitere Treffen mit ihm zu verhindern. [...] Ein Nachbar rief einfach den NKWD, um seine Lebensverhältnisse auf Kosten des Denunzierten zu verbessern. [...] Jede noch so absurde Anklage konnte funktionieren, und Folter würde das Opfer dazu bringen, seine Schuld anzuerkennen, worin sie auch bestehen sollte. Um die Atmosphäre zu verstehen, ist es hilfreich, die Situationen zu schildern, wenn Stalins Bild auf der Kinoleinwand erschien oder sein Name laut genannt wurde. Niemand wagte es, nicht zu applaudieren, und solch eine Ovation dauerte ewig. Einige Leute wurden von der Anstrengung sogar ohnmächtig, da jeder Angst hatte, als erster aufzuhören – sogar das konnte als Vorwand für eine Verhaftung dienen.«[63] Die Einpeitscher des Terrors setzten Quoten für verhaftete Trotzkisten, Spione und Saboteure fest, die jeder

Distrikt liefern mußte. An einem einzigen Tag, dem 12. Dezember 1937, bestätigte Stalin die Todesurteile von 3167 Gefangenen.[64]

### Die verwunschene französische Villa in Tiflis

D'Herelle und seine Frau konnten von Glück reden, daß ihre Visa im Herbst 1935 nicht erneuert worden waren. Als Ausländer hätten sie den blutigen Sturm wohl nicht überlebt. Neben dem Schirmherrn Ordzhonikidze kam auch der Gesundheitsminister Kaminskii, der d'Herelle unterstützt hatte, im Terror um.

Der Tod seines Freundes Eliava traf d'Herelle tief, sagt sein Enkel Claude-Hubert Mazure. Der Schock und die Enttäuschung werden in seinen Memoiren offenbar. Das Kapitel über sein Abenteuer in Georgien nimmt ganze sieben Seiten ein – andere Abschnitte seines Lebens mehrere hundert.

In Tiflis wurde derweil im Jahr 1938 jenes Haus fertiggebaut, in dem die d'Herelles und die Eliavas hätten wohnen sollen. Die Georgier planten es zu Ehren d'Herelles im Stil eines französischen Landhauses. Die Villa liegt noch heute schön gelegen zwischen den dichten Bäumen des Parks oberhalb des Mtkvari.

Statt der beiden Familien zog der Geheimdienst KGB dort ein.

### In Kasernen und Kindergärten

Die Henker Stalins hatten zwar Eliava ausgelöscht, nicht jedoch sein Vermächtnis. Ein Jahr nach der Hinrichtung, 1938, war das Hauptgebäude des Instituts fertiggestellt. Seine Eleganz und Größe kündeten von der Hoffnung, die die Phagentherapie weckte. Die Pläne für den Phagenpalast gingen noch auf Eliava und d'Herelle zurück.[65] Für einige Bereiche scheinen sie das Pariser Pasteur-Institut, in dem sie sich kennengelernt hatten, als Vorbild genommen zu haben. »Die Labors in

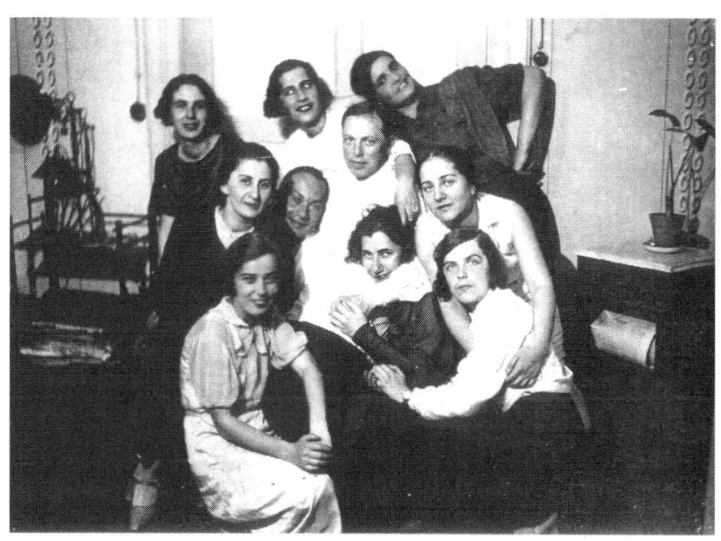

*Georgiy Eliava inmitten von Frauen. Nunu Kilasonidze ist in der mittleren Reihe rechts von Eliava in der ärmellosen Bluse zu sehen, Elena Makashvili in der gleichen Reihe ganz links.*

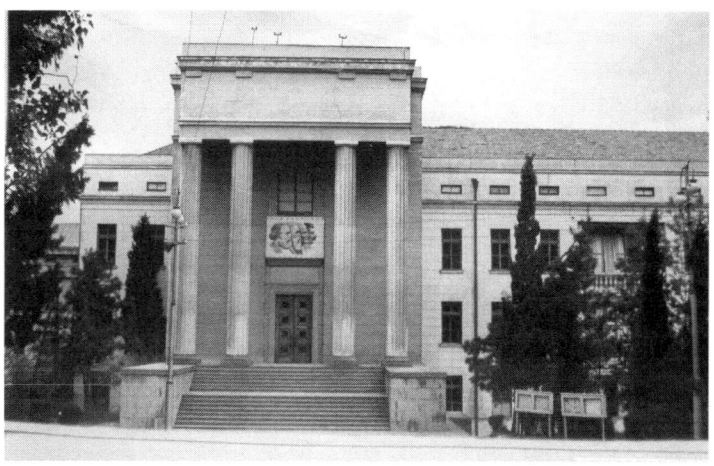

*Eingang zum Hauptgebäude des Tifliser Forschungsinstituts für Mikrobiologie, Epidemiologie und Phagen. Die Aufnahme entstand in den fünfziger Jahren.*

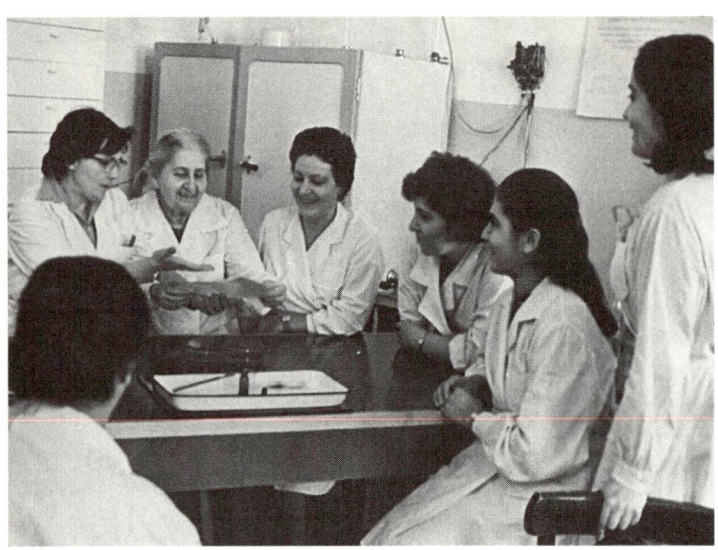

*Elena Makashvili (3. v. l.), die ehemalige Assistentin von Georgiy Eliava, mit einer Gruppe von Wissenschaftlerinnen in einem Labor des Tifliser Instituts. Die Aufnahme entstand vermutlich zu Beginn der sechziger Jahre.*

Tiflis sehen jenen des alten Pasteur-Instituts verblüffend ähnlich«, sagt der Phagenforscher Hans-Wolfgang Ackermann, der in den fünfziger Jahren am Pasteur-Institut arbeitete und das Tifliser Institut 1997 besuchte.

In den zahlreichen Laboratorien wirkten Eliavas Getreue, die dem Terror entronnen waren. Elena Makashvili, von der laut Nunu Kilasonidze das Gerücht umging, sie sei in den Meister verliebt gewesen, hatte sich ganz seinem Erbe verschrieben. Auch der Assistent d'Herelles, Irakli Georgadze, blieb dem Institut treu und wurde später dessen Leiter. Und der heutige Direktor des Instituts, Teimuraz Chanishvili, begann etwas später seine lebenslange Affäre mit den Phagen.

Die grandiosen Pläne für ein Weltzentrum mit marmornen Spezialkliniken erfüllten sich allerdings nicht. Der Initiator war als Volksfeind hingerichtet worden, und die Kriegsgefahr wurde immer größer, da war kein Platz für Prestigeprojekte mehr.

Das Institut produzierte in der Folge eine ganze Reihe von Seren, Vakzinen und Phagen, vor allem für das Militär.[66] Wie alle Armeen fürchtete sich auch die sowjetische vor der Ruhr, die ganze Bataillone kampfunfähig machen konnte.

Bereits in den dreißiger Jahren testeten die Sowjets die Phagentherapie und -prophylaxe der Ruhr in teilweise gigantischen Versuchen – etwa zur selben Zeit, als im indischen Assam die Großversuche gegen die Cholera im Gange waren. Vorneweg marschierten dabei nicht Eliava und seine Leute, die sich damals eher auf Phagen gegen Typhus und Staphylokokken konzentrierten,[67] sondern Institute in der Ukraine und später in Moskau. Die Wissenschaftlerin V. A. Krestovnikova vom Moskauer Mechnikov-Institut für Epidemiologie, Mikrobiologie und Infektionskrankheiten gewährte in einem wissenschaftlichen Übersichtsartikel von 1947 einen spannenden Einblick in diese Pionierphase. Krestovnikova war während des Krieges eine wichtige Phagenforscherin. Laut ihrem Bericht stürzten sich die sowjetischen Wissenschaftler nicht so stürmisch und zuweilen kopflos ins Abenteuer wie manche ihrer westlichen Kollegen. Sie bauten ihre Versuche systematischer auf. Allerdings muß Krestovnikovas Darstellung vorsichtig gewertet werden, da unklar ist, wie frei sie sich damals äußern konnte. Hinzu kommt, daß sie viele Details ausließ – was für einen solchen Übersichtsartikel aber auch heute noch üblich ist.[68]

Die Sowjets untersuchten zuerst, wie sich die Phagen im gesunden Tier oder Menschen verhalten. Sie kamen zu dem Schluß, daß die Viren von gesunden Tieren schnell ausgeschieden werden und sich höchstens im Müllsortierer der Milz länger halten, ein Ergebnis, das mit modernen Experimenten in Einklang steht.[69] Danach wandten sich die Forscher Experimenten mit infizierten Meerschweinchen zu. Krestovnikova selbst spritzte den Nagern Bakterien und danach Phagen in die Bauchhöhlen und verfolgte das Geschehen in den Eingeweiden: Die Phagen lösten die Bakterien im Innern des Tiers tatsächlich auf und vermehrten sich dabei. Eine experimentelle Leistung, die im Westen erst einige Jahre später brillanten Leuten wie Dubos oder Morton gelang, die, wie im 4. Kapitel beschrieben, nach 1942 die Vermehrung von Ruhrphagen in infizierten Mäusen untersuchten.

Daraufhin legte die sowjetische Forschungsmaschinerie los. Bis 1947 spulte sie nicht weniger als 74 Phagenstudien zur Ruhr ab. Alle mit Kontrollgruppen, die keine Phagen bekamen, um einen Vergleich zu ermöglichen, wie Krestovnikova betonte. Wiederum ein Plus gegenüber dem Westen. Die Phagen schlugen besonders bei Erwachsenen an, bei Kindern waren die sowjetischen Forscher mit dem Heilerfolg eher unzufrieden. Dafür schworen sie beim Nachwuchs um so mehr auf die vorbeugende Kraft der Phagen. Die Prophylaxe stand ganz oben auf der Wunschliste der sowjetischen Ärzte, denn sie war ganz im Sinne Lenins, der den Wert der Vorbeugung betont hatte.[70]

Folgerichtig trat für die Präventionsversuche die Garde der »wichtigsten Epidemiologen der Sowjetunion« an. »Zehntausende« von Menschen wurden für die Experimente in Moskau, Charkow, Kiew und Swerdlowsk mit Phagen gefüttert. Abermals verlor sich Krestovnikova bei ihrem Bericht nicht in Details, zählte aber Ergebnisse auf, die Hinweise auf die Wirksamkeit geben. In der Ukraine wurden Präparate eingesetzt, die nur Phagen gegen den Shiga-Stamm der Ruhrbakterien enthielten – und die Studien zeigten auch nur einen präventiven Effekt, wenn eine Shiga-Ruhr grassierte, nicht aber, wenn Sonne- oder Flexner-Ruhrbakterien ihr Unwesen trieben. Umgekehrt schützte das Heilmittel des Moskauer Mechnikov-Instituts, das keine Sonne-Phagen enthielt, Leningrader Versuchsteilnehmer nur, wenn dort keine Sonne-Keime kursierten. Und wirksam war die präventive Phagenkur nur, wenn die Einnahme häufig und in großen Dosen erfolgte. Dies spiegelte die Tierexperimente wider, die gezeigt hatten, daß sich Phagen im gesunden Organismus nicht lange halten, weil ihnen die Nahrung fehlt.

Auf ihrem Treffen von 1939 in Moskau erkannten die Infektiologen die Phagen offiziell als wirksame Präparate im Kampf gegen Ruhrepidemien an.[71] Was folgte, stellte sogar die indischen Großversuche in den dreißiger Jahren in den Schatten:

Jedes Jahr erhielten über eine Million Kinder in Krippen und Kindergärten in der Durchfallsaison vom Mai bis in den Oktober regelmäßig Ruhrphagen. Die heilsamen Viren hatten große Eroberungen gemacht: Ihr neues Reich erstreckte sich von Leningrad bis Wladiwostok, von Tiflis bis zu den eisigen Küsten Sibiriens. Die sowjetischen Phagenforscher reklamierten für ihre Schützlinge eindrückliche Erfolge: Nach der landesweiten Einführung von 1943 seien ein Drittel weniger Kleinkinder bis drei Jahre der Ruhr zum Opfer gefallen als im Jahr zuvor – wie groß das Verdienst der Phagen dabei wirklich war, ist nicht mehr feststellbar. Damals wurde der Erfolg den Präventionsprogrammen zugeschrieben.[72]

### Faulendes Fleisch, süßlicher Gestank

Ein schlagkräftiges Ruhrmedikament war sowohl für die Bevölkerung als auch für die Armee ein Segen. Dagegen war ein weiteres Großprojekt unmißverständlich militärisch ausgerichtet. Das ehrgeizige Ziel: ein Heilmittel gegen das Gasgangrän, jene »allerschrecklichste Komplikation bei Kriegsverletzungen«, wie P. M. Zhuravlev, der Generalmajor der sowjetischen medizinischen Dienste, es nannte.[73] In der Tat waren Gasgangräne für jeden verwundeten Soldaten eine grauenvolle Bedrohung.

Bei dieser Infektion nisten sich *Clostridium*-Bakterien tief in den ohnehin schon entsetzlichen Wunden der Verletzten ein. Sie gehören zu den häßlichsten Vertretern ihrer Zunft, produzieren starke Gifte und scheuen den Sauerstoff: Keime der Fäulnis. Ihre Toxine sickern ins Gewebe, zernagen die Zellwände, verdauen das Bindegewebe, verflüssigen das Fleisch. Der zerstörerische Fraß ist begleitet von der Produktion von Gasen, die sich im absterbenden Gewebe ansammeln und es aufblähen. Daher der Name Gasgangrän: Das griechische Wort Gangrän bedeutet fressendes Geschwür. Beim Betasten der befallenen Stellen hörte der Frontarzt ein charakteristisches

Knistern. Das Gesicht der unruhigen Patienten verfärbte sich gelblich-fahl, während die Weichteile um die Wunde von Braun-bläulich zu Schwarz wechselten und einen fad-süßlichen Geruch abgaben. Der Verletzte mußte dem Vermodern der eigenen Glieder bei vollem Bewußtsein zuschauen. Die Infektion endete zumeist mit dem Tod.

Innerhalb kürzester Zeit, so vermeldete der Generalmajor Zhuravlev 1943 in dem Buch *Mikrobiologie und Epidemiologie – Die Erfolge der Sowjetmedizin im patriotischen Krieg,* habe die Moskauer Forscherin S. P. Zaeva hochwirksame Bakteriophagen gegen mehrere Clostridien-Arten isoliert und im Tierversuch mit Erfolg getestet. Mit dem Angriff auf Finnland im Jahr 1939 gab Stalin den Forschern die Gelegenheit, sie sofort zu testen. Eine Reihe von Chirurgen behandelte verwundete Soldaten mit einem Cocktail aus Gangränphagen, der entweder im Moskauer Mechnikov- oder im Tifliser Institut hergestellt worden war. Ganz vorne bei den Tests dabei war ein Vertrauter des ermordeten Eliava, der georgische Chirurg Aleksandr Petrovich Tsulukidze. Er war für diese Unternehmung besonders geeignet, da er bereits im Ersten Weltkrieg als Chefarzt an der Südwestfront gedient hatte.[74] 767 Soldaten erhielten Phagenmedizin, von ihnen starben 18,8 Prozent, während bei einer Kontrollgruppe, die nur mit traditionellen Methoden – der Entfernung des absterbenden Gewebes – behandelt wurde, 42,2 Prozent der Krankheit erlagen. Mobile Sanitätsbrigaden, die die Phagen direkt an der finnischen Front einsetzten, schafften ebenfalls eine Reduktion der Gangräntodesfälle auf ein Drittel. Insgesamt nahmen 10 000 Soldaten – wohl ungefragt – an dieser Studie teil.[75]

Am 22. Juni 1941 überfiel Hitlerdeutschland die Sowjetunion. Zwei Teams von Chirurgen wurden an die Front entsandt, um den Truppenärzten vor Ort den Gebrauch der Phagenmischungen einzurichtern und weitere Daten zur Wirksamkeit zu sammeln. Hundert Milliliter Phagengemisch mußten die Ärzte nach dem Herausschneiden des beschädigten Fleisches rund um die Wunde ins Gewebe spritzen. Wegen der großen Menge an Injektionsflüssigkeit eine äußerst schmerzhafte Prozedur. Die Chirurgen empfahlen denn auch, die Einspritzung noch unter der Narkose der Operation vorzunehmen oder dem Phagengemisch das Anästhetikum Novocain beizumischen.[76]

## Goldene Zeit im Elend

Ob die schmerzhafte Behandlung tatsächlich immer unter Betäubung durchgeführt wurde, ist allerdings fraglich. Denn die Bedingungen an der Front waren katastrophal. Der Angriff Deutschlands, mit dem die UdSSR zuvor einen Nichtangriffspakt abgeschlossen hatte, kam überraschend. Die Rote Armee wurde schnell zurückgedrängt. Unzählige Forschungsinstitute und Produktionsstätten für Medikamente in Städten wie Kiew, die von der Wehrmacht überrannt wurden, mußten ins Hinterland verlegt werden. Andere Forschungseinrichtungen erlitten große Bombenschäden, Krankenhäuser wurden ebenfalls stark in Mitleidenschaft gezogen und waren völlig überfüllt.

Die Wehrmacht kam gefährlich nahe an das Phageninstitut in Tiflis heran. Von Norden her bewegte sie sich durch die Ukraine und um das Schwarze Meer herum auf den Kaukasus zu. Ihr Ziel waren die ölreichen Gebiete um Grosny und Baku. Am 21. August 1942 wehte auf dem Elbrus, dem mit 5 633 Metern höchsten Berg des Kaukasus, die deutsche Reichskriegsflagge. Nach Tiflis hinein kamen Hitlers Truppen zwar nie. Trotzdem litt das georgische Volk unter dem Krieg schwer. Schätzungsweise 600 000 Georgier kämpften auf den Schlachtfeldern, rund 300 000 kamen um – ein Zehntel der Bevölkerung. In der ganzen Sowjetunion starben 21 Millionen Menschen im Kampf gegen Hitlers Truppen, davon sieben Millionen Zivilisten, über 70 000 Städte und Dörfer wurden zerstört.[77]

Für die Phagen war es eine goldene Zeit. Während das Penicillin bei den westlichen Alliierten ab 1942 in gewissen Mengen den Weg zu den Truppen fand, war es in der UdSSR bis Kriegsende und darüber hinaus äußerst knapp, häufig fehlte es

sogar gänzlich.[78] So setzten die Sowjets neben den Sulfonami-
den auf Phagen. Sie unternahmen riesige Anstrengungen, um
eine Massenfertigung aufzubauen, die die Bedürfnisse der
Armee erfüllen konnte.

Den Weg an die Front fanden die Phagen als Lösung in
Ampullen. Oft genug aber auch nicht. Die Glasverpackung war
zu zerbrechlich für den Einsatz unter diesen Bedingungen.
Darum versuchten die Forscher fieberhaft, die Phagen in
Tabletten zu pressen. Lange waren sie erfolglos, doch dann
fand F. E. Sergienko vom Zentralinstitut für Epidemiologie und
Mikrobiologie bei Moskau die Lösung. Er ließ das Phagen-
Bakteriengemisch nicht wie bisher in aufwendiger Flüssigkultur wachsen, sondern auf Platten auf einem eingedickten Mix
aus Nährbrühe und Agar-agar, einem geleeartigen Produkt aus
Algen. Danach behandelte er die Agarplatten mit Chloroform-
dämpfen, die überlebende Bakterien abtöteten, aber die Phagen
nicht beschädigten, kratzte den Agarmix von der Platte, ver-
mischte ihn mit Stärke und Pferdeserum, trocknete und preßte
ihn. Fertig war die Tablette.

Die Filiale des Zentralinstituts in Alma-Ata stellte darauf in
kurzer Zeit vier Millionen Tabletten her, was 40 000 Litern
Flüssigkultur entsprach. In Windeseile zogen die Forscher die
Tablettenproduktion an mehreren Orten auf: In Moskau, in
Swerdlowsk im Ural und in den zentralasiatischen Städten Stalinabad und Taschkent.[79] In Alma-Ata, Kasachstan, testeten sie
die prophylaktischen Fähigkeiten der Trockenphagen an über
25 000 Menschen. Dabei sollen die Tabletten das Vorkommen
der Ruhr auf ein Achtel des vorherigen Standes gedrückt
haben.[80]

Der Krieg war für die Phagen unbestritten die Blütezeit.
Während in Deutschland die Ruhrphagen gegen Ende des
Krieges aus der Wehrmacht verschwanden, stieg in der UdSSR
von 1940 bis 1942 die Produktion um über 300 Prozent, jene
der andern Phagenpräparate gar um 560 Prozent.[81] In dem
bereits erwähnten Buch mit dem Untertitel »Die Erfolge der
Sowjetmedizin im patriotischen Krieg« nahmen die Phagen

1943 nicht weniger als drei von fünfzehn Kapiteln ein. Stuart Mudd, ein amerikanischer Bakteriologe, der die Sowjetunion im Herbst 1946 besuchte, berichtete, daß Phagen während des Krieges gar im Boden und Abwasser verteilt und dem Essen beigemischt wurden.[82] »Die Sowjetunion«, vermerkte die Phagenforscherin Krestovnikova in ihrem Bericht von 1947 zufrieden, »wurde für die Bakteriophagen wahrhaftig zu einer zweiten Heimat.«

## Vom Blockbuster zum smarten Nischenplayer

Nach dem Krieg und dem Terror, der letztlich erst mit Stalins Tod am 5. März 1953 nachließ, hatte die Sowjetunion viel aufzuholen. Ausländische Experten wähnten die Medizin im größten Land der Welt gegenüber dem Westen um fünf Jahre im Rückstand. Doch das Land reckte sich. Nach Kriegsende spuckten die Universitäten in der UdSSR viermal mehr Ärzte aus als jene der USA. Selbst in der hintersten Ecke in Sibirien gab es nun ein hygienisches Institut; ein Netzwerk an Muttermilch-Spendezentren sollte die gesunde Ernährung der Babys garantieren. Auch auf anderen Gebieten triumphierte das Arbeiterparadies. Am 4. Oktober 1957 verkündete der piepsende Sputnik den geschockten Amerikanern, wer in der neuen Schlüsseltechnologie Raumfahrt die Nase vorn hatte. Doch die Sowjets schafften es längst nicht, in allen Bereichen voranzukommen. Der US-Journalist John Gunther, der 1956 das Land besuchte, berichtete in seinem Buch *Inside Russia Today* von einer Aufholjagd der Paradoxe. Sowjetische Ohrenärzte hatten unerreicht sensitive Meßgeräte, um das Signal eines einzigen Nervs aufzuzeichnen, doch ihre Operationslampen waren völlig veraltet.[83]

Die sowjetischen Mediziner trieben auch die Herstellung von Antibiotika voran, die im Westen so für Schlagzeilen sorgten. Bald schworen auch hier viele Ärzte auf die leicht einzusetzende Chemie und verwiesen die Phagen auf den zweiten

Platz.[84] Einige Institute wie jene in Tiflis oder Gorki[85] produzierten trotzdem weiterhin Phagen in Massen. Sie wurden hauptsächlich in der Prophylaxe in Kindergärten und Schulen eingesetzt, fanden ihren Weg aber auch in Kliniken und Apotheken. Der größte Abnehmer blieb die Armee, die 80 Prozent der Produktion aus Tiflis übernahm. Wie wichtig dem Militär das Institut war, zeigte sich daran, daß die Zentralregierung die Erben Eliavas stärker ihrer Kontrolle unterstellte. Das Institut wanderte vom Aufsichtsbereich des georgischen Gesundheitsministeriums zu jenem der UdSSR.[86] Die Armee zog ein rigoroses Sicherheitsregime auf. Das eingezäunte Gelände konnte nur über eine Durchgangskontrolle betreten werden. »Obwohl die Wachmannschaft jeden von uns kannte, gab es unter keinen Umständen Einlaß, wenn man den Ausweis vergessen hatte«, erzählt Inga Georgadze, die jahrelang am Institut gearbeitet hat.

Warum hat sich die Phagentherapie in der Sowjetunion trotz Antibiotika in dem Ausmaß halten können? Die ketzerische Antwort kritischer Ärzte aus dem Westen lautet: Die Phagen mußten wirken, die Partei wollte es so. Die Kritiker sind der Meinung, die sowjetischen Studien aus den Kriegs- und Nachkriegsjahren genügten heutigen Standards nicht – und haben damit recht. Folglich schließen sie, daß die Wirkung der Phagentherapie, die die Forscher damals gesehen hatten, einer Art Staatsdoktrin entsprungen sei.

Auch wenn aus heutiger Sicht unklar ist, wie gut die Methode in jener Zeit ihren Dienst tat, so spricht doch einiges gegen eine Massenverblendung. Die damaligen Studien scheinen immerhin besser gewesen zu sein als das, was die meisten westlichen Enthusiasten zustande brachten – vorausgesetzt, die sowjetischen Berichte geben die Experimente korrekt wieder. Ferner gab es auch Wissenschaftler wie Zinaida Yermoleva, die sowohl an Phagen als auch an Antibiotika forschten und die beiden Behandlungen vergleichen konnten. Und Yermoleva war nicht irgendeine Forscherin, sie war immerhin diejenige, die Penicillin und Streptomycin in der Sowjetunion einführte.[87] Daß der Einzug der Antibiotika die Phagen nicht vollständig verdrängte, ist ein weiteres Indiz für ihre Wirksamkeit.

Auch die Produktion funktionierte im Osten vermutlich besser als im Westen. Die sowjetischen Forscher tüftelten zunächst für verschiedene Anwendungen eine optimale Herstellungsweise aus, wie das Beispiel mit den Tabletten zeigt, und verteilten dann dieses Schema an die Hersteller. So gab es eine gewisse Garantie, daß kein Produzent mit ungeeigneten Methoden vor sich hinwurstelte. Zudem wurde die industrielle Fertigung schon früh von einer zentralen Stelle, dem Kontrollinstitut Priselkov, überwacht.[88] Damit kam das sowjetische System sehr nah an die Traumvorstellung d'Herelles heran. All dies führte vermutlich zu besseren Ergebnissen als im Westen und half den Phagen, ihren Platz im Medikamentenschrank der sowjetischen Ärzte zu behalten.

In manchen Praxen und Spitälern konnten sich die Phagen nicht nur halten, sie genossen sogar großes Ansehen. Denn alsbald zeigten sich die Vorteile der Viren gegenüber den Antibiotika. Greift ein Kinderarzt bei Mittelohrentzündung zu Antibiotika, so vernichten diese nicht nur die schuldigen Streptokokken im Gehörorgan des Kindes, sondern mähen auch wahllos andere Keime nieder – mit negativen Folgen. Die gutartigen Keime, die zu Abermilliarden unseren Körper besiedeln, schützen uns vor der Invasion von Krankheitserregern. Werden diese Nützlinge durch ungezielten Chemieeinsatz dezimiert, bietet sich pathogenen Neuankömmlingen eine Chance, in die Bresche zu springen und Infektionen auszulösen.

Im leergefegten Darm eines Patienten können sich Opportunisten wie *Clostridium difficile* einnisten und zu Durchfall führen – bei Schwerkranken kann das ernste Folgen bis zu Darmdurchbruch, Sepsis und Tod haben.[89] Bei gewissen Antibiotika leiden bis zu 25 Prozent aller Behandelten an Darminfektionen mit *Clostridium*, die ihrerseits wieder mit Antibiotika bekämpft werden müssen. In einem Viertel der Fälle kommt es trotzdem zu Rückfällen, in einigen Kliniken wüten zeitweise gar *Clostri-*

*dium*-Epidemien.[90] Die spezifischen Phagen dagegen, die nur die schädlichen Bakterien angreifen, lassen die schützende Mikrobenbevölkerung auf unserem Körper in Ruhe und führen deshalb bei ihr auch nicht zur Resistenzbildung. Ein intelligentes Medikament.

Einige Antibiotika haben noch schlimmere Nebenwirkungen. Rund acht Prozent aller Menschen reagieren allergisch auf Penicillin, bei etwa einem von 200 Patienten kann es zu heftigen Reaktionen kommen, die zuweilen tödlich enden. Die Gruppe der Aminoglykosid-Antibiotika ist giftig für Nieren und Gehör, auch Vancomycin kann die Nieren schädigen. Chloramphenicol schädigt das Knochenmark und kann dadurch unter anderem Blutarmut auslösen, die in seltenen Fällen zum Tod führt.[91]

Manche Antibiotika der fünfziger und sechziger Jahre waren erheblich schädlicher als heutige Varianten. So konnten sich die Phagen eine treue Fangemeinde unter den sowjetischen Ärzten sichern. Auch jene Mediziner in Frankreich, der Schweiz oder Deutschland, die zu dieser Zeit die noch erhältlichen Phagen der schweizerischen Saphal und des französischen Laboratoire du Bactériophage einsetzten (siehe 4. Kapitel), scheinen ihre Wahl hauptsächlich wegen der geringen Nebenwirkungen getroffen zu haben – eine Art Vorläufergeneration der heutigen Alternativmediziner. Einige sowjetische Ärzte verwendeten die Phagen gar, um Schäden zu lindern, die die Antibiotika angerichtet hatten. In einer Swerdlowsker Klinik behandelte A. M. Litvinova untergewichtige Neugeborene, die wegen Lungenentzündung oder Blutvergiftung mit Antibiotika behandelt worden waren, mit einer Mischung aus Intestinalphagen und Bifidobakterien. Die Phagen sollten die eingeschlichenen Durchfallkeime erledigen, unter denen die Babys litten, und die Bifidobakterien wieder eine gesunde Flora im Darm aufbauen. Ähnliches wurde auch bei Krebspatienten gemacht.[92] So führte die Phagentherapie ein gesichertes und ruhiges Dasein im Schoße der sowjetischen Medizin.

## Rettung aus der Kloake

Anfang der siebziger Jahre braute sich in den sowjetischen Spitälern eine Katastrophe zusammen. Der Infektiologe David Shrayer, der später in die USA emigrierte, lebte damals noch im Land. Er erinnert sich noch genau an den Noteinsatz entlang der gewaltigen Baustelle der Baikal-Amurskaya-Eisenbahn (BAM), die die Pazifikküste mit dem Westteil des Landes auf einer Strecke von über 6000 Kilometern verbinden sollte. Unter den Arbeitern grassierten Staphylokokken-Infektionen; sie hatten eitrige Wunden, Abszesse, Furunkel. »Es war eine besorgniserregende Epidemie«, sagt Shrayer. »Auf einigen Baustellen lebten die Arbeiter trotz der sibirischen Kälte in Zelten, in denen die Temperatur an eisigen Tagen nicht über den Gefrierpunkt kroch.« Die unbefestigten Straßen, die beim häufigen Regen verschlammten, waren voller Hunde, Ratten und Müll.

In manchen Krankenhäusern entlang der Bahnlinie pendelten infizierte Patienten und die Ärzte ungehindert zwischen den Abteilungen. Oft waren zehn bis zwölf Kranke mit offenen Infektionen in einem Zimmer zusammengepfercht. In einem bakteriologischen Labor, das Shrayer besuchte, tropfte Abwasser von der Decke. Die Staphylokokken liefen Amok. Sie verbreiteten sich rasend schnell in den Kliniken. Viele Menschen wurden durch verseuchtes Essen und streunende Hunde angesteckt. Die Bakterien waren hochpathogen und multi-resistent.[93]

Auch wenn die Zustände entlang der BAM-Bahnlinie wohl besonders schlimm waren, so herrschten auch andernorts unhaltbare Zustände. Mangelnde Hygiene und Nachlässigkeit ließen die Ärzte viel zu schnell zu Antibiotika greifen. Die verhängnisvolle Spirale begann sich zu drehen: Mehr Antibiotika – mehr Resistenzen. Noch mehr Antibiotika – noch mehr Resistenzen. Bald blieben die Mittel wirkungslos. Eine Welle von resistenten Mikroben überzog das Land.

Retter in der Not sollten die Phagen werden. »Im Jahr 1975 wurde ein Dekret herausgegeben«, erzählt Teimuraz Chanish-

vili, der damals im Tifliser Institut stellvertretender wissenschaftlicher Leiter war. »Alle epidemiologischen Stationen des
Landes mußten ihre Bakterienproben nach Tiflis schicken,
damit wir neue Phagen gegen die resistenten Mikroben finden
konnten. Ich selbst schrieb das Dekret und brachte es nach
Moskau zur Unterzeichnung.« Bald trafen unzählige Proben
aus der ganzen Sowjetunion in Tiflis ein, 20 000 bis 30 000
jedes Jahr. »Es war eine gewaltige Arbeit, alle zu diagnostizie-
ren, zu testen und zu lagern. In vielen Proben verbargen sich
mehrere Keime, die wir erst aufwendig trennen mußten.«

Chanishvili und seine Leute waren bereit für die Renaissance: »Wir hatten schon einige Jahre zuvor beschlossen, unsere Phagen zu verbessern. Wir wußten nun mehr über die Viren
als unsere Vorgänger und wollten dieses Wissen anwenden.«
So waren sie auf die Idee gekommen, neue Ruhrphagen so auszuwählen, daß sie besonders gut für ihren Wirkungsort – den
Darm – geeignet waren. Dazu behandelten die Forscher verschiedene ruhrkranke Patienten mit unterschiedlichen Phagen
und wählten jene als zukünftiges Präparat aus, die sich am
besten im Darm hatten halten können.[94]

Bei genauem Hinsehen war den Tifliser Forschern auch aufgefallen, daß ein Präparat, das sie gegen Staphylokokken in
Tiflis entwickelt hatten, in Moskau wirkungslos bleiben konnte. Die große Spezifität der Phagen, die so segensreich war,
erwies sich für eine zentralisierte Produktion als großes Problem. Vor allem aber war ihnen klar geworden, daß sie nie
ruhen durften. Wie der rollende Stein den Sisyphus, so verdammten die wandelbaren Bakterien die Forscher zur ständi-
gen Arbeit. Denn hartnäckig wehrten sie sich gegen Angriffe,
wurden resistent gegen Antibiotika oder Phagen.

Diesen ewigen Wettlauf fechten Bakterien und Phagen aus,
seit es sie gibt, vermutlich seit über drei Milliarden Jahren: Ein
phagengeplagtes Bakterium ändert ein Oberflächenprotein, an
dem ein bestimmter Phagentyp andockt, fortan bleibt der Para-
sit außen vor – es sei denn, in einigen der Phagen findet sich
eine passende Mutation, die sie wieder ins Spiel zurückbringt.

Dieser endlose Reigen der Evolution erzeugt ein einziges Wettrüsten zwischen den beiden Gegnern.

Kürzlich haben US-Forscher das besonders durchtriebene Vorgehen eines Phagen aufgedeckt. *Bordetella*-Bakterien, die Verursacher von Keuchhusten, wechseln zwischen zwei Lebensstadien hin und her. Das eine Stadium attackiert das menschliche Opfer, die friedlichere Lebensform lebt in der Umwelt. Der Phage mit dem Namen BPP-1 befällt *Bordetella* normalerweise nur, wenn die Bakterie auf Menschenangriff geschaltet ist. Als die Forscher genauer hinsahen, entdeckten sie jedoch auch einzelne Viren, die statt dessen nur freilebende Bordetellen angriffen, und solche, die beide Formen befielen. Die Phagen schalten zwischen den verschiedenen Formen hin und her, indem sie ihre Tentakelproteine ändern, mit denen sie an ihre Opfer andocken.

Doch die Raffinesse der Phagen erreicht noch ganz andere Höhen, wie die Virologen bald erkannten. Sie haben eine eigene Maschinerie eingebaut, die beim Wechsel der Tentakelproteine eine gewisse Anzahl an Fehlern macht. Dadurch können sich zwar manche Phagen mit mutierten Tentakeln nicht mehr an die Bakterien anheften, dafür entstehen jedoch stets Varianten, die die Mutationen der Bakterien kontern. Ein ewiger Krieg, bei dem der Phage BPP-1 wohl nie verliert. Schwindelerregende 9200 Billionen Tentakelvarianten kann das Virus theoretisch bilden, um beim Wettlauf stets die Nase vorn zu haben.[95]

Mutter Natur hält also immer neue Phagen bereit, um resistent gewordene Bakterien in Schach zu halten. Chanishvili mußte sie nur suchen. Und das wollten er und seine Genossen fortan systematisch tun. Sie entwarfen ein cleveres System, das so wohl nur in der zentralistischen UdSSR funktionieren konnte. Phagen und Kommunismus gediehen zusammen prächtig. Grundlage war jenes Dekret, das Chanishvili selbst verfaßt hatte. Fortlaufend testeten nun seine Forscher die aus allen Ecken der Sowjetunion eintreffenden Bakterien darauf, ob sie von den vorhandenen Phagenpräparaten getilgt wurden. Zeigten sich Resistenzen, so griffen die Forscher in ihre Kühlschränke und suchten in der unaufhörlich wachsenden Sammlung nach zusätzlichen Phagen, die den Job erfüllten. Wurden sie fündig, so erweiterten sie den bestehenden Phagen-Cocktail. Geschafft.

Oftmals gaben allerdings die Kühlschränke nichts her. Dann hieß es, Stiefel anziehen und neue Phagen suchen. »Dafür braucht es Phantasie und militärische Disziplin«, sagt Liana Gachechiladze, die in den sechziger Jahren zum Tifliser Institut stieß. »Die meisten Phagen gibt es da, wo auch ihr Futter ist: in dem Krankenhaus, in dem die resistenten Bakterien aufgetaucht sind. Am bequemsten sammelt man die Phagen im Abwasser der Klinik ein, dort kommen alle zusammen.« Noch leichter ist es da, wo sich alle Abwässer der Stadt sammeln. In der Cloaca maxima, im braunen Mtkvari, in dem schon Eliava einst Choleraphagen fand. Wer den Mtkvari in Tiflis gesehen hat, weiß, daß hier Stiefel angebracht sind.

Die militärische Disziplin braucht es beim nächsten Schritt, bei dem aus der Kloake die geeigneten Phagen isoliert werden. Wie das geht, zeigt Lamara Chanishvili in einem der Labors im alten Tifliser Institut. Auch die 73jährige arbeitet wie Liana Gachechiladze nach wie vor jeden Tag im Institut. Sie war lange Ausbilderin und zeigte dem wissenschaftlichen Nachwuchs, wie neue Phagen gewonnen werden. »Die Wasserprobe, in der wir die Phagen vermuten, geben wir in Nährlösung und impfen diese mit dem Bakterium an, gegen das wir ein Mittel suchen«, beginnt Chanishvili das Rezept zu erklären. Nach einer Wachstumsphase von 18 bis 24 Stunden bei 37 Grad läßt sie die Lösung in einer Zentrifuge kreisen. Dabei bleiben die leichten Phagen in der Lösung, die schwereren Bakterien werden auf den Boden des Zentrifugenröhrchens gedrückt. Danach saugt Chanishvili die Phagenlösung vorsichtig mit einer Glaspipette auf und filtriert sie anschließend, um die letzten Bakterien zu entfernen. Im Filtrat bleiben also die Phagen zurück. »Dann verteilen wir das Filtrat auf Agarplatten, auf denen wir zuvor die passenden Bakterien ausgesät haben. Die Platten kommen über Nacht wieder in die Wärme, damit die Bakterien wachsen und die Phagen sich auf ihnen vermehren können.« Das Resultat sind die charakteristischen Löcher im Bakterienrasen, Plaques genannt. Mit sterilen Drahtösen greift sich Chanishvili aus einem Plaque die Phagen und verteilt sie erneut mit denselben Bakterien auf einer Platte. Neue Plaques entstehen. Diesen Waschgang wiederholt sie fünf- bis sechsmal, bis die gleichbleibende Form der Löcher darauf hinweist, daß sie es nur noch mit einem Phagentyp zu tun hat. Mit einem Blick ins Elektronenmikroskop wird dieser Befund kontrolliert.

Militärische Disziplin ist auch beim letzten Akt vonnöten. Nun müssen die neuen Phagen ihre auflösende Kraft gegen die ganze Horde der renitenten Bakterien beweisen. Dazu werden die Phagen mit jedem Bakterium, das getestet werden soll, auf einer Agarplatte verteilt, um zu sehen, ob sich Löcher bilden oder nicht. Oft schleusten Chanishvili oder ihre Schüler mehrere hundert Mikrobenstämme durch die langwierige Testreihe. Und das alles in Labors, die nahezu unverändert waren, seit Eliava sie geplant hatte, und mit Geräten, die tatsächlich noch von ihm stammten: Mikroskope der Marke Reichert, in den dreißiger Jahren aus Deutschland importiert, hölzerne Brutschränke, vor denen der verschollene Meister einst selbst in freudiger Erwartung gestanden haben mag, um seine Phagenkulturen herauszuholen.

Die Phagen, die das Auswahlprozedere überstanden, fügten die Forscher den bestehenden Mischungen bei, unwirksam gewordene entfernten sie. Diesen aufwendigen Vorgang spulten sie für jedes Phagenmedikament halbjährlich ab, um mit den agilen Bakterien mitzuhalten. So enthielt Pyophage, der Mix für eitrige Wundinfektionen, Phagen gegen *Staphylococcus*, *Streptococcus*, *E. coli*, *Proteus* und *Pseudomonas aeruginosa* in stets wechselnder Zusammensetzung. Gegen jede Bakterienart waren verschiedene Typen von Bakteriophagen beigefügt, um dem wählerischen Appetit der Viren Rechnung zu tragen.

Die Kombinationsstrategie hatte auch den Vorteil, daß sie den Bakterien viele Wege zur Resistenz abschnitt. Bakterien werden gegen Phagen resistent, wenn sich durch eine Mutation beispielsweise jene Stelle verändert, an der ein Phage andockt.

Sind in einem Präparat zwei Phagentypen vorhanden, die die Bakterien an verschiedenen Stellen angreifen, so sind nur jene Bakterien dagegen resistent, die an beiden Stellen mutiert sind. Die Wahrscheinlichkeit einer solchen Doppelmutation ist viel geringer als jene einer Einfachmutation, sie tritt also viel seltener auf. Sind noch mehr als zwei unterschiedliche Phagentypen im Mix vorhanden, so sinkt die Wahrscheinlichkeit weiter, daß resistente Bakterien auftreten.

Der Feuerwehrdienst, mit dem die Tifliser Forscher der kreativen Kraft der Bakterien Paroli boten, war von der sowjetischen Gesundheitsbehörde sanktioniert und reglementiert. Die Präparate im Handel mußten mindestens 70 Prozent eines festgelegten Sets an Testbakterien vernichten. Sie wurden auch regelmäßig im Tierversuch auf ihre Unschädlichkeit geprüft. »Durch diese Maßnahmen konnten wir die Erfolgsquote drastisch erhöhen«, sagt Teimuraz Chanishvili. »Von im Schnitt 57 Prozent in den fünfziger Jahren ging sie auf 90 bis 95 Prozent in den achtziger Jahren hoch.«

Die immense Erfahrung beim Aufspüren und Auswählen neuer Phagen, die Chanishvili und seine Kollegen in all den Jahrzehnten gesammelt haben, wird von manchen westlichen Forschern mit Ehrfurcht betrachtet. »Ihr Know-how ist unerreicht«, sagt Sergey Bujanover von der israelischen Phage Biotech. Die Fähigkeit, schnell neue Phagen gegen tödliche Bakterien aus dem Abwasser zu klauben, war und ist das Herzstück der Phagentherapie östlicher Spielart. Geht es nach dem Willen einiger Forscher, könnte sie auch die Basis für eine Renaissance im Westen sein.

## Heroische Taten

In Frankreich ist ein ähnliches Know-how auch noch vorhanden – nur weiß das fast niemand. Einer der wenigen französischen Forscher, der sich mit Phagentherapie noch auskennt, ist der 78jährige Jean-François Vieu. 1956 trat der Mediziner in den Service du Bactériophage des Pariser Pasteur-Instituts ein, rund 40 Jahre, nachdem d'Herelle an der gleichen Stätte mit seinen Phagenexperimenten begann. Die Aufgabe des Service du Bactériophage bestand jedoch nicht in der Phagentherapie, sondern in der Grundlagenforschung. Doch mit ähnlichen Methoden wie die sowjetischen Forscher hatte auch Vieu eine Art Feuerwehr für Infektionen aufgebaut. Nur in viel kleinerem Maßstab: »Wir haben nur in Notfällen eingegriffen: dann, wenn ein Arzt anrief und sagte, er habe einen Patienten, bei dem kein Antibiotikum helfe«, sagt Vieu.

Solche Fälle gab es schon damals, als Vieu seinen kostenlosen Notdienst von 1956 bis in die achtziger Jahre aufrechterhielt. Er nennt es die »heroische Phase« der Phagentherapie. Es war keine Zeit der ausgeklügelten Studien. Da Vieu ausschließlich einzelne Patienten behandelte, konnte niemand wissenschaftlich nachweisen, ob die Phagen die Heilung gebracht hatten oder eine Spontanheilung. Alle Beteiligten waren einfach froh, wenn der Patient das Krankenhaus geheilt verlassen konnte.

An einen beispielhaften Fall erinnert sich Vieu gut. Es war 1962 oder 1963, als er an einem Kongreß in Mexiko-Stadt teilnahm. Ein einheimischer Arzt, der auch bei dem Treffen dabei war, erzählte ihm von einer 20jährigen Patientin, bei der sich nach einer Bauchspiegelung die Eintrittsöffnung des Endoskops infiziert hatte. Seit sechs Monaten behandelten die Mediziner die großen Furunkel um die Operationswunde erfolglos. Vieu erklärte sich zur Hilfe bereit, doch es blieb ihm wenig Zeit, da der Kongreß nur zwölf Tage dauerte.

»Als erstes entnahm ich dem Eiterherd eine Probe, um die Art der Bakterien bestimmen zu können«, erzählt Vieu. Statt auf dem Kongreß verbrachte er die nächsten zwölf Stunden im Labor, um so schnell wie möglich herauszufinden, mit welchen Bakterien er es zu tun hatte. Es waren eine ganze Menge: *Enterococcus*, *Staphylococcus aureus*, *Escherichia coli*, *Proteus vulgaris* und *Providencia rettgeri* fand Vieu in den Furunkeln. Daß an einer infizierten Stelle mehrere Bakterien gefunden werden, ist nicht ungewöhnlich.

Da er in Mexiko keine Phagen dabei hatte, suchte Vieu nun wie die sowjetischen Forscher im Abwasser nach wirksamen Phagen. Nach vier Tagen und Nächten Arbeit hatte er vier wirksame Phagen zusammengeklaubt. Gegen die *Providencia*-Bakterien fand er allerdings keinen. Dennoch injizierte er die kombinierten Phagen in die Furunkel der Patientin: »Ich stieß die Spritzennadel in die infizierte Stelle und zog sie dann langsam zurück, während ich die Phagenlösung durch die Nadel drückte«, erzählt Vieu. »So verteilen sich die Phagen im ganzen Furunkel – diese Methode geht auf d'Herelle zurück.« Innerhalb weniger Tage verschwanden die vier Bakterienarten aus den Eiterbeulen der Kranken, nur die *Providencia*-Bakterien hielten sich erwartungsgemäß. »Die mexikanischen Ärzte waren verblüfft«, sagt Vieu.

Um die Heilung zu vollenden, schmuggelte er bei der Heimreise eine Probe der *Providencia*-Bakterien durch den Zoll. Zu Hause im Pasteur-Institut in Paris isolierte er einen passenden Phagen, mit dem die mexikanischen Ärzte die Furunkel noch ganz ausheilen konnten. »Die Patientin schrieb mir darauf, sie bete für mich zur heiligen Madonna.«

Vieus Dienste waren sehr gefragt. Pro Jahr erhielt er zwischen 40 und 120 Hilferufe. »Viele Infektiologen sagten mir: ›Die Phagen sind unsere ultimativen Mittel.‹« Vieu war nicht der einzige in Frankreich, der seine »heroischen« Dienste anbot. Auch in Straßburg und in Lyon gab es Forscher, die in Notfällen Phagentherapie praktizierten. Mittlerweile sind wie Vieu alle pensioniert, und sie und ihr Wissen sind in Vergessenheit geraten.[96]

### Chanishvili jagt den heiligen Gral

In der Sowjetunion ließen sich trotz der Offensive der Phagenforscher in den siebziger Jahren einige extra-perfide, resistente Staphylokokken nicht besiegen. Sie lauerten in den Kliniken und setzten sich in vielen Patienten chronisch fest. »Es war

katastrophal«, sagt Teimuraz Chanishvili. »Wegen des Not-
stands fand in Moskau ein spezieller Kongreß statt. Ich erinnere mich an eine besonders dramatische Rede. Der Referent sagte, die Lage sei so schlimm, daß den Schwangeren geraten werden müsse, ihre Kinder wieder zu Hause zu gebären.« In dieser
Bedrängnis kam Chanishvili eine Idee, die in der Sowjetunion
30 Jahre lang niemand mehr zu denken gewagt hatte: Was es
brauchte, waren Phagen, die direkt ins Blut gespritzt werden
konnten. Phagen, die dort mit marodierenden Bakterien auf-
räumen konnten, um gegen die immer häufigeren chronischen
Infekte ein schlagkräftiges Mittel zur Hand zu haben.

Genauso wie ihre Kollegen im Westen hatten Sowjetmedizi-
ner bis zum Zweiten Weltkrieg bei Blutvergiftungen die Phagen hin und wieder in die Blutbahn ihrer Patienten gespritzt.
Doch die manchmal heftige Reaktion des Körpers – Fieber-
schübe und Schüttelfrost – ließ sie davon abkommen. Die Präparate waren einfach zu unsauber, weil die damaligen Herstel-
lungsmethoden ein wildes Gemisch von Phagen, Bakterientrümmern und Nährlösungsproteinen zurückließen. Das trieb
das Immunsystem des Patienten augenblicklich und gefährlich
zur Überreaktion: eher Schock- denn Phagentherapie. So verabreichten die sowjetischen Ärzte ab den fünfziger Jahren die
Phagen hauptsächlich als Tabletten und Lösungen zum
Schlucken oder Auswaschen von Wunden.

Ein intravenöser Phage blieb jedoch der heilige Gral der
Zunft. Chanishvili machte sich wieder auf die Suche. »Fünfzehn Jahre meines Lebens habe ich daran gearbeitet.« Die lange Zeit wurde nicht zur Qual, die Zufriedenheit ist trotz der
Verheerungen des grauen Stars in den Augen des alten Mannes
zu sehen, wenn er davon erzählt. Zuerst galt es, die Phagen so
herzustellen, daß dem Immunsystem nichts mehr geboten
wurde, was es zum Amoklauf trieb. Dazu wählte Chanishvili
eine Nährlösung, die statt aus Rindfleisch synthetisch hergestellt wurde. Es bedurfte endloser Versuche, bis er einen Weg
fand, bei dem sich die Phagen in genügend hoher Konzentration züchten ließen. Zahlreiche Kaninchen mußten für Tests her-

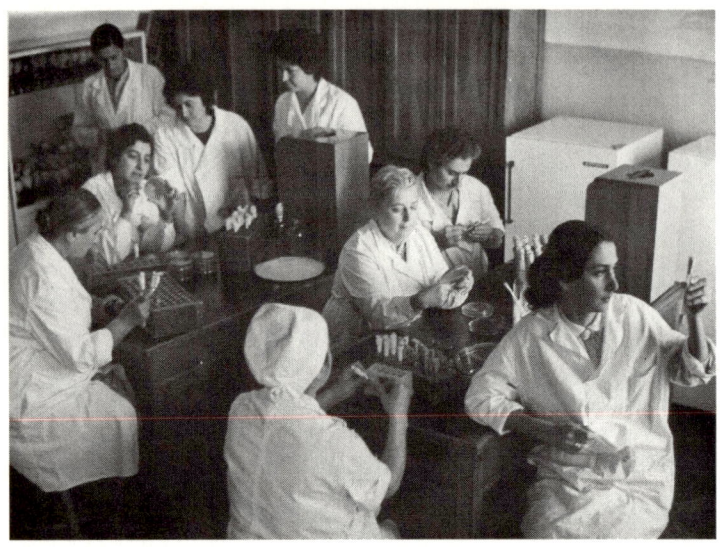

*Suche nach neuen Phagen in einem Labor des Tifliser Instituts. Anfang der siebziger Jahre.*

halten, in denen Chanishvili sich überzeugte, daß sein Phage funktionierte: kein Aufstand der Immunabwehr, aber die Staphylokokken restlos aus dem Karnickelblut gefegt – und das mit 95 Prozent aller multi-resistenten Staphylokokkenstämme. Auch gesunde menschliche Probanden vertrugen die Phagen gut.

Doch plötzlich stockte das Projekt. »Wir hatten immense Mühe, Ärzte zu finden, die bereit waren, das Präparat an Patienten auszuprobieren«, sagt Chanisvili. »Niemand traute sich. Wir waren wirklich Pioniere.« Es galt, einen Patienten zu finden, dem mit den herkömmlichen Mitteln nicht mehr zu helfen war und der deshalb bereit war, das Risiko einzugehen. Und es brauchte einen Arzt, der den Tabubruch wagte. Der Patient fand sich in der Person von Avtandil Chkheidze. Der junge Mann litt an einer chronisch-eitrigen Hautinfektion, die auch aus dem Westen importierte Antibiotika nicht heilten. Einer neben dem anderen sprossen die Furunkel auf seiner geschundenen Haut.

Chkheidze ging es miserabel, bald brauchte er Krücken – und kümmerte sich nicht mehr um das Risiko, als Versuchskaninchen zu dienen. Der berühmte Professor Vakthang Bochorishvili vom Sepsis-Center in Tiflis wagte die Behandlung. Nach drei Tagen Infusionen mit Chanishvilis Phagen waren die Furunkel verschwunden, nach fünf Tagen ging Chkheidze mit Freunden auf eine Party.

Bochorishvili und Chanishvili weiteten die Versuche zuerst auf 20 Patienten, dann auf eine größere Zahl aus. Mehrere Krankenhäuser in Tiflis und Moskau beteiligten sich. Eine Kinderärztin auf einer Intensivstation für Neugeborene setzte das neue Medikament erstmals bei Säuglingen ein. Der Direktor der Klinik bestand jedoch aus Vorsicht darauf, die Phagen zuerst nur zusammen mit Antibiotika einzusetzen. Von 98 Babys, die daraufhin nur Antibiotika erhielten, starben acht, von 148 Neugeborenen, die Phagen und Antibiotika gespritzt bekamen, starb nur eines. Nebenwirkungen gab es in allen Studien keine.[97] »Erst jetzt fingen wir an, die intravenösen Phagen in Massen herzustellen«, sagt Chanishvili.

Die Phagentherapie und das Institut in Tiflis erlebten Mitte der achtziger Jahre eine neue Blütezeit. Wenn Chanishvili von Massenproduktion redet, dann übertreibt er nicht. Allein gegen Ruhr und Typhus produzierte das Institut jährlich 80 Millionen Tabletten.[98] Seine Namensvetterin Lamara Chanishvili war einst auch Chefin einer Produktionseinheit für Ruhrphagen. Sie weiß noch, wie es zuging, als das Institut Bakteriophagen ausspuckte wie Brauereien das Bier. Hektoliterweise. 800 Angestellte kümmerten sich nur um die Produktion. Im ersten Stock des Instituts verarbeiteten Frauen in einer Art Großküche für Mikroben Unmengen Rindfleisch und andere Zutaten zu einer Nährbrühe. Die wurde durch Stahlrohre ins dritte Stockwerk gepumpt, wo die mächtigen Fermenter in den gekachelten Fabrikationshallen standen. In jedem Raum fünf Giganten aus Stahl, mit Rührwerk, Manometern und einem Bauch, der 500 Liter Fleischbrühe schluckte. Über Nacht dämmerten die gesäuberten Bruttonnen in ste-

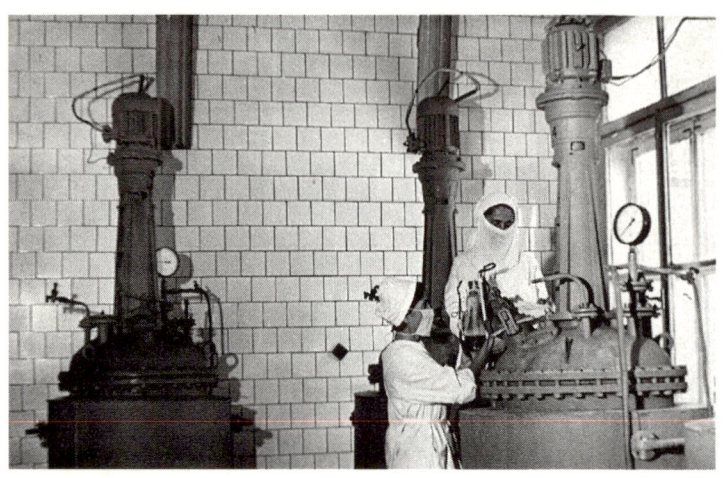

*Großproduktion von Phagen im Tifliser Institut in den fünfziger Jahren.
Es gab mehrere Hallen mit je fünf Fermentern.*

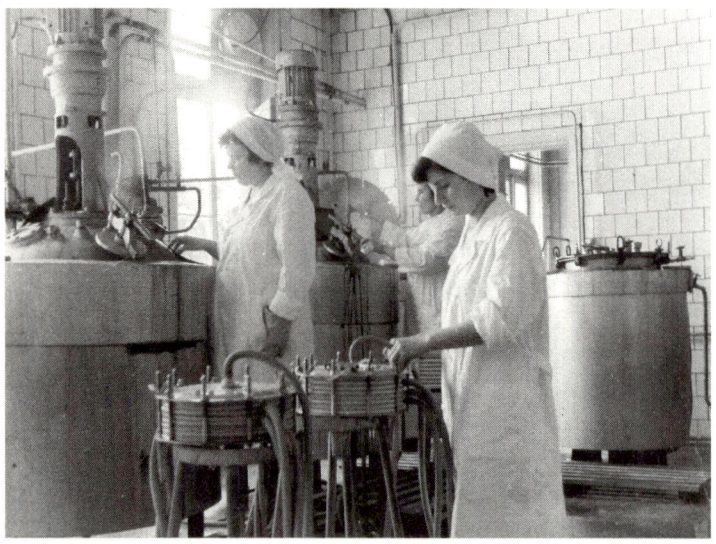

*Phagen-Massenproduktion in Tiflis in den siebziger Jahren. Die Frauen
pumpen gerade die fertige Phagenlösung durch die runden Sterilfilter.*

rilisierendem giftig-blauem Ultraviolettlicht und warteten auf die Bakterienfracht, die nebenan in großen Glasflaschen keimte. Frühmorgens betankte die Produktionscrew die Fermenter mit der Nährbrühe und den Starterkulturen aus den Glasflaschen. Fünfmal 500 Liter, 2500 Liter insgesamt. Stieg die Nachfrage, mußten die Frauen zwei Schichten fahren. Sie trugen weiße Schürzen, Kopfhaube und, je nach Produktionsschritt, Mundschutz.

Später am Morgen setzten sie die Phagen zu. Hatten die einige Stunden danach in den Tanks ihr Werk vollbracht, die Bakterien zerstört und sich zigfach vermehrt, sogen die Frauen die Brühe mit mächtigen Vakuumpumpen durch Sterilfilter in der Größe von Autorädern. Nun kam die Akkordarbeit. Die 2500-Liter-Phagenflut mußten die Angestellten von Hand in Glasampullen abfüllen. 10 Milliliter Lösung aus dem Schlauch eingefüllt, Ampulle verschweißen, die nächste. Alles steril. 250 000mal pro Schicht und Produktionseinheit. Tag für Tag. Eine Arbeiterin schaffte 500 bis 600 Ampullen, der Rekord lag bei 1000. Ab 1970 gab es dafür eine Maschine – endlich. Hochgerechnet produzierte eine Gruppe, die fünf Fermenter betreute, jährlich über 600 000 Liter Phagen.

Großabnehmer war nach wie vor die Armee. Aber auch viele Krankenhäuser im ganzen Land verwendeten wieder Phagen. In Moskau, Leningrad oder Kemerovo. In der Autofabrikationsmetropole Tolyatti brauchten die Ärzte nur selten Antibiotika, sagt Zemphira Alavidze, die 1968 zum Tifliser Institut kam. Der Feuerwehrdienst der Phagenforscher bewährte sich. Wenn in einem Krankenhaus neue Problemkeime auftauchten, schwärmten sie aus und suchten in der Kloake nach Abhilfe. Wie in jenem Fall, als in einer Tifliser Kinderklinik eine Epidemie von *Serratia marcescens* wütete, einem störrischen Opportunistenkeim, der Verbrennungsopfer oder andere anfällige Patienten infiziert und oft gegen Antibiotika resistent ist. 350 Neugeborene hatten die Serratien schon befallen, als Liana Gachechiladze zu Hilfe gerufen wurde. Ihr Team fand prompt Phagen im Mtkvari, mit denen fortan die Neugeborenenabteilung sterilisiert wurde und die später nach eingehender Prüfung vom Personal als Prophylaxe geschluckt wurden.

Inzwischen hatte sich auch die politische Großwetterlage
verbessert. Die Veteranen wie Nunu Kilasonidze oder Teimuraz Chanishvili sahen nach dem Grauen des Stalinterrors,
dem Vaterländischen Krieg und der langen, bleiernen Zeit des
Kalten Krieges plötzlich Michail Gorbatschows Glasnost und
Perestroika aufziehen. Neben hundert anderen neuen Freiheiten konnte plötzlich auch nach dem verschollenen Georgiy
Eliava gefragt werden. Denn über all die Jahre hatten die Phagenforscher ihren Urahn in Kopf und Herz behalten. Im Jahr
1989 durfte das Institut nach langem Drängen bei höheren
Stellen endlich den Namen seines Gründers tragen. Es hieß
fortan Eliava-Institut der Bakteriophagen, Mikrobiologie und
Virologie.

Es brachen, so schien es, endgültig goldene Zeiten an.

## 6. Kapitel: Gralshüter in Not

Die Maschinen liefen auf vollen Touren. Die Küche braute täglich tausende Liter Nährbrühe. Die Rohre pumpten die Suppe in die Tanks. Die brüteten die Bakteriophagen aus. Mächtige Filter reinigten die Virenmassen. Preßmaschinen formten getrocknetes Phagenpulver zu Myriaden von Tabletten. An jenem Tag im Frühling 1989 lieferte Produktionschef Amiran Meipariani 88 600 Pillen gegen Durchfall und 497 000 für Salmonellenprophylaxe nach Zentralasien. Eine große Lieferung.[1]

Es sollte die letzte sein.

Auf dem Höhepunkt kam schockierend schnell das Aus. Oder eher die Agonie. Ausgerechnet Gorbatschows überfällige Reformen stürzten das Eliava-Institut ins Elend. Perestroika und Glasnost ließen auch in Georgien die freiheitlichen Gefühle brodeln. Schon Ende 1990 fanden freie Wahlen statt, am 9. April 1991 erklärte die kleine Republik ihre Unabhängigkeit.

Für das Land ein trügerischer Triumph, für das Eliava-Institut eine unmittelbare Katastrophe. Es sauste ins Elend. Als die Russen merkten, daß sich Georgien absetzen wollte, stoppten sie die Zahlungen, über Nacht brach die Nachfrage ein. Für die Hüter der Phagentherapie begann eine Leidenszeit. Sie ist bis heute nicht vorbei.

Zu Beginn wurden die mächtigen Produktionsanlagen privatisiert, der Rumpf vom Kopf des Instituts abgetrennt. Zurück blieben die Forscher in ihren Labors, ohne Gehalt, ohne Geld für Forschung. Aber auch die Produktion sank auf ein Minimum. Den neuen Besitzern fehlten das Geld, die Kunden, immer wieder der Strom, manchmal sogar das Wasser. Sie mußten selbst im Park des Instituts danach bohren. Ohne die Wissenschaftler ging den neuen Bossen aber auch das Know-how ab, was einigen nicht viel auszumachen schien: Sie waren nur am Verhökern der Apparaturen interessiert. »Sie produzierten nichts und verkauf-

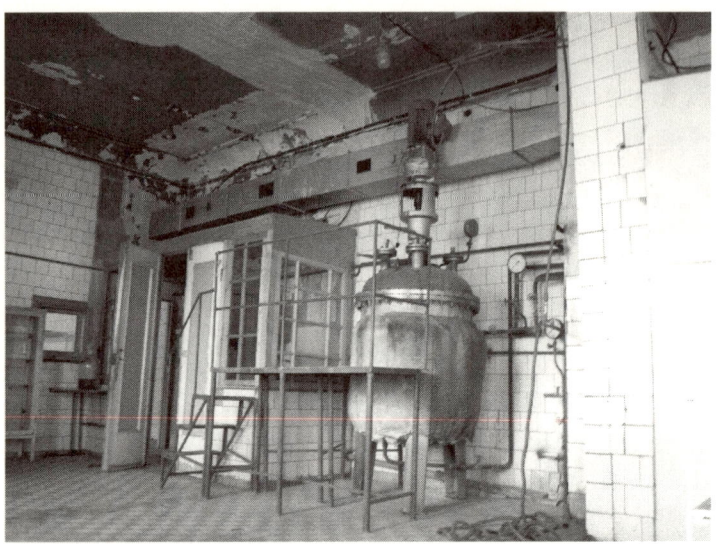

*Eine der Phagen-Produktionshallen im Tifliser Institut, wie sie sich im Sommer 2002 präsentierte. Nur einer der ehemaligen Fermenter ist übriggeblieben – stillgelegt und rostig.*

ten die Einrichtung zu einem lächerlichen Preis«, sagt Nino Chanishvili, Forscherin am Institut und Nichte des jetzigen Direktors, des alten Teimuraz Chanishvili. Heute, mehr als zehn Jahre später, sind die meisten Produktionshallen mit ihrem angerosteten Eisenschrott und Mörtelschutt leer und öd.

Das eben noch blühende Institut verfiel. Die Ställe verwaisten, in denen zuvor 50 Pferde für die Serumproduktion standen; die einst stolze Bibliothek wurde verrammelt. Ein Massenexodus setzte ein. Zur Glanzzeit arbeiteten hier rund 1200 Menschen, etwa 250 als Wissenschaftler, der Rest in der Produktion. Heute sind es noch 70. Die meisten alt, die meisten Frauen. Viele Junge suchten ihr Auskommen anderswo. Jene, die zurückblieben, mußten sich irgendwie über Wasser halten, die 25 Euro Monatslohn vom bankrotten georgischen Staat reichten hinten und vorne nicht – und blieben oft genug auch noch aus. Geld für Material oder Unterhalt gab es nicht.[2]

Einer der wenigen treuen Mitarbeiter, Tarasi »Tato« Gabisonia, entwickelte im Überlebenskampf eine Aktivität, die dem massigen Lebemann auf den ersten Blick niemand zutraut. Neben seiner Funktion als Leiter des mikrobiologischen Labors des Instituts gibt Gabisonia Vorlesungen an der Veterinärmedizinischen Universität und berät georgische Biotechfirmen. Wer mit ihm über seine Arbeit diskutieren will, sitzt deshalb oft in seinem rostigen Lada, den er mit seiner Fülle zu sprengen scheint. Die Sommerhitze und der monströse Anzug, den Gabisonia stets trägt, treiben ihm den Schweiß auf die Stirn. Er lenkt den Wagen über die löchrigen Straßen von Tiflis und erklärt wild gestikulierend die Vorzüge der Phagentherapie. Das Gespräch dauert solange, bis der Ort erreicht ist, den ihm seine Jobs als nächsten vorgeben.

Auch Inga Georgadze hatte sich bald nach dem Zusammenbruch etwas einfallen lassen. Im ehemaligen Sicherheitsgebäude am Eingang zum Institutspark eröffnete die Tochter des verstorbenen Direktors Irakli Georgadze ihre kleine Diagnosepraxis Diagnos 90 – hier wurde auch Alfred Gertler, der Musiker mit der Infektion im Knöchel, untersucht. Georgadze richtete drei Behandlungszimmer ein, die ein altes Kalenderbild an der Wand, ein kleiner Tisch und ein schiefes Regal vor vollkommener Leere bewahrten. Seither schicken einige Ärzte aus der Stadt ihre Patienten hierher, um eine genaue Diagnose der jeweiligen Infektion zu bekommen. Georgadze bestimmt die Bakterienspezies und rät zum besten Medikament. Oft Phagen. Dann drückt sie dem Patienten ein oder zwei Schachteln aus billigem Karton in die Hand: Bakteriophagen aus primitiver Kleinzucht, die ihre Freunde vom Institut improvisieren.

Für dieses nötige Zubrot mußten die Forscher ihre eigentliche Arbeit aufgeben. Bis zum Ende der Sowjetunion betrieb die damals 61jährige Liana Gachechiladze Grundlagenforschung. Die Frau mit den altmodisch geblümten Kleidern, die sie in den Augen westlicher Besucher zur längst pensionierten Oma stempeln, ergründete die geheimnisvolle Evolution der Bakterienviren. Doch nach dem Zusammenbruch mußte auch

sie umsatteln: »Früher machte ich spannende theoretische
Arbeit, doch seit 1989 müssen wir das machen, was sich verkauft.«

Die ersten paar Jahre nach der Unabhängigkeit waren besonders hart. Im Winter herrschten in den Labors klamme fünf
Grad. Licht gab es für zwei, drei Stunden. Der 67jährige Produktionschef ohne Produktion, Meipariani, saß mit Schal und
Mütze im kleinen Büro hinter zwei toten Telefonen und rauchte
Kette, um wenigstens etwas Wärme zu spüren. Er hätte sich
zwar pensionieren lassen können, doch dann wäre sein Ein-
kommen von 27 Euro auf sieben Euro Rente kollabiert – bei
einem Brotpreis von 70 Cent das Kilo. Wenigstens waren im
Winter die wertvollen Phagensammlungen nicht gefährdet:
»Wir waren eingefroren, so waren die Phagen in Ordnung«,
sagt Nino Chanishvili, die auch in der Not die Ironie noch nicht
verloren hat.

Es kam noch schlimmer. Georgien versank im Chaos. Der
Kollaps der Sowjetunion ließ alte Nationalitätenkonflikte auf-
flammen, die den fragilen Neustaat an den Rand des Zusam-
menbruchs trieben. Zuerst wollten sich die im Norden lebenden Osseten gewaltsam mit ihren Volksgenossen in Rußland
zusammenschließen, dann erhob sich das kleine Völkchen der
Abchasen. Zweimal Krieg. Danach Bürgerkrieg. Der erste frei
gewählte Präsident Swiad Gamsachurdia entpuppte sich als
Despot, der brutal gegen die Minderheiten in Georgien vorging
und das wachsende Wirtschaftschaos nicht in den Griff bekam.
Zunehmende Opposition und Unruhen kulminierten in offenen
Kämpfen.

Mitten in Tiflis kam es zum zweiwöchigen Showdown
mit Panzern und Maschinengewehren, bei dem mindestens
100 Menschen starben. Georgadze erinnert sich: »Nichts ging
mehr. Es gab keine Busse mehr, manche Kollegen mußten täglich drei Stunden zum Institut marschieren. Trotzdem hielten
wir die Labors und Diagnos 90 offen.« In fieberhafter Nachtar-
beit entwickelte Zemphira Alavidze für die maroden georgischen Truppen sogar einen Phagenspray, der im Abchasien-

krieg viele Leben gerettet haben soll. Alle Soldaten wurden damit ausgerüstet. Nach einer Verletzung mußten sie die Phagen sofort auf die Wunde sprühen. 3000 Durchschüsse und zerfetzte Glieder wurden so auf dem Schlachtfeld behandelt. Nur zwölf dieser Kämpfer starben. Amputationen waren keine nötig. »Ein Glanzresultat, das die Kriegschirurgie auf den Kopf stellt«, rühmt Nodar Danelia, ein georgischer Chirurgieveteran. »In den meisten Fällen muß wegen der riesigen Infektionsgefahr sofort amputiert werden.«

Die Phagentherapie ließ sich nicht unterkriegen.

## West-östliche Romanze

So hangelten sich die Forscher von Eiswinter zu Eiswinter, von Stromausfall zu Stromausfall, das Institut zerfiel immer mehr. Längst gab es in der großen Eingangshalle und den Fluren des labyrinthähnlichen Komplexes keine Lampen mehr, was die streunenden Hunde, die dort Zuflucht suchten, nicht weiter störte. Der Holzboden wurde zum Kraterfeld, der Putz bröckelte ab, ein Zentrifugenmonster aus der Sowjetzeit nach dem anderen ging kaputt, Apparaturen gammelten vor sich hin. Bis im Jahr 1996 der US-Journalist Peter Radetsky den Weg ins vergessene Tiflis fand. Er sprach mit dem alten Direktor Chanishvili und besichtigte staunend die Ruinen einer Medizin, die im Westen fast niemand mehr kannte. In dem populärwissenschaftlichen US-Magazin *Discover* enthüllte er dem Publikum die »guten Viren«, die die Georgier den Bakterien auf den Hals hetzten.[3]

Ein Leser war besonders angetan. Der kanadische Finanzier und Multimillionär Caisey Harlingten saß mit seiner Freundin Monica im Flugzeug, als er sich als letzten Artikel seiner *Discover*-Lektüre die Geschichte von der sonderbaren Medizin am Rande der Welt zu Gemüte führte. Der Venture-Kapitalist war fasziniert. Da winkte eine Gelegenheit, die augenscheinlich noch keiner bemerkt hatte. Im Westen wimmelte es von

antibiotika-resistenten Bakterien, Menschen starben, und diese
verarmten Georgier schienen ein Mittel dagegen zu besitzen.
Das schrie nach einem Deal.[4]

Harlingten handelte blitzschnell. Er kontaktierte die US-
Phagenforscherin Elizabeth Kutter, von der es im Artikel hieß,
sie habe Verbindung zu den Georgiern. Tatsächlich war es
»Betty« Kutter gewesen, die dem *Discover*-Reporter Radetsky
den Weg nach Tiflis geebnet hatte. Sie selbst hatte 1990 während eines Aufenthalts in der auseinanderbrechenden Sowjetunion das Institut entdeckt. Drei Jahre später besuchte sie es
wieder: »Je mehr ich davon sah, was die Forscher dort machten, die ganze Breite und Tiefe von dem, was sie geleistet hatten, desto mehr war ich beeindruckt.« Sie fing an, ihre Freunde
dort zu unterstützen, wo sie nur konnte, versuchte Kooperationen aufzubauen.

Harlingtens Anfrage erschien ihr als *die* Chance. Sie arran-
gierte einen Besuch und begleitete ihn nur wenige Monate nach
dem Erscheinen des *Discover*-Artikels nach Tiflis. In neun
Monaten trieb der Finanzier Geld auf und gründete Georgia
Research Inc. (GRI). Harlingten wollte das Know-how der Eliava-Forscher für jährlich 75 000 Dollar einkaufen. Mit Hilfe
von Nino Chanishvili richtete er auf dem Institutsgelände ein
Labor ein. Bald trafen besonders üble Mikroben ein, die Harlingtens Leute von sterbenden Patienten aus Kliniken in den
ganzen Vereinigten Staaten eingesammelt hatten. Chanishvili
und ihr Team suchten in ihrer unerschöpflichen Phagensammlung nach Viren, die die Keime erledigten. Diese Lebensretter
sollten Wissenschaftler des US-Sitzes von GRI nach den strengen amerikanischen Normen als Medikament entwickeln und
produzieren. Für jedes zugelassene Präparat würden Prämien
für Tiflis fällig. [5]

Endlich war der Durchbruch geschafft.

Der britische Fernsehsender BBC schickte ein Fernsehteam,
um vom Eliava-Institut im fernen Kaukasus und seiner mär-
chenhaften Heirat mit dem kanadischen Geldprinzen zu berichten. Harlingten sagte der TV-Crew ins Mikrophon: »Der

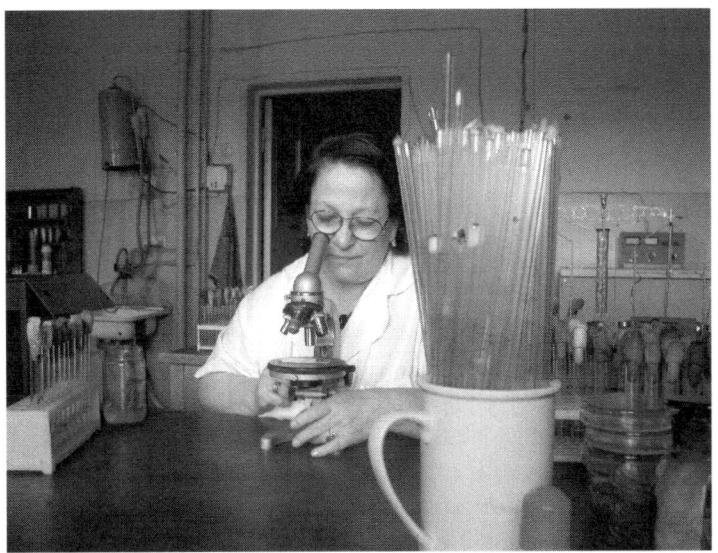

*Phagenforschung am Eliava-Institut im Jahr 2002. Einige Labor-Utensilien stammen noch aus Eliavas Zeit, anderes ist moderner.*

Geldfluß hat noch gar nicht begonnen. Wir reden von einer pharmazeutischen Entwicklungsfirma. Wissen Sie, in kurzer Zeit kommt man damit in die Größenordnung von Hunderten von Millionen Dollars, da bin ich sicher.« Der brummige Direktor Teimuraz Chanishvili scherzte hoffnungsfroh: »Jetzt bin ich alt, Phagenforschung ist nun mein Hobby, und ich hoffe, mein Hobby macht mich wohlhabend.«

In seiner Begeisterung organisierte der Abgesandte des Kapitalismus in einem ehemaligen Sitz der kommunistischen Partei in den Bergen außerhalb von Tiflis eine Konferenz über Phagentherapie. Neben den Georgiern lud er ein, was im Feld der Phagenforschung im Westen Rang und Namen hatte. Die Westler sollten Harlingten mit ihrem Know-how helfen, die Lage richtig einzuschätzen. Alle durften sich wie Pioniere fühlen in der exkommunistischen Bergenklave, in der das Wasser im Klo nicht floß, die Betten defekt waren und die Lampen dunkel blieben.[6]

## Kampfscheidung

Doch die west-östliche Romanze zerbrach. Harlingten und seinem Geschäftsführer Richard Honour kamen Zweifel, ob sich unter den desolaten Bedingungen exotische Medikamente entwickeln ließen, die vor den strengen Blicken der amerikanischen Arzneimittelkontrollbehörde FDA und den US-Konsumenten bestehen könnten: »Sie haben eine tödliche Infektion? – Viren aus dem Ostblock retten Ihr Leben!« Der Werbespruch klang nicht sehr erfolgversprechend.

Der redselige Honour, heute Chef des GRI-Nachfolgeunternehmens Phage Therapeutics in Seattle, nimmt kein Blatt vor den Mund: »Ich schockierte die versammelten Eliava-Leute, als ich ihnen einen Vortrag über die Anforderungen der FDA hielt und ihnen eröffnete, daß wir es in Tiflis kaum schaffen könnten, weil es Millionen kosten würde, geeignete Labors aufzubauen. Darauf flogen fast die Flaschen. Ich zerschmetterte ihren Traum.« Bald exekutierte Harlingtens scharfer Hund die Filiale in Tiflis. »Ich konnte es nicht erwarten, endlich wegzukommen«, sagt Honour. »In der kurzen Zeit, in der sie da waren, haben sie viel Know-how mitgenommen«, sagt Nino Chanishvili bitter. Phage Therapeutics arbeitet inzwischen an einer eigenen, US-verträglichen Variante von Phagenmedikamenten. Der sympathisch-begeisterte Harlingten, der inzwischen aus Phage Therapeutics ausgestiegen ist und in England die Phagenfirma Regma gegründet hat, antwortet nicht auf Anfragen zur Mesalliance.

## Scheidungsgründe

Ein Blick auf die Rudimente des Phagentherapie-Systems, das die Eliava-Forscher aus den sowjetischen Zeiten hinübergerettet haben, führt die Bedenken vor Augen, die Honour und Harlingten gehegt haben müssen. Da ist einmal das Problem der Cocktails: Jedes Phagenmedikament aus Tiflis besteht ja nicht aus einem einzigen Virus, sondern aus einer Mischung, um alle Bakterienstämme und -arten einer Infektion angreifen zu können. Das war in der Sowjetunion zugelassen und machte Sinn. Denn solche Mischungen sind Gift für die Mikrobenhorden – wohl aber auch für die gestrenge FDA. Zu viele unbekannte komplexe Viren sind der Behörde da im Spiel. Für sie ist ein Medikament aus einem Bakteriophagen eine exotische Neuheit, ein ganzer Cocktail aus wilden Viren wohl eine unmögliche Neuheit: »Die FDA signalisierte uns, daß wir nur mit einem Einzelphagen starten dürfen«, sagt Richard Carlton von der US-Phagenfirma Exponential Biotherapies.

Selbst wenn ein Phagengemisch die Zulassung schaffen sollte, gäbe es weitere Probleme: Die Sowjets paßten ihre Cocktails fortlaufend an die wechselnde Mikrobenmeute in den Kliniken an. Die Eliava-Leute machen das in Georgien heute noch. Für die Arzneimittelkontrolleure in den USA oder Europa ist diese biologische Kriegführung gänzlich ungewohnt – so ist es völlig unklar, wie sie darauf reagieren würden. Falls sie für jeden neuen Mix eine Zulassung verlangten, würden Phagen unbezahlbar.

Zu diesen medizinischen Stolpersteinen mögen noch solche kultureller Natur gekommen sein. Doch darüber schweigen beide Seiten und reden höchstens vom Kulturschock. Dafür erzählt Sergey Bujanover von der israelischen Phage Biotech von seinen Erfahrungen. Bujanover emigrierte vor längerer Zeit von Rußland nach Israel. Er kennt beide Welten. Seine Firma schloß einen Deal mit einem der drei bis vier anderen Überbleibseln des sowjetischen Phagenimperiums ab. Es ist ein Institut in Ufa, das nun Phagen für den russischen Markt produziert. Phage Biotech kaufte die »unglaublich reiche« Phagen- und Bakteriensammlung aus Ufa – und brauchte dafür »zwei Jahre und das Zehnfache des Kaufpreises an Zusatzkosten, bis alle nötigen Unterschriften zusammen waren«, erzählt Bujanover. »Vor uns versuchten 20 Westfirmen dasselbe. Alle kehrten mit leeren Händen zurück. Es ist schwierig, mit Leuten der ehemaligen Sowjetunion zu verhandeln. Man muß sie verstehen. Sie sind nicht fähig, fünf Jahre in die Zukunft zu denken. Du mußt heute überleben. Das ist genug. So wollen sie sofort soviel Geld wie möglich verdienen.«

## Statt eines Stücks vom Milliardenmarkt ein Leben in Ruinen

Der erste enttäuschende Flirt mit dem Geld hat im Eliava-Institut Spuren hinterlassen. Zwischen den verschiedenen Gruppen taten sich Gräben auf, die bis heute nicht zugeschüttet sind. Wer profitierte am meisten von Harlingten? Wie gut oder schlecht war der Deal wirklich? Die Forscher in ihren zerbröckelnden Labors erhaschten eine Ahnung vom Reichtum und den Möglichkeiten ihrer westlichen Kollegen. Unvorstellbare 32 Milliarden Dollar sei der Antibiotika-Markt groß, sagten ihnen die geschäftstüchtigen Investoren. Wieviel wäre selbst schon ein Bruchteil von diesem Kuchen! Zugleich dämmerte ihnen, daß sich ihre Verhältnisse so schnell nicht ändern würden. »Wir haben die Arbeit gemacht, wer wird nun die Millionen kassieren«, fragte Meipariani noch vier Jahre nach den Vorfällen empört einen Besucher aus dem Westen.

Dennoch haben die Forscher ihre Herzlichkeit und Gastfreundschaft bewahrt. Besucher werden rund um die Uhr aufmerksam betreut. Die Gastgeberin Zemphira Alavidze muß gerade als Prüferin zu einem Doktorexamen? Kein Problem, der Gast kommt mit, auch zum überschäumenden Fest danach. Auf dem Tisch türmen sich Schaschlik, Salate, Früchte, Khachapuri, ein mit sämigem Käse gefülltes Brot, Khinkali, eine Art würzige, überdimensionierte Ravioli, und der Wein natürlich, auf den die Georgier so stolz sind. Das Gelage zieht sich über Stunden hin, immer wieder werden Trinksprüche ausgetauscht. Tato Gabisonia, der Mann mit den drei Jobs, ist dabei nicht zu bremsen, der hagere Meipariani ißt still und erhebt sich nur dann und wann, um eine kurze Ansprache zu halten. Auch der Gast muß Wohlgefälliges stammeln. Die Frauen singen georgische Lieder. Die Großzügigkeit findet ihren Höhepunkt, als ein seltenes Exemplar von d'Herelles Buch in russischer Ausgabe in die Hände des Gastes wechselt.

Solche Feste gewähren Einblicke in Wohnungen, die im Vergleich zum Äußeren der Häuser erstaunlich gut aussehen. Abgesehen von den Neubauten der Neureichen sind es baufällige Ruinen, an denen sich in jeder Etage ein anders aussehender Balkon mühsam an die Fassade krallt. Haustüren haben die Wohnblocks keine mehr, von der Straße blickt man in dunkle Münder, denn die Treppenhausbeleuchtung funktioniert nie, Briefkästen gibt es kaum.

Die Georgier improvisieren sich ihre Oasen im zerfallenen Staat, der sich kaum um seine Bürger kümmert. Der Tanz um Macht und Pfründe ist wichtiger. Georgien gilt als eine der korrupteren ehemaligen Sowjetrepubliken. Der Präsident Edward Schewardnadse fand zwar einmal den holprigen Weg ins Eliava-Institut an der Gotua-Straße. Doch der Grund für seinen Besuch war ausgerechnet der Artikel der *New York Times,* der auch der Anstoß für Alfred Gertlers Hoffnungsreise war: Wenn die eigenen Propheten aus Tiflis den Journalisten im fernen New York schon so viel galten, war zumindest ein Besuch angebracht. Dabei blieb es dann auch. Nachdem Schewardnadse sich den Vortrag von Direktor Chanishvili höflich-geduldig angehört hatte, verschwand der Präsident in seiner dunklen Mercedes-Limousine, einem Geschenk der deutschen Regierung.

Geändert hat sich für das Institut und seine Forscher nichts. Nach wie vor haben Alavidze, Meipariani und ihre Genossen kaum Mittel, um ihre Phagen-Notmedizin zu brauen und sich über Wasser zu halten. Ein paar Glaskolben. Konservendosen als Wärmebad. Nicht einmal Handschuhe besitzen sie, obwohl sie mit gefährlichen Bakterien hantieren. Die Tierversuche, mit denen sie früher neue Chargen auf Bakteriengifte getestet haben, sind heute undenkbar. Viel zu teuer. Trotzdem haben ihre Produkte in Georgien viele Anhänger. Die Phagentherapie lebt. Die Leute auf der Straße kennen die Bakteriophagen und verlangen sie in der Apotheke oder beim Arzt, wenn sie die vier

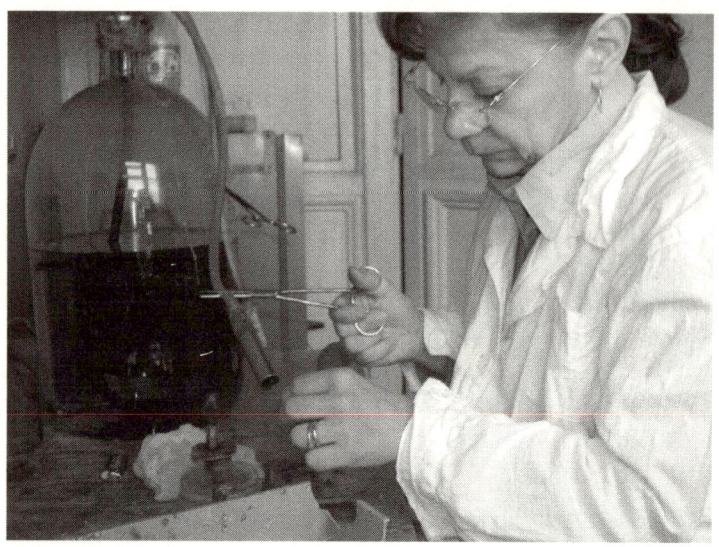

*Phagen-Kleinproduktion: Eine Mitarbeiterin von Zemphira Alavidzes
Gruppe füllt die Phagenlösung in Glasampullen. Trübt sie dort während
drei Tagen nicht ein, ist sie steril und wird verkauft.*

bis fünf Laris pro Box – den Gegenwert von zehn Fahrten mit
den zerdepperten Minibussen – aufbringen können. Manche
reisen nicht ohne Intesti-Bacteriophag auf ihre Datscha. Die
Mischung aus über 20 Phagen schützt gegen alle lokalen
Mikroben, die dem Magen Unbill bereiten. Mittlerweile geht
ein Teil der Kleinproduktion sogar ins benachbarte Aserbaid-
schan.

Auch viele Ärzte sind nach wie vor Anhänger der alten Therapie. Einer davon ist Ruben Kazarijan, der im Ambulatorium
des einheimischen Hilfswerks Genesis wirkt. Verglichen mit
den heruntergekommenen staatlichen Kliniken ist die mit
Spenden finanzierte Praxis blitzsauber und modern. Kazarijan
zeigt seinen jüngsten Patienten: Es ist der 14jährige Lascha, ein
Waisenjunge, der mit Benzin spielte und sich beide Beine verbrannt hat. Als ihn Hilfswerkmitarbeiter in einer staatlichen
Klinik fanden, waren seine Beine schleimig, verkrustet, eitrig.

Nun ist Lascha seit zweieinhalb Monaten bei Genesis. Kazarijan schlägt die Bettdecke zurück, die Wunden sind geschlossen, die Narben sehen erstaunlich gut aus. Ein Werk der Phagen? »Auch«, antwortet er, »für diesen schlimmen Fall haben wir alles verwendet, was ging.«

Wenn Kazarijan von den Vorzügen der Phagen redet, gibt es kein Halten mehr, auch wenn der Dolmetscher mit der Übersetzung für den fremdsprachigen Zuhörer nicht mehr mitkommt. Der gebürtige Armenier setzt die Viren bei Mandelentzündungen oder Furunkeln, bei Erwachsenen oder Kindern ein. Im Wartezimmer drängen sich die Patienten, doch der kleine, drahtige Kazarijan ist in Fahrt. Die Hände erklären mit. Besonders bei Babys hat er gute Erfolge. Denen tropft er bei chronischen Mandelentzündungen die Phagenlösung direkt auf die Mandeln, oft verschwinden durch den Virenangriff auch begleitende Mittelohrentzündungen. Antibiotika braucht er dabei selbstverständlich keine, Nebenwirkungen sieht Kazarijan nie.

Dank der boomenden Schönheitschirurgie haben wohl auch schon andere Westler als Alfred Gertler mit Bakteriophagen Bekanntschaft gemacht: Die Gattinnen von Ausländern aus dem Pipeline- oder Berater-Busineß. Besonders jene Ärzte, die ein westliches Weiterbildungszertifikat ergattern konnten, haben die Wünsche dieser Kundinnen entdeckt. Die englischsprachige *Georgia Times* ist voll mit Anzeigen von Schönheitschirurgen.

Iasik Beshvili, der Leiter des staatlichen Zentrums für Verbrennungen, bedient beide Welten – reich und arm. Im staatlichen Teil der Klinik liegen die einheimischen Verbrennungsopfer, im renovierten Flügel die Privatpatienten. Als erstes führt Beshvili den Besucher zum Eingang des Raumes, der als Intensivstation dient. Vier Augenpaare blicken langsam zur Tür, weder die beiden Kinder noch die zwei alten Männer bewegen auch nur ein Glied ihrer versengten Körper. Sie bleiben stumm. Ein Raum voller Schmerz. Eine Krankenschwester steht hilflos vor den Betten, sonst ist das Zimmer leer. Von den Wänden bröckelt der Putz, im Boden sind Löcher. Draußen im Flur warten die Verwandten der Kranken. Wenn sie es sich leisten können, schickt Beshvili sie in die Apotheke, um Phagen und andere Medikamente zu kaufen. »Wir bekommen vom Staat kein Geld für das Krankenhaus«, klagt er, »und die Leute haben auch kein Geld für Medikamente.« Beshvili schwört auf Phagen. Er zeigt Fotos eines über und über mit Narben bedeckten Jungen. »Seine Haut war zu 80 Prozent verbrannt. Niemand glaubte, daß er überleben würde. Die Gefahr von Wundinfektionen und einer Blutvergiftung war groß, doch Phagen haben ihn gerettet.«

Nur zwei Türen weiter, aber dennoch unendlich weit entfernt, der Eintritt in die andere Welt, die neue, blendend-weiße. Auch eine Art Kulturschock. »Wo die Zeit regiert, die Kunst des Make-ups oder körperliches Training versagen, da benötigen das spirituelle Gleichgewicht und die Gesundheit oft den Eingriff der Chirurgie«, heißt es in einer Anzeige in der *Georgia Times*. Was Iasik Beshvili und sein Sohn in den gepflegten Räumen zaubern, gibt es in einem Fotoalbum zu sehen: vergrößerte Busen, gestraffte Stirnen, geliftete Gesichter. »Alles zu einem Drittel des Westpreises«, sagt Beshvili. Bei Bedarf unterstützt er den preiswerten Heilungsprozeß mit Phagen des Eliava-Instituts.

**Befleckte Schätze**

Leute wie Beshvili und Kazarijan verhindern, daß das Institut endgültig stirbt. Mehr aber auch nicht. Wenn die Zeiten besser werden sollen, müssen die Eliava-Forscher sich trotz des GRI-Schocks daran machen, Kontakte mit westlichen Forscherkollegen zu knüpfen. In den USA und Europa nimmt das Interesse an der Phagentherapie zu. Fast jede Firma, die neu auf die Alternative aus der Kloake setzt, hat einmal Kontakt zu Tiflis aufgenommen, aber Greifbares kam bisher nicht dabei heraus. Das Ziel des westlichen Interesses sind zwei Schätze in Tiflis: die Phagenbank – wohl an die 3000 verschiedene Virentypen lagern in den schrottreifen Kühlschränken – und die Erfahrung.

»Das Wissen dort ist immens«, sagt Sergey Bujanover von der israelischen Phage Biotech. »Im ganzen Westen gibt es lediglich 40 Phagentypen gegen *Pseudomonas aeruginosa*, ein Bakterium, das bei Verbrennungen riesige Probleme verursacht. In Rußland und Georgien haben sie Hunderte! Es ist die Frucht von 70 Jahren Arbeit und Erfahrung. Um das nachzuholen, braucht es sehr viel Zeit.« Und die Phagenforscherin Kutter sekundiert: »Die Eliava-Forscher konnten ihre Phagen sofort an Menschen testen und so stetig bessere Phagen entwickeln. Die westlichen Firmen haben diese Möglichkeit nicht.«

Doch beide Schätze lassen sich für die Eliava-Forscher noch immer schwer verwerten. Die indische Firma Gangagen hat die junge Laborleiterin Mzia Kutateladze und eine Kollegin zum ost-östlichen Wissenstransfer in die Hightech-Boomtown Bangalore eingeladen. »Wir zeigten ihnen alles: Wie man Phagen isoliert, sie testet und so weiter«, erzählt Kutateladze in ihrem Kabuff auf dem durchgesessenen Sofa, »dann stoppte die Zusammenarbeit. Sie wollten unseren Rat, sie haben ihn bekommen«, fügt sie ohne Ärger oder Bitterkeit hinzu. Was ihr bleibt, sind ein paar Schnappschüsse der orientalischen Boomtown.

Gangagen war auch interessiert an den Hunderten von Forschungsberichten, die die georgischen und russischen Forscher über die Jahre veröffentlicht hatten. Solche Publikationen sind die Währung für die wissenschaftliche Informationsbörse – ohne sie geht nichts. Derzeit zählt die östliche Währung kaum – Russisch und Georgisch kann im Westen fast niemand lesen, mag schon gar niemand lernen. »Wir sollten alles übersetzen lassen, aber wer soll das bezahlen«, fragt Kutateladze.

Die Publikationen sind für die maßgeblichen Leute – jene mit Geld oder Einfluß – nicht nur in einer unverständlichen Sprache geschrieben, sie entsprechen auch oft nicht den westlichen Anforderungen. Auch die neueren nicht, die lange nach dem Krieg veröffentlicht worden sind; in den einen fehlt es an unbehandelten Kontrollgruppen, die als Vergleich für die Wirk-

samkeit der Phagen dienen, in den anderen an exakten Angaben. Sie liefern deshalb bestenfalls Hinweise auf Erfolge der
Phagentherapie, aber keine Beweise dafür.[7] So sind viele Wissenschaftler der Phagentherapie gegenüber skeptisch eingestellt. Forscher, die wie Bujanover neu an der Phagentherapie
arbeiten, glauben zwar auch, daß es erst sorgfältiger Studien
bedarf, teilen aber die große Skepsis nicht: »Die langjährige
Erfahrung zeigt, daß es funktioniert – und das genau in der
richtigen Nische: bei den multi-resistenten Bakterien.«

Die geforderten Studien sind enorm teuer – und liegen damit
jenseits der knappen georgischen oder russischen Möglichkeiten. Da möchte Betty Kutter mit ihrer Stiftung Phagebiotics
helfen. Die anfangs ebenfalls skeptische Forscherin hat sich
nach und nach dem georgischen Phagenzauber verschrieben.
Sie steckte bereits einen Teil ihres Erbes in Phagebiotics.
Damit unterstützt die Professorin des Evergreen College im
US-Staat Washington Studenten am Eliava-Institut und bezahlt
Englischkurse. Nun möchte sie Geld auftreiben, damit der
Chefarzt Guram Gvasalia vom Tifliser Zentralkrankenhaus seine Experimente aus den achtziger Jahren endlich ordnen und
veröffentlichen kann. Gvasalia hatte damals in Experimenten
nach westlichem Standard die Wirksamkeit eines Eliava-Pha-
gen nachgewiesen. In mehreren Versuchen lieferte das Virus
bei mit Staphylokokken infizierten Hunden die gleichen Erfolge wie gute Antibiotika. Ein Trumpf für die georgischen Forscher, falls sie das in einem renommierten Fachjournal plazie-
ren können.[8]

### Phagen rüsten Bakterien hoch

Wie die georgischen Publikationen löst auch die legendäre
Phagenbank im Westen zwiespältige Gefühle aus. Ihre schiere
Größe ist zwar einzigartig, die Anzahl der Phagen immens, mit
denen Ärzte schon Erfahrungen gemacht haben. Doch für hiesige Standards sind die Viren viel zu wenig durchleuchtet.

3000mal eine Blackbox. Was Arzneimittelkontrolleure wie die FDA auf jeden Fall fordern, ist eine Entschlüsselung des Phagenerbguts. Für moderne Labors kein Problem, für die Eliava-Leute viel zu teuer. Das alte Lied.

Trotzdem muß Licht in die Blackbox. Denn manche Phagen können gefährliche Gene zwischen den Bakterien transportieren. Ausgerechnet einige Helfer aus der Kloake rüsten zuweilen eine Mikrobe mit einem zusätzlichen Gen erst so richtig hoch und machen sie tödlich. Diese Phagen nennen die Wissenschaftler lysogene Phagen. Es sind jene Viren, die damals den d'Herelle-Widersacher Bordet verwirrten, als er dachte, Phagen seien Enzyme, die von den Bakterien produziert würden. Ihr hinterhältiger Lebenszyklus wurde erst in den fünfziger Jahren entschlüsselt.

Nach dem Entern des Bakteriums wandeln nicht alle lysogenen Phagen ihr Opfer flugs zur Phagenfabrik um. Einige bauen ihr eigenes Erbgut in dasjenige des Bakteriums ein und überwintern im infizierten Bakterium, das aus der seltsamen Symbiose folgenden Vorteil gewinnt: Das Virus in seinem Innern macht es immun gegen Phagen desselben Typs. Wenn das befallene Bakterium wächst und sich teilt, bekommen beide Tochterzellen eine Kopie des trojanischen Pferdes. Das Virus verbreitet sich rasch in einer ganzen Population – und mit ihm seine gefährliche Fracht.

Im Jahr 1996 machten die US-Forscher Matthew K. Waldor und John J. Mekalanos eine überraschende Entdeckung. Damit das Cholera-Bakterium seine volle Virulenz ausspielen kann, braucht es zwei Faktoren. Der eine hilft ihm, sich an den menschlichen Darmzellen festzusetzen, der andere ist ein potentes Gift, das Cholera-Toxin. Das Toxin schleust sich in die Darmzellen ein und manipuliert dort den Wasserhaushalt. Als Folge pumpen die befallenen Zellen massenhaft Wasser in den Darm, der Kranke trocknet aus, wenn ihm nicht schleunigst geholfen wird. Ausgerechnet das Cholera-Toxin wird von einem Phagen übertragen, der sein todbringendes Geschäft offenbar am liebsten im Darm abwickelt.[9]

Ähnlich liegt der Fall bei STEC. Hinter dem Akronym verbirgt sich ein Bakterium der Spezies *Escherichia coli*, das zusätzliche Giftgene ins Erbgut aufgenommen hat. Dadurch wurde aus dem harmlosen Darmbewohner eine Mikrobe, die Durchfälle und Darmentzündungen mit tödlichen Nebenwirkungen hervorrufen kann. Einer der mikrobiellen Potenzförderer von STEC ist das Shiga-Toxin 2, das ebenfalls von einem lysogenen Phagen verbreitet wird.[10]

Mekalanos konnte einmal sogar nachvollziehen, wie ein Phage sein tückisches Genhandwerk verrichtete.[11] In Manchester kam es zu einer Diphterie-Epidemie, heute ein seltenes Ereignis. Der Ausbruch ging von einem Kind aus, das aus Afrika heimgekehrt war. In seinem Hals hatten sich giftproduzierende Diphteriebakterien eingenistet. Zurück in England steckte es Menschen an, in deren Hals harmlose Diphteriekeime siedelten. Die Phagen in den afrikanischen Bakterien nutzten die plötzliche Nähe und sprangen auf die einheimischen über, die nun ebenfalls das gefährliche Giftgen beherbergten.

Neben lysogenen Phagen können manchmal auch Viren, die sich nicht im Erbgut einnisten – sie heißen im Wissenschaftsjargon virulent oder lytisch –, Gene übertragen. Das geschieht, weil im gekaperten Bakterium die hastige Phagenproduktion nie perfekt abläuft. In der Fabrik entstehen auch Phagen ohne Schwanz, ohne Erbgut oder ohne Kopf. Fehler geschehen auch beim Verpacken des Erbguts. Manchmal kommt ein Stück Phagenerbgut zuwenig in einen Kopf, dafür gibt es Platz für etwas Bakterien-DNS. Die wird dann von diesem Phagen in ein anderes Bakterium geschleust. Der promiske Vorgang, Transduktion genannt, ist zufällig, meist geschieht nicht viel, aber es könnten auch Toxingene auf zuvor harmlose Bakterien übertragen werden.

Wird das Phagenerbgut vor dem therapeutischen Einsatz entschlüsselt, so können die Forscher Toxingene erkennen. Solche Analysen waren zu Sowjetzeiten zu aufwendig oder technisch gar nicht möglich. »Aber das Risiko, das von lysogenen Phagen ausgeht, kam wegen eines glücklichen Umstands nicht zum Tragen«, sagt Betty Kutter. »Die georgischen Forscher vermeiden lysogene Phagen strikt, weil diese Viren die Bakterien nur ungenügend dezimieren und damit der Heilungserfolg in Frage gestellt wird.«

Wenn die Gralshüter aus Tiflis beim Aufbau der Phagentherapie im Westen eine Rolle spielen wollen, müssen sie nun ihre Phagen mit den modernen Methoden analysieren. »Sie sollten all das Erbgut von ihren Phagen entschlüsseln«, sagt der deutsch-kanadische Phagenforscher Hans-Wolfgang Ackermann. Mzia Kutateladze stimmt zu: »Ja, wir müssen die Phagen besser untersuchen. Das machen wir derzeit gerade.« Tatsächlich ist sie eine Zusammenarbeit mit der amerikanischen Biotech-Firma Intralytix eingegangen, um in ihren Beständen nach Phagen zu suchen, die hungrig auf resistente US-Mikroben sind. Diese Phagen will sie dann nach allen Regeln der Kunst analytisch zerlegen.

## Smartes Pflaster bringt Hoffnung

Es sind solche Kooperationen, die dem darbenden Institut helfen könnten. In den letzten zwei, drei Jahren ist es den Eliava-Forschern gelungen, einige davon an Land zu ziehen. Der vielversprechende Beginn war eine gelungene Zusammenarbeit zwischen Zemphira Alavidze, die den Phagenspray für die georgische Armee entwickelt hat, und dem Chemiker Ramaz Katsarava von der Technischen Universität in Tiflis. Katsarava ist ein Überflieger, der auch im maroden Georgien abheben kann. Der bärtige Professor zieht westliches Forschungsgeld geradezu an. Sein Erfolg speist sich aus seinem Renommee und seiner Weitsicht, Kontakt zum Westen gesucht zu haben, als das noch gefährlich war. »Ohne diese Verbindungen, die mir damals Hausbesuche von KGB-Agenten bescherten, hätte ich heute keine Forschungsgelder aus dem Westen.« Katsarava ist das seltene Exemplar eines Georgiers, der sich in beiden Welten zu bewegen versteht. Seine smarten Sätze verbreiten

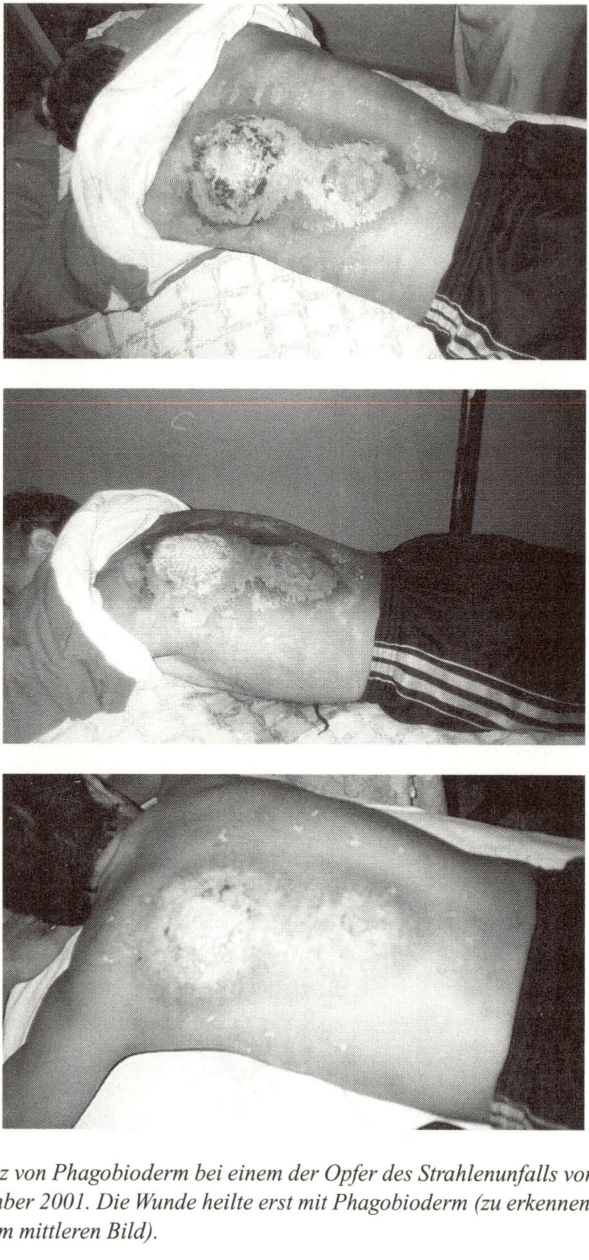

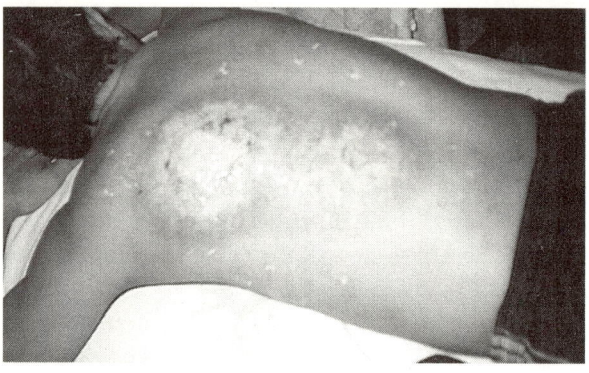

Einsatz von Phagobioderm bei einem der Opfer des Strahlenunfalls vom
Dezember 2001. Die Wunde heilte erst mit Phagobioderm (zu erkennen
auf dem mittleren Bild).

die überlegene Ironie des Erfolgreichen. Beim Besuch eines neuen Ambulatoriums, in dem das gemeinsame Produkt von Katsarava und Alavidze getestet wurde und das seinem westlichen Begleiter unverschämt luxuriös erscheint, kommentiert der Gelehrte eine entsprechende Bemerkung: »Nun ja, für das heutige Georgien wohl schon.«

Das erste Produkt der Hoffnung heißt Phagobioderm. Seine Basis bildet ein raffiniertes Wundpflaster, das Katsarava ersann. Es ist aus Material gefertigt, das jenem des Körpers sehr ähnlich ist; beigemengt sind Enzyme, die das Pflaster auf der Wunde langsam und unschädlich auflösen. Das Pflaster kann mit weiteren Stoffen imprägniert werden, schmerzstillenden Mitteln und eben Phagen. Der Verband der besonderen Art ist vor allem bei hartnäckigen Wunden nützlich, wie sie Diabetiker oder Menschen mit Durchblutungsstörungen oft quälen. Phagobioderm, das auch Alfred Gertler und seinem Fuß half, ist heute in Georgien zugelassen, doch es fehlt an Investoren für die Produktion, was auch Katsarava bisher nicht ändern konnte.[12]

Zumindest einen PR-Erfolg bescherte dem Pflaster ein Unglück in den Wäldern Nordgeorgiens. In einer frostigen Dezembernacht des Jahres 2001 fanden Holzarbeiter zwei wundersame Metallzylinder, die trotz klirrender Kälte warm im geschmolzenen Schnee lagen. Die drei Männer nutzten die Zylinder als Wärmflaschen. Ein schrecklicher Fehler. Die Behälter waren radioaktive Überbleibsel aus dem Arsenal der sowjetischen Armee, die sie als Energiequelle benutzt hatte. Den Arbeitern brannten sie schreckliche Wunden in die Haut. Der Vorfall alarmierte die Geheimdienste in der ganzen Welt. Nach dem 11. September 2001 gelten diese radioaktiven Zylinder, die in der Nähe der Grenze zu Tschetschenien gefunden wurden, als potentielle Waffen für Terroristen, die daraus schmutzige Atombomben bauen könnten: Der Fall ging durch die Weltpresse, und dabei wurde bekannt, daß die infizierten Wunden der Arbeiter mit Phagobioderm behandelt worden waren – Antibiotika hatten zuvor versagt.[13]

## Fortschritt hinter Gittern

Zaghaft fließt nun amerikanisches und auch europäisches Geld nach Tiflis. Die USA pumpen Geld in die Region, weil sie befürchten, daß arbeits- und hoffnungslose Forscher in die Biowaffenlabors des Iran oder Nordkoreas abwandern könnten. Einige US-finanzierte Projekte konnten auch die Eliava-Forscher in ihr Institut holen. Sie suchen wie Liana Gachechiladze nach hochwirksamen Phagen gegen *Pseudomonas*-Bakterien, die das Leben zahlreicher Mukoviszidose-Kranker beenden, oder testen wie Tato Gabisonia Viren gegen die auch in westlichen Kuhställen grassierende Euterentzündung. Auch in anderer Form wird den nach Anerkennung dürstenden Eliava-Forschern nun Unterstützung zuteil: Im Sommer 2002 erhielt Teimuraz Chanishvili, der über achtzigjährige Direktor des Instituts, für seine Phagenforschung den renommierten norwegischen Saugstad-Preis.

Wer genau hinschaut, entdeckt den zaghaften Fortschritt. In wenigen Labors steht plötzlich ein PC auf dem windschiefen Tisch anstatt der alten Robotron-Schreibmaschine aus der DDR. Auffälligste Anzeichen des kleinen Erfolgs sind schwere Stahlgitter vor den Räumen der Tüchtigen. Die Eisenpforten schützen Oasen kargen Reichtums in der Wüste ruinierter Institute. Im Eliava-Institut wurden zwei der wenigen PCs und eine Labormaschine gestohlen. Besonders dreiste Diebe ließen alle Telefonkabel im Gebäude mitgehen. Oft gibt es in Tifliser Instituten nur in diesen vergitterten Zellen Strom, in den benachbarten Räumen und den Fluren ist es dunkel. So künden Eisengitter und elektrisches Licht in Georgien vom Erfolg.

Allerdings zeigt sich der noch äußerst launisch. Der größte Hemmschuh ist die chronisch gewordene Notlage des Landes. Der »weiße Fuchs«, wie der abgehalfterte Hoffnungsträger Schewardnadse genannt wird, kann das Land nicht aus dem Sumpf ziehen. Die Korruption grassiert auch in der Präsidentenfamilie. Amtierende Minister geraten in den Verdacht, an Kidnappings beteiligt zu sein. »Der Fisch verfault vom Kopf

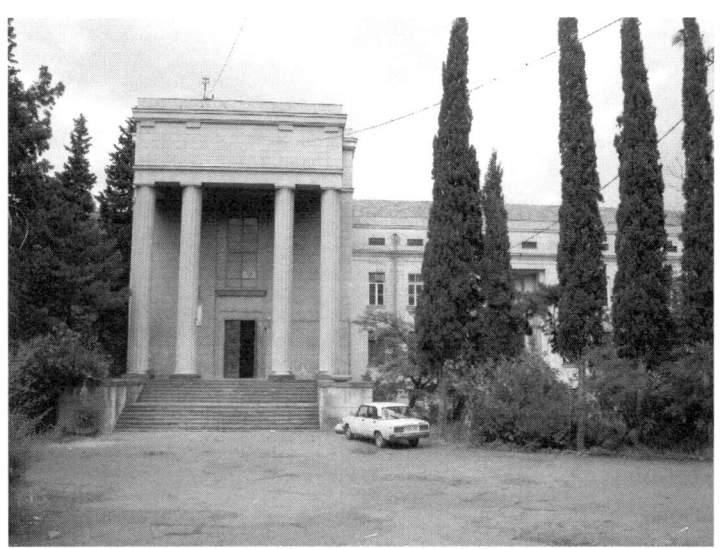

*Das Eliava-Institut heute – baufällig und reparaturbedürftig*

her«, sagt Katsarava lakonisch. »In den letzten Jahren wurde die Korruption immer schlimmer«, klagt Kutateladze, »sie hat sich auf jeder Ebene der Gesellschaft eingenistet. Ich weiß nicht, wie das besser werden soll.«

Die Macht der Regierung reicht kaum über Tiflis hinaus. An der Grenze zum abtrünnigen Abchasien sterben noch immer Menschen im Kugelhagel. Die übermächtigen Russen drohen unablässig damit, in Georgien einzugreifen, weil tschetschenische Terroristen von Georgien aus operieren sollen. Das alles führt zu einer überaus labilen Lage. Schewardnadse selbst überlebte nur knapp zwei Attentate, ausländische Geschäftsleute werden immer wieder für Wochen entführt.

Kein Wunder, daß Wirtschaft und Menschen darben. »Wir stehen am schlechtesten da von allen Staaten der Ex-Sowjetunion«, schimpft Maia Mgabolishvili, die Leiterin der Hilfsorganisation Genesis. Ihre Einschätzung wird von vielen Beobachtern geteilt. Keine guten Voraussetzungen für Investitionen aus dem Westen. Und daß Rußland dem Nachbarn öfter mal wochenlang das Gas oder den Strom abstellt, macht die Situation nicht besser. Auch das Eliava-Institut hat immer wieder über lange Perioden keine Elektrizität, weil es die Rechnungen nicht bezahlen kann. Mzia Kutateladze erinnert sich nur zu gut an die vorerst letzte Episode: »Es war im Herbst. Die gefrorenen Phagen durften nicht zu lange auftauen. Jeder von uns und alle Freunde hatten zu Hause die Kühlfächer mit Probenfläschchen vollgestopft. Zwei Monate lang.« Bis die Kühlgeräte im Institut wieder funktionierten. Der fast erblindete Direktor Chanishvili, der im kleinen Nebenbau in einem Büro mit zerschlissenem Sowjetschick residiert, muß dauernd ohne Strom auskommen, weil das Elektrizitätswerk das Institut an seine unbezahlten Rechnungen erinnern will.

Trotzdem bleiben jene Forscher, die bis jetzt am Eliava-Institut ausgeharrt haben, auch weiterhin. Das sind beileibe nicht nur Veteranen wie Meipariani oder Chanishvili, sondern auch junge Forscher, die durchaus die Fähigkeiten zu einem Wechsel in den Westen hätten. Die Treue gründet in der glühenden Liebe zur Heimat. Obwohl ihre Geschichte eine einzige Niederlage zu sein scheint, das kleine Volk unzählige Male zwischen den expansionshungrigen muslimischen Mächten aus dem Südosten und dem Zarenreich im Norden zerdrückt wurde, sind die Georgier trotzdem stolz auf ihre Heimat. Stolz auf ihr Beharren, stolz auf ihre Toleranz gegenüber Muslimen und Juden, auf ihre Kultur und den Wein, der der älteste der Welt sein soll. Die antike orthodoxe Kathedrale in der Ex-Hauptstadt Mtskheta zieht jedes Wochenende zahlreiche Besucher an, die dort die Wurzeln ihres Landes wähnen – und auf Wunder hoffen.

Die könnten sie in der Tat gebrauchen. Ganz rationale Wissenschaftlerin, sagt Mzia Kutateladze jedoch: »Wir müssen uns selbst helfen. Wichtig ist vor allem, daß nicht noch mehr Fachleute aus dem Land fliehen.« Als ein ausländischer Geschäftsmann junge Studenten vom Eliava-Institut abwerben wollte, bot sie ihm Paroli: »Hören Sie auf damit, wir wollen nicht kommen, wir wollen Georgien helfen.« Wie einst Eliava, der die angebotene Stelle in Frankreich ablehnte und ins eroberte Georgien zurückkehrte.

Neben der Liebe zum Heimatland gibt es noch jene zweite tiefe Liebe, die selbst die Alten wie Liana Gachechiladze oder Amiran Meipariani noch jeden Tag in die spartanischen Labors treibt. Meipariani sitzt dann zuweilen in seiner kargen Kammer, eine Zigarette im Mund, die klaren hellblauen Augen durchs Fenster auf den Mtkvari gerichtet, in dessen Wasser Eliava vor über achtzig Jahren jene rätselhafte bakterienauflösende Wirkung entdeckte. »Ich liebe die Phagen«, sinniert der 78jährige Meipariani, »sie sind wie schöne Frauen – wie könnte ich sie vergessen?«

# 7. Kapitel: Auferstehung

Tief im Innern des Körpers führt der verzweigte Schlauch vom Bauch in die beiden Oberschenkel. Im Takt des schlagenden Herzens pulsiert das Blut durch den gerippten Kunststoffaquädukt und bringt lebensnotwendigen Sauerstoff in Beine, Füße, Zehen. Ohne die künstliche Arterie hätte Hermann Kläfker bald schon keine Beine mehr gehabt. Mit 66 Jahren. Nach Jahren der Plackerei als Arbeiter im Kali-Tagebau beim Steinhuder Meer, westlich von Hannover. Davor als Maurer im Sommer, Metzger im Winter. Die Bandscheiben trieben ihn mit 58 in die Frührente, ein Herzstillstand mit 62 fast in den Tod.

Dann die verstopften Arterien. Früher das Amputationsurteil, heute Routine. In der Medizinischen Hochschule Hannover (MHH) ersetzten die Gefäßchirurgen seine Adern, die verstopft waren mit dem Körperschlamm von sechs Jahrzehnten, durch einen Kunststoffschlauch. Sie verlegten ein Ypsilon, dessen beide Schenkel die Beinschlagadern mit der Hauptschlagader verbinden. Zwei Wochen später erlitt Kläfker einen so heftigen Asthmaanfall, daß er beatmet werden mußte. Um die Attacke zu unterdrücken, mußten die Ärzte ihm so hohe Dosen an Kortison geben, daß die genähten Operationswunden nicht mehr heilten. Wundwasser sammelte sich darin, sie platzten auf. Die Ärzte räumten daraufhin das abgestorbene Gewebe aus den Wunden, wuschen sie aus, legten Bandagen an und hofften, die tiefen Schnitte würden heilen.

Seit zwei Monaten pulsiert nun das Blut durch die Prothese, doch noch immer ist Kläfker im Labyrinth des megalomanen Bettenhauses der Klinik gefangen. Die Hightech-Medizin hat funktioniert, sie ist nicht schuld, daß Kläfker nicht schon längst zu Hause bei Frau und Hund ist. Es sind Bakterien, die ihn ans Bett fesseln. Pseudomonaden besetzten nach seinem Asthmaanfall die Operationswunden an beiden Oberschenkeln. Solange sie da sind, werden die Verletzungen wohl nicht zuwachsen. Das ist nicht das Schlimmste. »Die Bakterien bleiben oft nicht an der Oberfläche«, sagt Maximilian Pichlmaier, Kläfkers Chirurg. »Die finden den Weg in die Tiefe, zur Prothese. Dann müßten wir diese wieder herausholen, weil der Infektherd die natürlichen Gefäße an der Nahtstelle zur Prothese zerstören und den Darm durchlöchern kann, wenn der in der Nähe liegt. Es ist eine maximal schwierige Situation.«

Denn die Mediziner kennen keine sichere Methode, um die Wunden zu säubern. Einfache Desinfektion mit scharfen Mitteln stört die Wundheilung, Spülung mit Antibiotika hilft auch nicht. Kläfkers Keime sind resistent. Um die Bakterien an ihrem Vorstoß in die Beine zu hindern, hat Pichlmaier seinem Patienten zwei Schläuche in die mit Pflastern hermetisch abgedichteten Wunden gelegt. Die Drainage endet in einer Vakuumpumpe. Unablässig hängt das saugende Geräusch im Raum. Flüssigkeit wandert aus dem Beingewebe durch die Wunde in die Schläuche. Der stete Strom soll die Mikroben an der Oberfläche der Wunde festhalten und vielleicht sogar ganz wegsaugen. Bei manchen Patienten funktioniert das, bei anderen nicht. Dann müssen die Ärzte trotz Geräten, Technik, Medikamenten vor den Mikroben kapitulieren.

Für Kläfker bedeutet der Kampf nahe an der Niederlage zuerst einmal ständige Bettruhe. In Einzelhaft, damit die resistenten Keime nicht verbreitet werden. Wie lange, weiß keiner. Wegen der Pumpe, die seine Körpersäfte aus Mark und Bein saugt, hat er ständig Durst. »Meine Familie kommt jeden zweiten Tag vorbei«, sagt Kläfker, »die 100 Kilometer Entfernung sind zu weit für einen täglichen Besuch.« Der Fernseher kostet 6,50 Euro pro Tag. »Das ist mir zu teuer. Ich muß ja lange hier liegen.« Seine Frau hat ihm einen winzigen Schwarzweißfernseher gebracht. Seit er im Krankenhaus liegt, hat kein Sonnenstrahl den Weg ins Zimmer gefunden, weil das Nachbargebäude die tiefe Sonnenbahn verdeckt. Das alles gibt Kläfker nur auf direkte Fragen preis, mit leiser Stimme, gefaßt. »Nur wenn ich sehe, wie die anderen Patienten nach Hause gehen ...« Sein

Mund zittert. Die Augen werden feucht. »Ich will hier nicht noch weitere Monate liegen.« Bald ist Weihnachten.

Für den Chirurgen Pichlmaier ist Kläfkers Schicksal Alltag: »Hier sammeln sich die schwierigen Fälle, mit denen kleinere Krankenhäuser nicht fertigwerden oder die sie nicht wollen.« Pichlmaier und seine Kollegen von der MHH sehen sich täglich mit der Macht der Mikroben konfrontiert, die den Medikamenten trotzen und die Präzisionsarbeit mit Gefäßprothesen oder künstlichen Herzklappen zunichte machen. »Angesichts der Resistenzprobleme brauchen wir eine Alternative zu den Antibiotika«, sagt Dieter Bitter-Suermann, der Leiter des Instituts für Medizinische Mikrobiologie und Krankenhaushygiene der MHH.

Sein Kollege Pichlmaier setzt dem unstillbaren Hunger der Mikroben seine atemlose Aktivität entgegen. Zeit für Überflüssiges hat er nie. Operationen am Fließband. Die endlosen Gänge der MHH verkürzt ihm ein Roller. Das Büro, ein Kabuff, ist vollgestopft. Das rasende Tempo seines Vortrags, den er mit einer Reihe schwerverdaulicher Bilder garniert, scheint ihm selbst immer noch zu langsam zu sein. »Das ist ein entferntes Stück Gefäßprothese«, sagt er geschwind und drückt dem verdutzten Besucher eine durchsichtige Kunststoffdose in die Hand, wie sie im Supermarkt für den Verkauf offener Oliven verwendet werden. Rötliche Flüssigkeit drängt aus dem Falz zwischen Dosenwand und Deckel. »Ist das Blut?« – »Ja, aber das hier ist viel schlimmer.« Eine neue Dose. Diesmal schwimmt der Schlauch in bräunlicher Jodtinktur. »Sehen Sie auf der Prothese die schleimigen Beläge? Das sind resistente Bakterien.« – »Ah ja.«

Schwierige Fälle zuhauf, die außerhalb der Klinikmauern kein Mensch mitbekommt. Schicksale, die jeder dank Antibiotika für tiefe Vergangenheit hält. Pichlmaier berichtigt den Irrtum in wenigen Minuten: zum Beispiel jener Drogensüchtige, den ein Spritzenabszeß auf die Station brachte. Der Eiterherd hatte eine Arterie in seinem rechten Oberschenkel zerlöchert. Pichlmaier reparierte das Gefäß mit dem Stück einer Vene des

Patienten. »Doch das eingesetzte Stück zerschmolz einfach im Infekt.« Der Chirurg mußte das zerstörte Venentransplantat durch das Gefäß eines Spenders ersetzen. In der Zwischenzeit wurde aber die offene Stelle des Oberschenkels von multi-resistenten Pseudomonaden infiziert. Das Bein war dick geschwollen. Gehen war unmöglich. Auf der klaffenden Wunde machte sich ein schleimiger, grüner, stinkender Belag breit. »Da können Sie mit einer Bürste darauf herumrubbeln, am nächsten Tag sind die wieder da.« So würde sich die wochenalte Wunde nie schließen, die wie ein Fenster die Muskeln und andere anatomische Details sehen ließ. Was tun?

Das fragte sich jener 27jährige schon lange nicht mehr, der sich sechs Jahre zuvor die linke Seite des Oberkörpers verbrannt hatte. Arm, Schulter, Brust. Ausgedehnte, rote Wundinseln in vernarbter Haut. Resistente Staphylokokken, Pseudomonaden und *Proteus*-Bakterien besiedelten seine Brandwunden. Eitrige Beläge verströmten einen übelriechenden Geruch. Unter die Leute wagte er sich schon seit langer Zeit nicht mehr. Wie ein Aussätziger lebte der Verletzte zurückgezogen in einem Zimmer.

Zwanzig Jahre dauerte das Martyrium eines Geschäftsmannes, der sein Gesäß auf einem Ofen verbrannt hatte. Die tellergroße Wunde wuchs nicht zu, weil sich multi-resistente Staphylokokken (ORSA[*]) eingenistet hatten. Da, wo sich normalerweise die schützende Haut über Oberschenkel und Po spannt, wölbte sich rohes Fleisch. An ein normales Sitzen war für den Unternehmer nicht zu denken. Ein spezieller Stuhl und eine weit vornübergebeugte Haltung am Schreibtisch entlasteten seine Verletzung notdürftig. Zwei Jahrzehnte lang. Die Medizin konnte nichts weiter für ihn tun.

Maximilian Pichlmaier genügt das nicht mehr. Wenn das Vertraute x-fach versagt, sind Alternativen gefragt. Die sieht der

---

[*] ORSA bedeutet Oxacillin-resistente Staphylokokken. Solche Mikroben sind multi-resistent. Oxacillin ist wie Methicillin ein halbsynthetisches Penicillin. Da Methicillin in Deutschland nicht erhältlich ist, wird das weltweit übliche Kürzel MRSA (Methicillin-resistente S.) von hiesigen Ärzten oft durch ORSA ersetzt.

Chirurg in Bakteriophagen. Als nächstes möchte er sie den Mikroben in Hermann Kläfkers Wunden auf den Hals hetzen. Damit das bange Warten für den 66jährigen ein Ende hat, er endlich wieder mit seinem Hund spazierengehen kann. »Als erstes lege ich mich aber für zwei Stunden in die Badewanne, wenn ich wieder zu Hause bin«, sagt Kläfker. »Dafür werde ich alles tun.« Zunächst einmal hat er eine Erklärung unterschrieben, daß Pichlmaier Phagen einsetzen darf. Solche »Ultima-ratio-Behandlungen« sind in Deutschland erlaubt, wenn nichts anderes mehr hilft und der Patient einverstanden ist. »Es sind jene Fälle, in denen das Kind schon im Brunnen liegt«, sagt Pichlmaier.

## Phagenwäsche in der geöffneten Bauchhöhle

Doch woher weiß Pichlmaier überhaupt von der Phagentherapie, fünfzig Jahre nach dem Aus von Polyfagin und Asid bei der Wehrmacht? Schuld daran ist Nodar Danelia, ein Arzt aus Georgien. Ihm ist es zu verdanken, daß sich Ost und West, Hightech- und alte Medizin in Hannover treffen. Danelia kam vor zehn Jahren nach Deutschland, arbeitete lange als Chirurg an der Unfallchirurgischen Klinik der MHH. In der Sowjetunion hatte er während 25 Jahren unzählige Patienten mit Phagen behandelt, aber in Deutschland dachte er zunächst nicht mehr an die heilsamen Viren. »Dann gab es immer mehr ORSA-Fälle«, erinnert sich Danelia. »Und ich dachte, Mensch, da muß man doch etwas tun.« Ein Jahr lang drängte er seine Kollegen in der Klinik, die Phagen auszuprobieren. Vergebens.

Bis es zum Notstand kam. »Gleich sechs Patienten mit ORSA drängten sich plötzlich auf der Station. Niemand wußte mehr, was wir tun sollten«, erzählt Danelia. »Da besorgte ich Phagen in Georgien, und wir setzten sie zum ersten Mal ein.« Nach dieser Verzweiflungstat behandelte Danelia zusammen mit seinem Kollegen Burkhard Wippermann im Jahr 1999 weitere Patienten in Notsituationen: unter anderen das Verbrennungsopfer mit den stinkenden Wunden und den Geschäftsmann, der seit 20 Jahren wegen seiner Wunde nicht mehr sitzen konnte.

Von neun behandelten Patienten schlug die Therapie bei sieben an. Aus den Verletzungen des Verbrennungsopfers verzog sich der Pesthauch nach sechs einsamen Jahren in drei Tagen, weil die Bakterien schon stark dezimiert worden waren. Nochmals 48 Stunden später konnten die Ärzte in den Wunden keine Mikroben mehr entdecken, einen Monat danach waren sie fast ganz geschlossen. Auch die Verletzung des Unternehmers wurde nach der Phagenbehandlung keimfrei und wuchs wieder zu. Bei zwei Patienten versagten die Phagen allerdings.[1]

Für Nodar Danelia ist der Erfolg keine Überraschung. Für seine deutschen Kollegen sieht die Sache freilich anders aus. Für sie ist die Wirkung der auferstandenen Methode nach wie vor unbewiesen. Ihr Mißtrauen wurde verstärkt durch die Tatsache, daß die klare Lösung, mit der sie ihren Patienten die Wunden ausspülten, direkt aus Tiflis stammte. Es bedurfte einigen Muts, mit der Phagenbrühe, die Zemphira Alavidze am Eliava-Institut zwar nach bestem Gewissen, aber unter primitiven Bedingungen hergestellt hatte, deutsche Patienten in einer hiesigen Universitätsklinik zu behandeln.

Denn die georgische Hilfssendung verstieß gegen fast alle Bedingungen, die ein westliches Medikament erfüllen muß: Die Konzentration an Wirkstoff – den Viren – variierte von Charge zu Charge. Genauso die Haltbarkeit. Ferner enthielt die Lösung große Mengen an Bakterientrümmern, die das Immunsystem Amok laufen lassen können. Darum erlaubte die Ethikkommission der MHH, deren Bewilligung notwendig war, nur die Behandlung von Patienten, die an oberflächlichen Wundinfektionen mit ORSA-Mikroben litten.[2] Trotzdem kritisierten einige deutsche Virologen die Ethikkommission dafür, daß sie dem Versuch überhaupt zugestimmt hatte. Ihrer Ansicht nach war das Risiko zu groß, das von den georgischen Präparaten ausging.

Aber die deutschen Ärzte, die sich mit Danelia auf die Behandlung einließen, ziehen eine vorsichtig positive Bilanz. »Wir haben sieben von neun Wunden steril bekommen. Das ist schon ein Erfolg. Es lohnt sich, weiterzuforschen«, sagt Burk-hard Wippermann. »Phagentherapie ist ein spannender An-satz«, sagt auch Dieter Bitter-Suermann, der den Versuch als Mikrobiologe begleitet hat. »Das Interesse bei einigen Ärzten daran ist groß, nicht nur an unserer Hochschule.«

Nach diesem Achtungserfolg brennt Danelia darauf, den Phagen in Deutschland zum Durchbruch zu verhelfen. Keine Notversuche mehr, keine Sonderbewilligungen. Er will in Deutschland die reguläre Zulassung der Phagen erreichen. Es wäre das erste Land im Westen, in dem sie nach ihrer chaoti-schen Anfangsgeschichte eine zweite Chance bekämen.

Doch die Wiedergeburt könnte schwierig werden. Die deut-schen Gesetze und auch Danelias deutsche Kollegen verlangen nun eindeutige Beweise für die Wirkung der Phagen. Denn die wenigen Notversuche lassen keine eindeutigen Schlüsse zu. Dafür bedarf es großer, kontrollierter Studien nach allen Re-geln der wissenschaftlichen Kunst. »Danelia muß für eine bestimmte Indikation an vielen Patienten systematisch die Wirksamkeit beweisen«, fordert Bitter-Suermann.

Als Wissenschaftler ist Danelia mit dieser Forderung einver-standen. Als Arzt, der 25 Jahre Erfahrung mit Phagen in der Sowjetunion hat, überhaupt nicht. Er hat unzählige Male mit eigenen Augen gesehen, wie die Phagen ihre Magie entfalteten. Eitrige Rippenfelle, Lungenentzündungen, hartnäckige Ohren-entzündungen – alles geheilt. Oder die Stichverletzung eines Mannes, der nach einer Schlägerei eingeliefert wurde. Den Bauch mit Messerstichen malträtiert. Notoperation. »Ich nahm Magen und Gedärme heraus und spülte sie mit Phagenlösung, um eine Infektion zu verhindern«, sagt Danelia, die Hände in der Luft. Die eine hält einen imaginären Dickdarm, die andere wäscht ihn mit Virenlösung ab. Der Verletzte hatte natürlich keine Infektion nach der Phagenwäsche. »Ja, was meinen Sie denn«, fragt Danelia. Auf seinem Gesicht ist eine weitere Frage zu lesen, die ungestellt bleibt: »Wieso sind alle so skeptisch?« Eine Minute später gewinnt der Wissenschaftler wieder die Oberhand. Und der sieht die Probleme. Das größte ist das fehlende Geld. Die Kosten für klinische Studien können in die zigmillionen Euro gehen.

Ende 2001 gab Danelia seinen Job als Unfallchirurg an der MHH auf. Seither werkelt er an seinem Traum. Gründet eine Firma. Erste Anschubhilfe gibt das Erfinderzentrum Norddeutschland des Landes Niedersachsen. Danelia baut eine Phagenbank mit georgischen und selbst isolierten Viren auf. Ein registriertes Arzneimittellabor in Hannover stellt in seinem Auftrag gereinigte Phagenmischungen her, die weitgehend frei von gefährlichen Bakterientrümmern sind. Nach und nach wird das Erbgut der einzelnen Viren entschlüsselt, damit solche, die potentielle Giftstoffgene tragen, ausgeschieden werden können.

In Zukunft möchte Nodar Danelia für die Gegend um Hannover ein Stück weit das System installieren, das Inga Georgadze mit ihrer Diagnoseklinik Diagnos 90 in Tiflis betreibt: Die Ärzte, die mit Danelia zusammenarbeiten, schicken ihm die Abstriche ihrer Patienten. Sein Labor identifiziert darin die Bakterien und sucht die passenden Phagen aus, die der Arzt in seiner Praxis verabreicht. Eine wichtige Funktion in diesem Schema nehmen die Ärzte ein: »Man muß die Methode beherrschen, sonst gibt es Mißerfolge«, sagt Danelia. So werden viele Infekte nicht von einem Keim verursacht, sondern von mehreren. Das muß der Arzt in Zusammenarbeit mit dem Labor erkennen, um alle nötigen Phagen auswählen zu können. »Dann muß man daran denken, für die Phagen gute Startbedingungen zu schaffen: Die Wunden müssen zuerst so gut wie möglich von totem Gewebe befreit und gereinigt werden, damit es weniger Bakterien und Hindernisse für die Phagen gibt.« Auch die Schulung, die den Ärzten dieses Wissen vermitteln soll, will Danelia mit seiner Firma übernehmen. Mediziner, die bei seinem Plan mitmachen wollen, hat er nach eigenen Angaben genug: »Ich könnte sofort loslegen« – wenn nur genügend Geld da wäre für das Labor und die Zulassungsstudien. »Bis dahin verstecke ich mich vor den Hilferufen«, sagt Danelia. »Ohne Labor kann ich ohnehin nichts tun.«

Einzig mit dem Oberarzt Pichlmaier von der Klinik für Thorax-, Herz- und Gefäßchirurgie der MHH beginnt Danelia nach der Kleinststudie in der Unfallchirurgie zusammenzuarbeiten. Zuerst behandeln sie in bewährter Manier hoffnungslose Fälle. »Da, wo der Arzt mit dem Rücken zur Wand steht«, sagt Pichlmaier in einer kurzen OP-Pause. Er zählt die Beispiele im Stakkato auf: der bereits erwähnte Aids-positive Drogensüchtige mit dem Spritzenabszeß, bei dem die Bakterien die Venen auffraßen. Nach fünf Tagen Phagenwirkung waren die Wunden steril, endlich konnten die Ärzte ein Stück Haut transplantieren. Die Verletzung wuchs schließlich zu. Oder die alte Frau, bei der nach einer Herzoperation Mikroben in die genähte Brustwunde eindrangen. Dank Phagen wurde der Schnitt steril, mußten die Ärzte entgegen den Anweisungen in den Lehrbüchern die eingefügten Drähte, die das Brustbein zusammenhielten, nicht auswechseln. Und Hermann Kläfker? Für ihn sieht es nicht so gut aus. Bei einem Test im Reagenzglas haben alle Phagen aus Danelias Sammlung versagt. »Du mußt eben noch einmal in Georgien anrufen«, sagt Pichlmaier noch schnell zu Danelia. Dann ist er wieder weg, mit dem Roller auf dem Weg zum OP. Es wartet ein Patient, dem Pichlmaier Teile des Fußes wegschneiden muß. Die Mikroben waren wieder stärker.

## Der erste Phagentest in Deutschland

Seit kurzem ist genug Geld vorhanden, daß Danelia und Pichlmaier demnächst eine Vorstudie für den ersten klinischen Test starten können. Der Antrag ist bei der Ethikkommission eingereicht. Es geht noch um Formalitäten. Sind die erledigt, können 30 bis 45 Patienten an der Premiere teilnehmen. Es werden alles Zuckerkranke mit offenen Füßen sein. Jedes Jahr erkranken allein in Deutschland 36 000 Diabetiker am sogenannten diabetischen Fuß. Die jahrelange Zuckerkrankheit hat ihre Nerven in den Unterschenkeln und Füßen geschädigt.

Deswegen verspüren sie weniger Schmerzen, ihre Füße sind stets gefährdet, durch Druckstellen in den Schuhen verletzt zu werden. Selbst kleine Wunden sind gefährlich, denn die Krankheit hat die Blutgefäße verstopft, was die Infektabwehr schwächt. Die Folge: Pilze und Bakterien fallen über die Bagatellwunden her und setzen sich fest. Sie nagen tiefe Risse und Furchen: Eintrittspforten für weitere Keime.

Trotz Wundbehandlung, Antibiotika und weiterer Pflege richtet die mikrobielle Dauerinvasion die betroffenen Glieder übel zu. Chronische Wunden, Geschwüre, absterbende Zehen. Bei jährlich 28 000 Menschen in Deutschland hilft nur noch Amputation. Alle Einwohner einer ganzen Kleinstadt verlieren jedes Jahr einen Fuß an die Mikroben.[3]

Ist die Modellstudie erfolgreich, soll die Untersuchung auf 150 bis 300 Patienten ausgedehnt werden. Wenn die Phagen wenigstens einen Teil der Probanden vor der Verstümmelung bewahren, wäre das ein Großerfolg – und der erste Schritt zu ihrer Zulassung bei dieser Indikation. Doch für die beiden Chirurgen ist die Studie nur ein Anfangspunkt. Sie wählten diesen Bereich, weil er sich als Beginn besonders eignet: »Die Behandlung eines diabetischen Fußes dauert immer sehr lange«, erklärt Pichlmaier. »Darum ist es akzeptabel, für einige Wochen eine neue Methode zu testen.« Nach dieser Pflicht wartet für Pichlmaier die Kür – jene Einsatzgebiete, die ihn wirklich reizen.

Als erstes ist das für den Gefäßchirurgen die Infektion von Gefäßprothesen, die auch Hermann Kläfker droht. Können die Ärzte in solchen Fällen die Mikroben nicht vom verpflanzten Ypsilon-Schlauch fernhalten, der das Blut von der Hauptschlagader in die Beine bringt, wird es lebensgefährlich, wenn die Chirurgen nicht den Infektherd mitsamt der Prothese entfernen. »Gleichzeitig müssen wir eine Behelfsprothese vom einen Arm zu den beiden Leisten legen, um die Beine weiter mit Blut zu versorgen«, erklärt Pichlmaier die chirurgische Klempnerarbeit. »Eine Riesenaktion, die manche Patienten nicht überleben. Wenn wir infizierte Prothesen mit Phagen sterilisieren oder Infektionen von vornherein mit phagenimprägnierten Prothesen verhindern könnten, würde das enorm helfen. Wir würden die Lehrbücher der Chirurgie neu schreiben.«

Auch einer zweiten Patientengruppe hofft Pichlmaier helfen zu können: Menschen mit Mukoviszidose, einer der häufigsten Erbkrankheiten. Rund 8000 bis 9000 Menschen in Deutschland, der Schweiz und Österreich leiden daran. Im Schnitt werden sie nur etwas über 30 Jahre alt. Ein Gendefekt führt dazu, daß viele Drüsen des Körpers verdickte Sekrete produzieren. So sammelt sich in der Lunge zäher Schleim, der die Bronchien verstopft und das Atmen erschwert. Staphylokokken siedeln sich an und später Pseudomonaden, die wegen des dauerhaften Antibiotika-Gebrauchs bald resistent werden und sich zusätzlich unter einer zähen Schutzschicht verstecken. »Diese Leute laufen mit Eiter in der Lunge herum«, sagt Pichlmaier. Durch die Belastung können schließlich Teile der Lunge kollabieren, oder es platzt gar ein ganzer Flügel.

Im Extremfall wechseln die Ärzte die malträtierten Lungen durch Spenderorgane aus. Oft hilft die Transplantation, denn die neue Lunge trägt den Gendefekt nicht und produziert daher auch keinen verdickten Schleim. Doch manchen Patienten nützt das neue Organ nichts. »Schon mit dem ersten Atemzug ziehen sich die Operierten eine riesige Menge an Bakterien aus der Luftröhre in die neue Lunge«, sagt Pichlmaier. Sie bekommen zwar Antibiotika, doch die Keime sind meist resistent. Dazu kommt noch, daß das Immunsystem wegen der Abstoßungsreaktion unterdrückt werden muß, stärker als bei Herz- oder Nierenempfängern. »Da haben die Bakterien ein freies Wochenende gebucht.« Manche Austauschlunge erholt sich nie von diesem Schock. Der Patient stirbt. Phagen könnten die Mikrobenattacke von vornherein unterbinden: Pichlmaier möchte die Atemwege vor der Operation mit passenden Viren von den Bakterien befreien, so daß die neue Lunge einen unbelasteten Start ins zweite Leben erhält. »Das wäre das Größte«, sagt der Chirurg.

## Auch polnische Phagentherapeuten wollen
## ins Geschäft kommen

Kein Zweifel, die Orte, an denen Phagen Gutes tun könnten, sind auf der Landkarte der Leiden nicht schwer zu finden. Darum sind Nodar Danelia und Maximilian Pichlmaier nicht die einzigen, die die Phagentherapie ein weiteres Mal zum Leben erwecken wollen. Auch im Nachbar- und bald EU-Land Polen versuchen Konkurrenten, als erste einen Teil des 32 Milliarden Euro schweren Antibiotika-Marktes zu besetzen. Die Gruppe vom Breslauer Institut für Immunologie und Experimentelle Therapie (IIET) der polnischen Akademie der Wissenschaften möchte ihre langjährige Erfahrung im Kampf gegen multi-resistente Bakterien in klingende Münze verwandeln. Als Ende der siebziger Jahre in Polen die Resistenzlage immer bedrohlicher wurde, baute die Gruppe um Beata Weber-Dabrowska und den inzwischen verstorbenen Stefan Ślopek unabhängig von den Kollegen in der Sowjetunion eine Phagenfeuerwehr auf. In den letzten zwanzig Jahren hat Weber-Dabrowskas Team über 1300 Patienten behandelt. Von resistenten Salmonellen über Staphylokokken zu Klebsiellen und Pseudomonaden, von eitrigen Hirnhautentzündungen über Blutvergiftungen zu infizierten Wunden, es scheint kein bakterielles Leiden zu geben, dessen sich die Breslauer Gruppe nicht angenommen hat.

Im Vordergrund stand die Notfallbehandlung, doch versuchten Ślopek und Weber-Dabrowska mit statistischen Analysen die Wirksamkeit ihrer Bemühungen zu untermauern: Alle Anwendungsgebiete zusammengenommen, liege ihre Erfolgsrate bei 85,9 Prozent, schrieben die Wissenschaftler in einem Bericht im Jahr 2000. Aufgeschlüsselt fängt sie bei 61,0 Prozent bei diabetischen Füßen an und erreicht 100 Prozent bei Furunkeln.[4] Als streng wissenschaftliche Beweise können die Fallbeschreibungen und Analysen nicht gelten, dazu fehlen unbehandelte Kontrollgruppen. Aber viele westliche Wissenschaftler halten sie für das Beste, was Phagentherapeuten aus dem ehemaligen Ostblock bisher publiziert haben.

Die polnische Gruppe will nun kontrollierte Studien nachlie-
fern, sagt der neue Institutsleiter Andrzej Górski.[5] Genaue Auskünfte läßt er sich aber nicht entlocken. Besucher werden trotz
intensiver Bemühungen in Breslau gegenwärtig nicht empfangen. Ein bereits vereinbartes Treffen verschiebt Górski per
E-Mail ohne Angabe von Gründen weit in die Zukunft. Ein
möglicher Grund für diese Geheimniskrämerei findet sich auf
der Website einer polnischen Biotech-Unternehmensberatung.
Dort werden Investoren gesucht für ein Joint-Venture aus einer
neuen Firma namens BioTix und Górskis IIET. Ziel: die Ver-
marktung des Phagentherapie-Know-hows des IIET. Nach Abschluß von kontrollierten Studien will BioTix innerhalb von
fünf Jahren zehn Prozent des polnischen Marktes für antibakte-
rielle Präparate erobern. Dann soll der Sprung in andere Länder
folgen. Offenbar will Górski erst Kontakt zur Presse, wenn er
die Investoren gefunden hat.

### ›Rambo heilt Ratten, Mäuse, Kaninchen und Schweine‹

Daß sich mehrere Firmen ein Rennen liefern, geschieht zum
Vorteil der Patienten. Denn die Hürden für neue Medikamente
sind hoch. Auf dem Weg vom Labor über die klinischen Tests
bis in die Apotheken bleibt das Gros aller potentiellen Arzneien
auf der Strecke. Je mehr Firmen und Universitäten an einer
neuen Methode arbeiten, desto größer ist die Chance, daß
wenigstens ein paar erfolgreich sind.

In den USA möchte eine ganze Reihe von Firmen die erste
Phagenmedizin auf den Markt bringen. Mit guten Gründen:
Obwohl in dem Land etwa gleich viele Leute leben wie in
Europa, geben die Amerikaner doppelt so viel für Medikamente aus. Tendenz steigend. Zudem ist durch die forschere Ver-
schreibungspraxis der US-Ärzte bei den Antibiotika die Resi-
stenzsituation im Land wesentlich bedrohlicher als in Deutschland oder der Schweiz. In vielen Krankenhäusern haben sich
multi-resistente Bakterien festgesetzt. 90 000 Amerikaner star-

ben im Jahr 2001 an Infektionen, viele davon, weil kein Antibiotikum mehr anschlug.[6]

Angesichts der Krise forschen rund ein Dutzend Start-ups in den USA und Kanada an einer Phagentherapie, dazu kommen Firmen in Israel und Indien, die es auch auf den US-Markt abgesehen haben, und Wissenschaftler an Universitäten. Doch nach dem desaströsen Start von Caisey Harlingten und Richard Honour in Tiflis halten sich die meisten Forscher vom Erbe Stalins so fern wie nur möglich.

Die Phagentherapie soll ganz neu erfunden werden, frei vom Ballast der wilden Jahre vor dem Zweiten Weltkrieg und des suspekten Ostblocks. Nur so, glauben Verfechter wie Honour, hätten die Bakteriophagen eine Chance, in die Hände der US-Ärzte zurückzukehren. »In den Augen des wissenschaftlichen Establishments hat die Phagentherapie immer noch einen schlechten Namen«, sagt Janaki Ramachandran, der Gründer der US-indischen Phagenfirma Gangagen. Die Fehler der stürmischen Pioniere und die Versäumnisse der sowjetischen Forscher wirken nach.

Aber auch die ungeprüften Erklärungen mancher Kritiker tragen zum schlechten Image bei. 1963 schrieb der einflußreiche Phagenforscher Gunther Stent, der zur Phage Group gehörte, in dem Lehrbuch *Molecular Biology of Bacterial Viruses,* warum die Phagentherapie seiner Ansicht nach nicht wirke: Das Immunsystem des Körpers mache den Phagen schnell den Garaus, die Magensäure vernichte die geschluckten Phagen, und die Bakterien würden gegen die Phagen schnell resistent. Zu dieser Zeit gab es genügend Antibiotika, so war es nicht mehr nötig, diesen Mutmaßungen in Experimenten nachzugehen. Doch die Behauptung war aufgestellt, und sie hielt sich bei vielen Infektiologen bis heute. »Deshalb müssen wir nun vorsichtig vorgehen und die Sicherheit und Wirksamkeit der Phagen ein für alle Mal überzeugend beweisen. Sonst können wir das Establishment nie gewinnen, und die Methode ist tot. Und das wäre eine Schande, denn sie funktioniert«, sagt Ramachandran.

Gangagen-Chef Ramachandran ist selbst Teil des For-schungsestablishments, er ist nur zu bescheiden, das zu erwäh-nen: Vor seiner Pensionierung im Juni 2000 arbeitete er als Direktor für Forschung und Entwicklung des Forschungszen-trums des Pharmagiganten AstraZeneca im indischen Bangalo-re. Nach der Pensionierung ließ er sich von der Phagentherapie überzeugen und gründete die Firma Gangagen, für deren wis-senschaftlichen Beirat er eine Reihe von namhaften Wissen-schaftlern gewinnen konnte.

Wie wichtig die Meinung des Establishments in Zeiten kolla-bierender Börsenkurse und gestrandeter Start-up-Firmen ist, hat Richard Honour von Phage Therapeutics erfahren. Nach seinem Rückzug aus Georgien machten sich seine Forscher in schicken Labors daran, eine US-verträgliche Variante der Phagentherapie zu entwickeln. Noch im Sommer 2002 führte er Besucher bereitwillig durch den kleinen Firmensitz in Bothell bei Seattle im US-Bundesstaat Washington. In einer Mischung aus Werbe-spot und Heimlichtuerei, die für die Biotech-Industrie charakte-ristisch ist, pries der joviale Firmenboß sein Heilmittel an:

»Unser Phage Nummer eins, Rambo, hat einen sehr spezifi-schen Appetit auf multi-resistente Staphylokokken. Wir haben ihn gegen die schlimmsten Bösewichte dieser Welt getestet. Er erledigt 98 Prozent davon.« Er reißt einen Kühlschrank auf. »Sehen Sie, 3600 Bakterien lagern hier drin. Wir haben sie weltweit von Patienten eingesammelt, die an ihren infizierten Wunden starben.«

»Wo haben Sie Rambo gefunden? Auch im Abwasser?«

»Das kann ich Ihnen nicht sagen. Aber aus dem Abwasser kommt er nicht – das klingt viel zu unsauber für die Patienten und die Arzneimittelbehörde FDA. Rambo stammt aus einer sehr ungewöhnlichen Quelle.« Keiner der danach befragten Experten konnte sich darunter etwas vorstellen.

»Wie weit sind Sie mit den Tests?«

»Rambo heilt Ratten, Mäuse, Kaninchen und Schweine mit Blutvergiftung, wenn wir ihn intravenös spritzen – ohne Nebenwirkungen. Wir haben geheime Reinigungsschritte entwickelt, die den Dreck zuverlässig entfernen. Sehen Sie« – er nimmt eine Flasche aus dem Kühlschrank, die mit einer klaren, viskosen Flüssigkeit gefüllt ist –, »$10^{11}$ hochreine Phagen pro Milliliter, absolut sicher. Ich habe selbst schon davon getrunken.« – »Ich weiß nicht, was das soll«, kommentiert Richard Herman, Honours eigener Vice Director R & D später spitz den bei einigen Phagentherapeuten anscheinend immer noch beliebten Selbsttest.

»Wie geht es nun weiter, Mr. Honour?«

»An Menschen wollen wir die Phagen zuerst bei Staphylokokken-Augeninfekten testen. Das ist ein kleiner Markt, aber die Betroffenen können erblinden. Antibiotika brauchen Tage, bis sie in genügender Konzentration das Auge erreichen. Aber wenn man einen Tropfen Phagen ins Auge gibt, beginnen sie sofort zu wirken. Schon in fünf Monaten kann ich die Unterlagen zusammenhaben, sie bei der FDA einreichen und 30 Tage danach mit den klinischen Versuchen starten – wenn ich wieder Geld bekomme.«

Bei diesem kritischen Punkt wird Honour erstaunlich offenherzig: »Wir krebsen nun seit fünf Jahren herum. In dieser Zeit hatten wir nur für etwa 30 Monate Cash. Momentan ist die ganze Biotech-Branche im Eimer. Wir haben uns noch gut geschlagen. Aber gerade jetzt können wir keine Gehälter bezahlen.« Ein halbes Jahr später, gegen Ende 2002, muß Phage Therapeutics in kleinere Büros und Labors umziehen, einige Leute verlieren den Job. Ironischerweise kämpft Honour, der noch vor fünf Jahren den Phagenforschern in Tiflis den »Traum zerschmettert« hatte, nun selbst mit chronischem Geldmangel.

Die Katerstimmung der Kapitalgeber ist sicher ein wichtiger Grund für Honours fehlendes Glück. Ein anderer ist die kritische Haltung mancher wichtiger Forscher gegenüber der Phagentherapie. Banken und Risikokapitalgesellschaften lassen sich von prominenten Wissenschaftlern beraten, bevor sie Mittel lockermachen. Und nicht jeder Firmengründer vermag wie Ramachandran derart überzeugend zu wirken, daß ihm genügend Geld in die Kassen fließt, um nach den Labors in Indien auch noch welche in Kanada aufzumachen.

## 10 000 Kühe sterben umsonst

Auch wenn Richard Honour wieder Geld auftreiben kann, warten auf ihn – und auf alle anderen Mitbewerber – schon die nächsten Probleme. Eines davon ist die Haltung der US-Arzneimittelzulassungsbehörde FDA, die als besonders streng gilt und für die Anwendung von Viren wohl besonders harte Auflagen machen wird. Noch hat die Behörde in Rockville, Maryland, keine Richtlinien für die Zulassung von Phagenpräparaten herausgegeben, aber Tony Ilenchuk von Biophage Pharma in Montreal ahnt, daß es nicht einfach werden wird, die Phagen durch das Vorschriftenlabyrinth zu schleusen: »Wenn nur einer von uns versagt, dann wird es schwierig. Das ist bei der Einführung von künstlichem Blut in den neunziger Jahren geschehen. Die FDA drängte die Firmen damals, vorsichtig vorzugehen. Doch ein Unternehmen begann einen Versuch – und es gab Tote. Nach diesem Zwischenfall arbeitete die FDA drei Jahre an neuen Richtlinien. Ein Produkt gibt es immer noch nicht.«

Ein anderes Problem sind die Befürchtungen der Patienten. »Wie werden die darauf reagieren, wenn wir ihre Infektionen ausgerechnet mit Viren heilen wollen«, fragen sich viele Phagentherapie-Forscher. Manche vermeiden das anzügliche Wort und ersetzen es durch unverständlich klingenden Techno-Jargon. In »natürliches Liefersystem« hat die Phagenforscherin Diane Schaak vom Rowland-Institut in Boston die Phagen umgetauft. Ilenchuk hingegen findet, es sei Zeit, die Öffentlichkeit über Phagen zu unterrichten. »Wir müssen den Leuten sagen, daß Phagen ohnehin überall sind.«

Zuerst einmal wollen Ilenchuk und seine Firma Biophage jedoch all diese potentiellen Probleme elegant umschiffen. Die ersten Produkte aus der Phagenküche in Montreal sollen nicht in den Arzneimittelschränken der Kliniken landen, sondern in den Futtertrögen der Bauernhöfe. Haben sich die Phagen dort erst einmal bewährt, fällt der Sprung in die Kliniken vielleicht leichter. Die Strategie könnte aufgehen, denn die Nachfrage nach Alternativen zu den ungeliebten Antibiotika im Tierstall ist groß – das Angebot aber mager.

Ein vollgepferchter Stall ist für Mikroben ein Schlaraffenland. Ob Salmonellen und *Campylobacter* in Hühnerdärmen, die wildgewordene *Escherichia coli*-Variante O157:H7 im Verdauungstrakt von Kühen oder Staphylokokken auf ihren Eutern, die Bakterien warten nur auf ihre Gelegenheit. Die Gefahr, die von ihnen ausgeht, ist gleich zweifach: Einige Bakterien bringen die Tiere selbst zur Strecke, so wie bestimmte *E. coli*-Varianten, die jungen Kälbern mit oft letalem Durchfall zusetzen. Andere Bakterien tummeln sich in den Zuchttieren, ohne sie zu schädigen, können aber für Menschen höchst gefährlich werden. Berühmtheit haben die enterohämorrhagischen *E. coli* (EHEC) erlangt, zu denen auch der Keim der »Hamburgerkrankheit« *E. coli* O157:H7 gehört (siehe Farbtafel 2).

Vor allem in den USA, Kanada und Japan hat der Hamburgerkeim schon häufiger Massenausbrüche entfesselt. In Japan erkrankten 11 000 Menschen auf einmal, als kontaminierter Rinderdung unbemerkt ein benachbartes Rettichfeld verseuchte. Das kann leicht geschehen. Eine Studie zeigte, daß in den USA jeweils im Sommer bis zur Hälfte der Rinder mit krankmachenden *E. coli* verseucht sind. Die US-Agrarbehörden sind mittlerweile derart vorsichtig, daß sie im Juli 2002 über 8,5 Millionen Tonnen Hackfleisch aus einem Schlachthof vernichten ließen, weil zuvor 19 Menschen nach dem Verzehr von dessen Hamburgern erkrankt waren. Mehr als 10 000 Kühe waren umsonst gestorben.[7]

Aber auch in Europa ist EHEC weit verbreitet. Im Jahr 2001 steckten sich in Deutschland rund 1000 Menschen damit an.[8] Meist waren es Kleinkinder oder ältere Leute, die nicht ausreichend gebratenes Rindfleisch oder nichtpasteurisierte Milch zu sich genommen hatten. Die Aufnahme von hundert der aufgemotzten *E. coli* reicht, damit sie sich im Darm vermehren und Bauchkrämpfe auslösen können. Der anfangs wässrige Durchfall wird oft so stark blutig, daß einige Patienten von »nur Blut und kein Stuhl« sprechen, wenn sie ihrem Arzt beschreiben sollen, was ihren Darm verläßt.

Ganz genau wissen die Forscher nicht, warum EHEC im Darm derartige Verwüstungen anrichtet, während normale *E. coli* dort friedlich und unschädlich leben. Als zusätzliche Ausrüstung von EHEC haben sie bisher einige Eiweiße identifiziert, die auf menschliche Zellen giftig wirken. Ferner haben die Bakterien die Fähigkeit, sich am Darm anzuheften. Acht bis zehn Tage dauert es, bis der Körper mit den EHEC-Mikroben fertig geworden ist und die Krankheit abheilt – wenn nicht eine rätselhafte Komplikation auftritt, ein sogenanntes hämolytisch-urämisches Syndrom, bei dem die roten Blutkörperchen und Blutplättchen geschädigt werden und schließlich die Niere wegen der Trümmerschwemme versagt. Dann schweben die meist kleinen Patienten in akuter Lebensgefahr, für einige von ihnen können die Ärzte nichts mehr tun.

Die Liste der Geißeln aus dem Stall, die den Menschen schlagen, wird komplettiert durch Salmonellen, *Campylobacter* und Listerien. *Campylobacter* werden meist durch Hühnerfleisch, Salmonellen auch durch Eier übertragen. Beide drangsalieren primär den Verdauungskanal, doch auch schwere Symptome wie Muskellähmung oder Schock können auftreten. Listerien lauern meist in Milchprodukten oder rohem Gemüse und sind besonders heimtückisch, weil sie sich auch im Kühlschrank vermehren. Meist verursachen Listerien Gehirnhautentzündungen, die sich zu Hirnabszessen auswachsen und vor allem für Säuglinge und alte Menschen tödlich sein können. Allein in Deutschland schlugen im Jahr 2001 die Salmonellen 77 000mal, *Campylobacter* 54 000mal und *Listeria* 210mal zu.[9]

Wie weit verbreitet die Keime im täglichen Essen sind, zeigen die Kontrollen der Gesundheitsämter. Das Kantonale Labor in Zürich untersuchte im Jahr 2001 gefrorenes, fein geschnittenes Hähnchenfleisch, das für das in der Schweiz beliebte Fondue chinoise verwendet wird. In sechs von sieben Proben wurden die Kontrolleure fündig. Ihr Fazit: »Die Ergebnisse zeigen, daß man bei Fondue chinoise aus Hähnchenfleisch praktisch immer mit einer *Campylobacter*-Kontamination rechnen muß.«[10] Das ist beunruhigend, denn bei *Campylobacter* reichen kleine Mengen an Bakterien für eine Ansteckung, und das nicht nur beim Essen, sondern vermutlich auch beim Kontakt mit rohem Fleisch über Hände und Mund. Kochen also bald nur noch mit Handschuhen? Tests in Großbritannien enthüllten, daß die Hälfte aller Geflügelprodukte mit *Campylobacter* verseucht war. Einige Restaurants im Land servieren ihren Gästen jetzt den Hamburger nur noch dann kurz gebraten, wenn diese per Unterschrift bestätigen, daß sie im Falle einer Ansteckung keine Klage einreichen.[11]

Kein Wunder, daß Gesundheitsbehörden und Bauern mit allen Mitteln versuchen, die Bakterien aus den Ställen fernzuhalten: Allein in der EU wanderten 1997 3400 Tonnen Antibiotika in die Futtertröge und die Spritzen der Veterinäre. Doch dieser Medikamenteneinsatz wird für die Verwalter der Schweineställe und Legebatterien zunehmend zur Hypothek. Antibiotikaskandale im Monatstakt verderben den Konsumenten den Appetit.

Im Januar 2001 fliegen Tierärzte aus Bayern und Österreich auf, die Bauern illegal mit großen Mengen an Antibiotika versorgt haben, im Dezember 2001 werden in Deutschland Shrimps aus Thailand verkauft, die mit dem in der EU verbotenen Chloramphenicol belastet sind. Nur drei Monate danach stoßen Schweizer Kontrolleure auf Enrofloxacin in chinesischen Hähnchen. Im Mai 2002 essen die Hessen 6,5 Tonnen Hühnerfleisch, das mit krebserregendem Nitrofuran verseucht ist, im Juli 2002 tauchen Tetracyclin-belastete Poulets in Deutschland auf, und im Oktober 2002 schließlich bieten die Penny-Märkte den Hamburgern Hähnchen mit Nitrofuran feil.[12]

Die Gesundheitsbehörden stehen vor einem Dilemma. Einerseits müssen sie dafür sorgen, daß das Fleisch frei von gefährlichen Bakterien ist, andererseits den Antibiotikagebrauch im Stall einschränken, weil die Konsumenten sonst zu meutern beginnen und die Resistenzkrise verschärft wird. Die Phagen könnten eine Lösung sein. Fachleute der Agrarministerien der USA und Kanadas schätzen das heilende Potential der Phagen so hoch ein, daß sie an ihren Instituten Phagentherapieprojekte gestartet haben. Und wie Tony Ilenchuk und Biophage, so forcieren auch andere Firmen die Phagentherapie für Tiere. Die umweltfreundliche Alternative soll die Konsumenten gewinnen – und die zukünftigen Patienten mit dem Gedanken vertraut machen, auch für sie könnten Phagen Heilung bringen.

## Mit List und Tücke gegen resistente Mikroben

Der Pionier der Phagentherapie für Tiere ist seit über einem Jahrzehnt tot. Es war der Waliser Herbert Williams Smith, der in den achtziger Jahren in den Ställen der britischen Agrarforschungsanstalt in Houghton diese Methode zu einem Zeitpunkt aufleben ließ, als kein auf seine Karriere bedachter Wissenschaftler im Westen das Wort Phagentherapie auch nur in den Mund nahm. »Zu jener Zeit dachte natürlich jeder im Westen, die Phagentherapie sei tot«, sagt Paul Barrow, ein Schüler von Smith. »Doch Willie Smith war ein außerordentlicher Mann. Er kam von allen Menschen, die ich kenne, dem Genie am nächsten. Alle zehn Jahre hatte er eine großartige Idee.«[13]

Anfang 1980 war das die Phagentherapie. Als Bakteriologe in einem landwirtschaftlichen Forschungsinstitut kannte Smith das Dilemma mit den Antibiotika im Tierstall nur allzu gut und dachte schon damals über Alternativen nach. Früher hatte er mit Phage Typing gearbeitet, jener Methode, mit der unterschiedliche Bakterienstämme mithilfe von Phagen identifiziert werden und die im 4. Kapitel beschrieben ist. So waren Phagen keine Unbekannten für Smith. Vor allem gehörte er aber zu jenen Forschern, die dem Rätsel auf die Spur gekommen waren, wie krankmachende *E. coli*-Bakterien wie EHEC im Darm Unheil anrichten. Dieses Wissen half ihm, sich Experimente zu überlegen, die noch heute wegweisend sind, weil sie zeigen, wie gut die Phagentherapie wirken kann.

Als Ausgangspunkt wählte Smith einen *E. coli*-Stamm, der in menschlichen Neugeborenen gefährliche Hirnhautentzündungen auslöst. Er hatte zuvor herausgefunden, daß ein Molekül mit der Bezeichnung K1, das auf der Oberfläche dieser aggressiven *E. coli*-Variante sitzt, mindestens teilweise für die heftige Virulenz verantwortlich ist. Smith fragte sich, ob sich der *E. coli*-Stamm gezielt in Schach halten ließe, wenn er Phagen fände, die an diesem potenten K1-Molekül andockten, um in die Bakterien zu gelangen.

Er isolierte aus Abwasser Anti-K1-Phagen, die tatsächlich viel aggressiver gegen die *E. coli*-K1-Mikroben vorgingen als Phagentypen, die an anderen Oberflächenmolekülen als K1 an die Bakterien andockten. Statt der üblichen Zahl von einer Million bis einer Milliarde Phagen genügten weniger als zehn Viren, um eine Kultur von K1-Bazillen zu zerstören. Mit diesem Superphagen startete Smith Tierversuche. Er spritzte eine 100fach tödliche Dosis K1-Bakterien in einen Wadenmuskel oder ins Hirn von Mäusen, acht Stunden später injizierte er den kranken Tieren entweder Anti-K1-Phagen oder verschiedene Antibiotika.

Die Resultate waren spektakulär. Eine einmalige Dosis an Viren war wirksamer als die meisten Antibiotika, die er achtmal verabreichte. Nur Streptomycin erreichte denselben Effekt: Von 30 mit Phagen behandelten Mäusen starben zwei, bei Streptomycin waren es drei, bei den anderen Antibiotika 26 bis 30 – also alle. 3000 intravenös gespritzte Phagen reichten aus, um die Mäuse vor einer Dosis von 30 Millionen Mikroben zu retten, die auch noch acht Stunden Zeit gehabt hatten, sich ungestört im Tier zu vermehren. Selbst wenn er die Phagen nicht ins Blut, sondern weitab vom Injektionsort der Bakterien im linken Zwillingswadenmuskel ins rechte Hinterbein spritzte, reichten 30 000 Phagen aus. Offensichtlich vermehrten sich die K1-Phagen auch unter diesen Umständen und stießen vom Beinmuskel über das Blut in weite Teile des Körpers vor: Smith fand sie in der Milz, im Gehirn und in der Leber.

Auch die Kontrollexperimente, die seine frühen Vorgänger so oft ausließen, vergaß der Waliser nicht: Wenn er einigen infizierten Mäusen Extrakte von aufgelösten Bakterien ohne Phagen spritzte, blieb die Wirkung aus. »Willie Smith hatte ein Auge für Tausende von Details«, erinnert sich Barrow. So prüfte er ebenfalls nach, ob es in den Mäusen phagen-resistente Bakterien gab, wie es der Kritiker Stent in seinem Lehrbuch 1963 vorausgesagt hatte. Tatsächlich stieß Smith an der Einstichstelle auf wenige resistente Bakterien, die aber offensichtlich die Therapie nicht behinderten: Er fand sie auch bei Tieren, die danach genasen.

Smith begründete dies damit, daß diese resistente Untervariante kein gefährliches K1-Molekül hatte und daher von den Phagen nicht angegriffen wurde. Dafür gebärdete sie sich weniger virulent – wie eine Giftschlange mit gezogenen Zähnen – und war für das Immunsystem der Mäuse eine leichte Beute. Auf einen solchen Effekt hatte er schon bei der Wahl der Anti-K1-Phagen spekuliert.[14] Heute wissen die Forscher, daß das K1-Molekül die darunterliegende Schicht der Bakterienwand verhüllt und vor dem Angriff des Immunsystems versteckt. K1 selbst wird aus unbekannten Gründen von der Körperabwehr nur zögerlich angegriffen.

Mit seiner List wies Smith einen Weg, wie Stents Einwand entkräftet und die Selektion von resistenten Bakterien umgangen werden kann. Die Phagentherapeuten brauchen nur Viren auszuwählen, die die Bakterien an einem Virulenzmolekül angreifen. Einen solchen Treffer landeten vermutlich mit viel Glück auch die Forscher um Walter Ward, die, wie im 4. Kapitel beschrieben, in den vierziger Jahren den Typhus mit Phagen erfolgreich behandelt hatten. Ihre Viren hefteten sich auf der Außenhülle von *Salmonella typhi* am Vi-Molekül fest, das vermutlich die Virulenz des Typhus-Erregers steigert. Smiths List schafft für Phagen einen Vorteil gegenüber Antibiotika, denn antibiotika-resistente Mikroben sind normalerweise nicht weniger virulent als ihre anfälligen Genossen.[15]

Obwohl er seine ersten Experimente mit *E. coli*-Varianten gemacht hatte, die Menschen infizieren, wählte Smith als nächstes ein Ziel, das eher zu seinem Job als Angestellter eines Agrarforschungsinstituts paßte: Er versuchte, neugeborene Kälber vor dem tödlichen Durchfall zu retten, die ein anderer Stamm von *E. coli* auslöst. Doch diesmal blieb seine Suche nach Phagen, die die fraglichen Bakterien an einer empfindlichen Stelle angreifen, erfolglos. So griff er zu einem anderen Trick. Er wählte eine Kombination aus zwei Phagen, von denen nur der erste die ursprünglichen Bakterien angriff. Der zweite – der Ausputzer – attackierte nur Bakterien, die gegen den ersten resistent waren. Das kooperative Duo wirkte. Smith konnte mit einer einzigen Dosis sogar neugeborene Kälber vom tödlichen Durchfall heilen, wenn sie keine Vormilch bekamen. Bei Kühen enthält die Vormilch Antikörper von der Mutter und ist für die Gesundheit Neugeborener sehr wichtig.[16]

Félix d'Herelle hätte an den Versuchen von Smith seine helle Freude gehabt. Nicht nur weil sie so erfolgreich waren, sondern auch weil Smith bestätigen konnte, was d'Herelle in den frühesten Experimenten der Phagentherapie bereits beobachtet hatte: Der bloße Kontakt mit einem behandelten Tier reichte aus, um ein unbehandeltes zu immunisieren. Wie d'Herelles Hühner, die vor der Ansteckung mit Geflügeltyphus geschützt waren, sobald sie den mit Phagen versetzten Kot einer Artgenossin aufpickten, steckten sich auch Smiths Kälber nicht mit dem Durchfall an, wenn sie in einer ungereinigten Box standen, in der zuvor eine andere junge Kuh mit Phagen vom Durchfall geheilt worden war. Sprühte Smith die Boxen mit geringen Mengen Phagenlösung aus, sah er die gleiche Schutzwirkung. Die Heilung war ansteckend – wie d'Herelle es einst verkündet hatte.

Vor Smiths Augen entfaltete sich im Versuchsstall noch ein weiteres Stück Frühgeschichte. D'Herelle hatte behauptet, daß natürlich auftauchende Phagen für die Heilung von Infektionskrankheiten wie Ruhr oder Cholera sorgten. Fast kein anderer Forscher – und sei er ein noch so glühender Anhänger der Phagentherapie – mochte ihm bei dieser gewagten Aussage folgen. Doch eines Tages tauchte in Smiths Stall ein unbekannter Phage auf, der die Kälber vor dem Durchfall schützte. In manchen Kälberdärmen bekämpfte er die Bakterien besser als die vom Forscher verabreichten Viren.[17]

Daß die Theorie von d'Herelle offenbar in gewissen Fällen tatsächlich zutrifft und natürlich vorkommende Phagen manchmal über Krankheit oder Gesundheit entscheiden, hat vor kurzem auch ein Student der Phagenforscherin Elizabeth Kutter zeigen können. Peter Varey wollte mehr über die Keime der »Hamburgerkrankheit« *E. coli* O157:H7 lernen. So wechselte er von Kutters Labor am Evergreen-College im US-Bundesstaat Washington für einige Zeit an ein Institut des amerikanischen Agrarministeriums in Texas. Dort infizieren Forscher regelmäßig Kühe oder Schafe mit O157, um Wege zu finden, die Gedärme der Tiere wieder von der für Menschen gefährlichen Mikrobe freizubekommen. Doch einige Schafe ließen sich einfach nicht mit O157 anstecken; immer wieder wurde ihr Darm frei von diesen Mikroben, ohne daß die Schafe behandelt worden wären. Die Forscher konnten sich das nicht erklären, aber Varey – als Schüler der Phagenforscherin Kutter – erinnerte das Rätsel an d'Herelles Behauptung. Der Student machte sich im Schafskot auf die Suche und konnte bald einen Phagen daraus isolieren, der O157 im Reagenzglas zerstörte und die Schafe vor der Besiedelung mit dem Keim schützte.[18]

Smith hatte über sechs Jahre an seiner Wiederentdeckung geforscht. Nun, 1986, wurde er pensioniert. Die Phagen hatten in seinen Händen so gut funktioniert, daß er gern weiter an der Therapie geforscht hätte; immerhin gab es noch einige Probleme zu lösen. So werden im Leben außerhalb des Labors viele Infektionen von mehreren Coli-Stämmen verursacht. Stellte Smith dies in Experimenten nach, konnte er einige Kühe mit Phagenmischungen zwar heilen, bei anderen tauchten aber resistente Bakterien auf, die immer noch sehr gefährlich waren. Smith mutmaßte, daß die verschiedenen Coli-Stämme im Darm untereinander Phagenresistenz- und Virulenzgene austauschten und so neue gefährliche Varianten entstanden.

In seiner letzten Veröffentlichung deutete Smith an, er habe bereits neue Phagen gefunden, die auch mit diesen Varianten zurechtkämen.[19] Doch nach seiner Pensionierung fand er niemanden, der seine Forschung finanziert hätte. Willie Smiths letzte großartige Idee – die Phagentherapie – war zwar über 60 Jahre alt, als er sie 1980 hatte, aber im Westen war sie immer noch ihrer Zeit voraus. Der Druck auf die Agrarindustrie, den Antibiotika-Exzeß im Stall zu stoppen und nach Alternativen zu suchen, war noch nicht groß genug. Bald darauf, im Sommer des Jahres 1987, starb Smith.

### Eine Phagendusche für frisch geschlüpfte Küken

Seine Saat ging ein Jahrzehnt später auf. Smiths Experimente sind das Fundament, auf das heute Firmen bauen, die Phagentherapien für Tiere entwickeln. Am weitesten dabei fortgeschritten sind die Montrealer Firma Biophage und das Unternehmen Intralytix. Die Firma aus Baltimore im US-Bundesstaat Maryland konzentriert sich auf Hühner, Salmonellen und Listerien. Hühner sind ein beliebter Wirt für Salmonellen, werden von den Bakterien aber nicht krank.

Legebatterien sind wegen der engen Massenhaltung der Tiere Brutstätten für Salmonellen. Die Schale frisch gelegter Eier ist oft mit diesen Bakterien verseucht. Gewaschen werden können sie aber nicht, weil die Küken sonst nicht mehr schlüpfen. Der Aufenthalt im Brutschrank verschafft nicht nur den Hühnerembryos optimale Wachstumsbedingungen, sondern auch den Keimen auf der Schale. Beim Schlüpfen gelangen sie aufs Küken. Sie setzen sich fest und sind kaum noch zu vertreiben, selbst nach dem Schlachten nicht. Trotz Wäsche mit Chlorbleiche sind in den USA noch 25 Prozent der Hähnchen, die in die Läden kommen, mit Salmonellen verseucht.[20]

Die Intralytix-Forscher haben im industriellen Leben der Masthühner einige Stationen gefunden, bei denen sie mit Phagen die Salmonellengefahr verringern können. Besprühen sie legefrische Eier mit ihrem Cocktail aus Viren aus dem Hafenwasser von Baltimore, so können sie die Zahl an Salmonellen auf den Eiern 1000fach verkleinern. Nach dem Schlüpfen werden die Küken auf Förderbändern zu ihrem neuen Aufenthaltsort verfrachtet und dabei aus Düsen mit Impfstoffen besprüht. Sind der Dusche Phagen beigemischt, so bleiben die meisten

Küken salmonellenfrei. Als weitere Möglichkeit testeten die Intralytix-Forscher die Phagenwäsche der geschlachteten Vögel. Damit konnten sie die Salmonellenladung der Poulets um 96 Prozent reduzieren.

Intralytix hat im Sommer 2002 von der US-Umweltschutzbehörde EPA die Bewilligung bekommen, ihre Phagen außerhalb des Labors in Schlachthöfen zu testen. Und die kanadische Regierung gestattete der Montrealer Firma Biophage, ihre *E. coli*- und Salmonellen-Phagen an infizierten Schweinen auf Bauernhöfen auszuprobieren. In Laborställen hat die Behandlung laut Tony Ilenchuk von Biophage schon funktioniert. Die amerikanischen und die kanadischen Konsumenten können also wohl bald Hühnerbrust und Schweinekoteletts kaufen, die Phagen frei von Salmonellen gehalten haben – und von Antibiotika ebenfalls. Für Alexander Sulakvelidze, Exil-Georgier und Mitgründer von Intralytix, bringt der Phageneinsatz in der Tierzucht zwei Vorteile: »Erstens können wir vielleicht dereinst ganz auf Antibiotika verzichten und sie für die Menschen reservieren. Zweitens gehören Phagen wohl zu den umweltfreundlichsten Medikamenten für die Fleischproduktion.«

Eine umweltfreundliche Alternative sind auch die Phagen von Lee Jackson und seiner kleinen Firma Agriphi. Sie helfen den Farmern in Florida, ihre Tomaten frei von der Bakterienfleckenkrankheit zu halten, die sonst große Schäden anrichtet. Jacksons Phagencocktail wirkt besser als die in den USA üblicherweise verwendeten Kupferpräparate oder Antibiotika, gegen die viele Bakterien resistent geworden sind – und ohne die nützlichen Mikroben zu schädigen, wie es Antibiotika tun.[21]

Agriphi hat gegenüber Intralytix und Biophage sogar die Nase vorn – seit kurzem sind die Phagen für die amerikanischen Bauern erhältlich und damit das erste zugelassene Phagentherapieprodukt in den USA seit der Einführung des Penicillins. Laut Jackson war die Nachfrage von Beginn an groß: »Ständig rufen Leute an, die Phagen wollen oder uns auffordern, auch Phagen gegen Feuerbrand oder andere Pflanzenkrankheiten zu entwickeln. Alle drängen uns zur Eile.«

## ›Beeilt euch!‹

»Genau das gleiche haben uns die Ärzte von einigen der wichtigsten Universitätskliniken des Landes gesagt – ›beeilt euch!‹ –, als wir sie gefragt haben, ob sie Interesse hätten, an einer Studie mit unserem Phagenpräparat teilzunehmen.« Richard Carlton wiederholt es stolz: »Beeilt euch!« Die Ärzte der wichtigsten US-Krankenhäuser warten auf Phagen – und Carlton hat mit Exponential Biotherapies jene Firma gegründet, die als erste den Hilferuf beantworten kann.

Trotz fünf erteilter Patente, trotz ausreichender Finanzierung, trotz des Vorsprungs auf die Konkurrenten, auch Carlton frönt der branchenüblichen Geheimniskrämerei. So nennt er zwar die Namen der interessierten Kliniken, will sie aber nicht gedruckt sehen. Kein Journalist und kein interessierter Forscher hat je die Labors seiner Firma in Rockville, Maryland, betreten dürfen. Besucher bestellt Carlton ins 400 Kilometer entfernte Port Washington auf Long Island, von wo aus er die Firma dirigiert. Aber auch dort dürfen sie nicht in sein Büro, das ist ebenfalls tabu, sondern werden in ein Hamburger-Restaurant am Bahnhof bestellt. Zwei Stunden Zeit kann er erübrigen, keine Minute mehr.

»Wir konzentrieren uns auf ein Medikament gegen Enterokokken«, beginnt Carlton. Das sind jene Keime, die normalerweise friedlich im Darm jedes Menschen leben, aber als multiresistente Varianten angeschlagene Patienten heftig bedrängen. Sie setzen sich in der Blase, im Blut, im Herzen fest und sind von da fast nicht wieder wegzubringen: Enterokokken gehören zur Avantgarde der Resistenzkünstler, schon lange gibt es Stämme, gegen die Vancomycin, das Antibiotikum der letzten Rettung, nicht mehr wirkt. Das trug ihnen das Kürzel VRE ein: Vancomycin-resistente Enterokokken. In US-Kliniken ist die Lage besonders schlimm. Zwischen Cheeseburger und Krautsalat breitet Carlton die Grafiken aus, auf denen rote Kurven und blaue Balken zeigen, was Exponentials Phagen können.

Und sie können viel. Sie retten Mäuse mit einer Heilungsrate von 100 Prozent, selbst wenn die Forscher ihnen eine Ladung VRE in die Bauchhöhle spritzen, die jene weit übersteigt, gegen die sich ein menschlicher Patient normalerweise wehren muß. »Den infizierten Tieren, die wir mit Phagen behandeln, sieht man fast nichts an. Das Fell ist etwas gesträubt, und sie sind ganz leicht lethargisch. Auf Menschen übertragen, entspricht das einer leichten Erkältung«, sagt Carlton. Unbehandelte Mäuse dagegen liegen schon nach acht Stunden zusammengekrümmt in einer Ecke des Käfigs, aus den geschlossenen Augen quillt gelbe Flüssigkeit, 40 Stunden später sind sie alle tot. Diese Resultate sind schon veröffentlicht.[22] Nun leistet sich Carlton bei einem eiligen Kaffee gar den Luxus, noch unveröffentlichte Ergebnisse preiszugeben. In einem kleinen Experiment mit zwei Kaninchen ließ Exponentials Phage gar das neue Antibiotikum Synercid hinter sich: Das mit Phagen behandelte Tier überlebte, jenes, das Synercid erhielt, starb.

Ein anderer Versuch soll dem täglichen Ernstfall auf einer Intensivstation möglichst nahekommen: Ein älterer Patient hat gerade eine neue Niere bekommen. Damit sein Immunsystem sie nicht abstößt, wird es mit Medikamenten unterdrückt. Trotz aller Vorsichtsmaßnahmen steckt sich der Patient mit multi-resistenten Enterokokken an. Vancomycin schlägt nicht an, die Bakterien im Blut nehmen überhand, der Patient stirbt.

Die Exponential-Forscher spielten dieses Szenario mit Tieren durch. Sie unterdrückten bei 30 Mäusen das Immunsystem mit einem Medikament, dann infizierten sie die Tiere mit VRE-Mikroben. Zehn Mäuse ließen sie unbehandelt, nur ein Tier überlebte, zehn Mäuse behandelten sie mit dem neuen Antibiotikum Linezolid, vier Mäuse überlebten, die verbleibenden zehn erhielten Phagen, die sechs Tiere retteten. Um dieses Experiment hat die US-Arzneimittelkontrollbehörde FDA gebeten. Denn es spiegelt eine jener Krisensituationen wider, für die dringend neue Medikamente gebraucht werden. »1999 begannen wir die Gespräche mit der FDA«, sagt Carlton. »Sie stellten eine Menge Fragen, waren aber sehr empfänglich.«

So empfänglich, daß Exponential Biotherapies als erste US-Phagenfirma offiziell mit klinischen Studien beginnen durfte: ein Meilenstein auf dem Weg zum ersten im Westen zugelassenen Phagenmedikament. In einer sogenannten Phase-I-Studie wurde zuerst getestet, ob der Exponential-Phage für Menschen unschädlich ist.

Ärzte spritzten 30 gesunden Probanden den hochgereinigten Phagen über neun Tage zweimal täglich in die Blutbahn. Außer einem kurzzeitigen Hautausschlag bei einem Teilnehmer sahen sie keinerlei Nebenwirkungen. Antikörper, die die Phagen sofort inaktiviert hätten, wie es der Kritiker Stent 1963 vermutet hatte, fanden sie zu Beginn keine. Allerdings bildeten die Immunsysteme der Probanden gegen Ende der Versuchsdauer Antikörper – was bedeutet, daß ein bestimmter Phage wohl nur einmal für eine intravenöse Behandlung benützt werden kann; danach kennt ihn das Immunsystem und wird ihn beim nächsten Auftauchen sofort angreifen.

Beim Erscheinen dieses Buchs sollte die zweite Phase der klinischen Studien bereits begonnen haben: die ersten Heilversuche an Kranken. Dabei nehmen die Ärzte Harnwegsinfekte ins Visier – jenes hartnäckige Leiden, das schon der Österreicher Erich Zdansky 1925 durch Blasenspülungen mit Phagen kurieren wollte. Vielen bettlägerigen Patienten müssen die Ärzte einen Katheter in die Blase legen – und damit eine Eintrittspforte für hungrige Keime. Sind die erst einmal in die Harnwege der geschwächten Patienten gelangt, zieht es sie weiter in die Niere und von dort ins Blut, wo sie eine Blutvergiftung verursachen, die bei multi-resistenten Bakterien tödlich enden kann. Carltons Phage namens C33, der bereits so viele Mäuse und Kaninchen gerettet hat, soll den Patienten dieses Schicksal ersparen. Nach dieser Studie soll eine Untersuchung gestartet werden, in der die Ärzte prüfen, ob C33 auch jene Enterokokken stoppen kann, die bereits in den Blutkreislauf eingedrungen sind.

## Zwei unbedarfte Fragen mit Folgen

Das Know-how, das C33 als ersten therapeutischen Phagen seit über einem halben Jahrhundert in eine US-Klinik geführt hat, stammt zu einem wesentlichen Teil von einem Wissenschaftler, der in manchem an den Waliser Willie Smith erinnert, den Wiederentdecker der Phagentherapie. Auch Carl Merril begann mit Phagen zu arbeiten, als das für die Karriere noch gefährlich war. Den Nonkonformismus des heute 66jährigen Forschers erkennt sofort, wer mit ihm im Parkhaus des Nationalen Gesundheitsinstituts der USA nach seinem Wagen sucht: Zwischen den Dutzendautos seiner Kollegen fällt schon sein sportlich schnittiger Toyota Prius ins Auge. Die beiden Ferraris läßt er lieber zu Hause: »Die wären mir peinlich.« Trotz bleierner, feuchter Südstaatenhitze trägt Merril eine halblange, braune Jacke. Ein breitkrempiger Hut vervollständigt die Cowboy-Ausstattung.

»Im Jahr 1965 besuchte ich als Nachwuchsforscher einen Kurs in Molekularbiologie im Cold Spring Harbor Laboratorium auf Long Island«, erzählt Merril. Es war nicht irgendein Lehrgang, es war jene Serie von Kursen, die zwanzig Jahre zuvor der Physiker und Mitbegründer der Phage Group, Max Delbrück, ins Leben gerufen hatte. Delbrücks Sommerkurse wurden rasch zu einem Herzstück der inoffiziellen Phage Group, deren Mitglieder die grundlegende Biologie der Phagen studierten, um an diesen einfachen Wesen zu ergründen, wie aus einem Konglomerat von Molekülen Leben wird. Wie im 4. Kapitel beschrieben, schuf die Phage Group die Basis zur Molekularbiologie. Mit Phagentherapie hatten ihre Mitglieder nichts im Sinn.

»Ich stellte den Kursleitern zwei Fragen«, erinnert sich Merril. »Die erste war: Gibt es keine Phagen, die menschliche Zellen infizieren?« – Die entrüstete Replik lautete: »Natürlich nicht, sie heißen ja nicht umsonst *Bakterio*phagen.« Merril genügte die Antwort der Koryphäen nicht. Er wies 1971 mit aufwendigen Experimenten nach, daß in sehr seltenen Fällen

Phagen Erbgutstücke dauerhaft in menschliche Zellen schleusen. Das war damals eine Sensation.[23] Es war die Zeit vor der Gentechnik, und noch keinem Menschen war es gelungen, auch nur ein Stück Erbgut in menschliche Zellen einzubauen. Interessanterweise ist seither kaum mehr ein Forscher diesem Phänomen nachgegangen. Merril hält es jedoch für so selten, daß es seiner Ansicht nach für die Sicherheit der Phagentherapie keine Rolle spielt.

Merrils zweite Frage 1965 lautete: »Warum praktiziert niemand die Phagentherapie? – Ich hatte damals keine Ahnung von deren langer Geschichte.« Nur zwei Jahre, nachdem Gunther Stent, ein Mitglied der dominierenden Phage Group, sein vernichtendes Urteil über die Methode gefällt hatte, schien auch das eine naive Frage zu sein. Merril ließ der Gedanke trotzdem nicht mehr los. »Aber in der ersten Zeit dachte ich nicht oft daran, weil es keinen Sinn zu machen schien. Es gab ja Antibiotika.« Trotzdem machte Merril 1973 ein paar Experimente, in denen er beobachtete, was mit einem bestimmten Phagentyp geschah, wenn er ihn Mäusen injizierte. Das Resultat: Die Phagen verschwanden rasch aus dem Blut und den Organen und landeten in der Milz, deren Aufgabe unter anderem darin besteht, fremde Stoffe aus dem Blut zu filtern.[24] Dieser Befund sprach nicht für die Wirksamkeit der Phagentherapie, da die eingesammelten Phagen außer in der Milz nicht mehr auf Bakterienjagd gehen können.

»Zwanzig Jahre später las ich ein Buch über die aufziehende Resistenzkrise. Eines Morgens, als ich unter dem warmen Strahl der Massagedusche stand, die meine Frau gerade gekauft hatte, kam mir die Idee, wie man Phagen finden könnte, die nicht so schnell von der Milz herausgefiltert werden.« Merril, der an der Abteilung für psychische Gesundheit des nationalen Gesundheitsinstituts angestellt ist, unterbrach die Experimente, an denen er gerade arbeitete, und startete zum Befremden mancher Forscherkollegen mit Phagenversuchen.

Er spritzte Mäusen wieder denselben Phagentyp ins Blut, den er schon 1973 verwendet hatte. Nach sieben Stunden waren die meisten Viren in der Milz gelandet, doch es gab im Blut einige wenige, die sich dem Filterorgan entzogen hatten. Auf diese hatte Merril es abgesehen. Er holte diese seltenen Viren wieder aus dem Blut der Mäuse und züchtete sie. Dann verfrachtete er sie abermals in Mäuse und begann denselben Zyklus von vorn, den er insgesamt neunmal durchspielte. Schließlich hatte Merril aus dem ursprünglichen Haufen den Phagen Argo herausselektioniert. Einen Phagen, der die Fähigkeit besaß, möglichst lange im Blut zu überleben. Nun stellte sich nur noch die Frage: Funktionierte Argo auch in der Therapie besser?

Etwa zu dieser Zeit lernten sich Merril und Carlton kennen. Carlton war fasziniert von Merrils Trick. Er gründete Exponential Biotherapies und arbeitete mit dem Staatsangestellten Merril zusammen, um ein Phagenmedikament zu entwickeln. Carlton erinnert sich genau an die ersten Versuche mit Argo: »Von 100 000 normalen Phagen, die wir spritzten, war nach 18 Stunden nur noch ein einziger im Blut. Das ist kein gutes Medikament. Von 100 000 Argo-Phagen waren nach der gleichen Zeit noch 63 000 vorhanden. Statt nach zwei Minuten aus dem Blut gefiltert zu werden, blieben sie 24 Stunden im Kreislauf. Und das macht den ganzen Unterschied. Wenn wir Mäusen Bakterien und den normalen Phagen injizierten, dann wurden sie richtig krank. Etwa so wie Patienten auf einer Intensivstation. Aber die Mäuse, die Bakterien und Argo gespritzt bekamen, wurden praktisch nicht krank. Es bedurfte schon eines geübten Beobachters, um zu sehen, daß die Mäuse etwas weniger aktiv waren.«[25]

Nicht jeder Phage wird von der Milz so emsig aus dem Blut gefiltert wie jener, mit dem Merril seine Experimente begann. Es gibt durchaus Viren, die sich ohne Selektionstrick lange genug für eine Heilung im Kreislauf halten. So sah Williams Smith in seinen ersten Mäuse-Experimenten die Phagen wesentlich länger im Blut patrouillieren. Mit seinem Experiment hat Merril aber gezeigt, wie Phagen aus der Natur im Labor verbessert werden können. Dieser biotechnologischen Fährte folgen nun auch andere Forscher.

Der 66jährige Merril selbst hat den Rückzug ins geruhsame Pensionärsdasein zugunsten seiner Versuche aufgeschoben. Im November 2002 konnte er an einem Ort über seine Fortschritte berichten, der ihm besonders passend erschien: im Cold Spring Harbor Laboratorium auf Long Island, jenem Ort, an dem er 35 Jahre zuvor durch seine unangebrachten Fragen aufgefallen war.

An Ideen für die Verbesserung der Phagen mithilfe gentechnologischer Werkzeuge mangelt es Merril nicht. So sinnt er darüber nach, wie er das enge Wirkspektrum der Phagen verbreitern könnte. Das wäre äußerst nützlich, weil die Arzneimittelbehörde FDA nach wie vor keine Phagencocktails mag – die Firma Exponential muß ihre klinischen Studien mit einem einzigen Phagen durchführen. Carlton und seine Leute haben zwar nach ausgedehnter Suche mit C33 ein Virus gefunden, das 95 Prozent aller Enterokokken attackiert, die sie in US-Krankenhäusern eingesammelt haben. Aber die langjährige Erfahrung der georgischen Forscher hat gezeigt, daß sich für einige Bakterienarten wie etwa *Pseudomonas aeruginosa* selbst unter größtem Aufwand kaum Phagen finden lassen, die mehr als ein Drittel der Spezies abdecken – für ein Medikament, das aus einem einzelnen Phagen bestehen muß, ein hoffnungsloser Wert.

Als Vorbild und Startbasis dient Merril ein Phage, den schon die Evolution mit einem breiteren Appetit ausgestattet hat. Wie jenes Virus von Williams Smith dockt es mit seinen Fangarmen an das Hüllenmolekül K1 der gleichnamigen *E. coli*-Variante an. Es hat jedoch noch ein zweites Tentakelprotein, mit dem es an das Hüllenmolekül K5 des *E. coli*-K5-Stammes bindet: So kann ein Phage zwei Bakterienstämme anfallen. Die Gene für die beiden Andockmoleküle liegen in seinem Erbgut direkt hintereinander. Fügt Merril dort noch Gene für zusätzliche Andockmoleküle ein, dann könnte er den Appetit des Phagen noch ausweiten.[26]

## Ein einziges Phagenmolekül schlägt eine ganze Mikroben-Phalanx

Einen weit grundlegenderen Umbau als die gentechnologische Verbreiterung des Menüplans hat die Forschergruppe um James S. Norris von der Medizinischen Universität von South Carolina mit ihren Phagen vor. Die Phagen werden so grundlegend verändert, daß sie gar keine funktionierenden Viren mehr sind, sondern nicht viel mehr als nur noch Phagenhülle – Kopf, Stiel und Tentakel –, die als Sendboten für tödliche Post an die Zielbakterien dient: Gene, die im Zielbakterium in Proteine übersetzt werden, die dieses Bakterium sofort vergiften. Wegen dieses schnellen Todes des Wirtsbazillus und weil die Forscher dem Phagen die nötigen Gene genommen haben, kann er sich nicht vermehren. Damit verzichtet Norris zwar auf einen Vorteil der normalen Phagentherapie: die ständige Vermehrung des Wirkstoffs am Ort des Infektes. Aber er vermeidet auch eine potentielle Gefahr. Wie im 6. Kapitel beschrieben, können Phagen unter bestimmten Umständen für Menschen schädliche Toxine unter den Bakterien verteilen. Mit Norris' impotentem Gentechphagen ist dieser Verbreitungsweg gestoppt.[27]

Andere Forschergruppen und Firmen verfolgen ähnliche Projekte: Die Phagen sollen soweit verändert werden, daß möglichst viele unbekannte und somit potentiell gefährliche Teile verschwinden. Das hat zusätzlich einen publikumswirksamen Effekt: Aus einem komplexen Organismus, dem gegenüber schon wegen des Begriffs »Virus« mancher Patient gemischte Gefühle hegt, wird ein einfacheres, »saubereres« Medikament. Diese Reduktion auf das Wesentliche hat ein Wissenschaftler so erfolgreich vollzogen, daß von dem Phagen, den er anfangs im Reagenzglas hatte und der aus mehreren Dutzend Proteinarten und Genen bestand, am Schluß nur ein einziges Protein übrigblieb. Das allerdings hatte es in sich.

Wenn ein Phage ein Bakterium geentert hat und schließlich die Nachkommen produziert sind, dann stehen diese vor dem Problem, wie sie aus ihrem Opfer wieder herauskommen. Viele

Phagen besitzen dafür ein schlagkräftiges Enzym-Duo, das ihnen den Weg durch die Bakterienwand nach außen bahnt. Ein Holin genanntes Enzym durchlöchert die Zellmembran, die das Bakterium als innere Hülle umgibt. Durch diese Lücken schlüpft das zweite Enzym, das Lysin, und zernagt die Verbindungsstreben der stabilen Wand, die das Bakterium außen umgibt: Die Mikrobe zerplatzt, und die jungen Phagen strömen ins Freie, auf der Suche nach neuer Beute.

Schon vor mehr als 30 Jahren hatte Vincent Fischetti Lysin als Werkzeug im Labor verwendet, ohne zu ahnen, welches Potential in seinen Probenröhrchen schlummerte. »Ich interessierte mich damals für einige Proteine aus der Zellwand der Streptokokken und wollte sie deshalb reinigen«, erzählt »Vince« Fischetti, mittlerweile Professor an der New Yorker Rockefeller-Universität. Sein Gesicht ist tief gebräunt, was durch die weißen Haare und die hellen Augen noch verstärkt wird. Ein Blick auf den Computermonitor auf Fischettis Schreibtisch gibt eine mögliche Erklärung für die eindrucksvolle Gesichtsfarbe: Als Bildschirmhintergrund verwendet Fischetti ein Foto von einer Motorjacht auf dem Meer. »Ist das Ihr Boot?« – »Ja, es liegt vor Long Island.« Offenbar bleibt Fischetti trotz seiner erfolgreichen Arbeit genug Muße, um auf der Jacht seinen Teint zu pflegen. »Ich benutzte das Lysin für die Reinigung der Proteine, die mich interessierten«, lenkt er das Gespräch wieder auf die Vorgeschichte seines Coups zurück. »Denn auch wenn man es von außen zugibt, löst es die Bakterien auf und gibt die gewünschten Proteine frei.« Weil von außen keine Zellmembran im Weg ist, wird bei grampositiven Bakterien noch nicht einmal Holin benötigt, Lysin erledigt den Job allein.

Als Fischetti vor drei Jahren wegen der wachsenden Antibiotika-Resistenz über Abhilfe nachdachte, kamen ihm seine alten Experimente in den Sinn. Ließe sich das Lysin nicht als Mittel gegen Infektionen mit grampositiven Keimen einsetzen? Die Idee erschien Fischetti so bestechend, daß er unverzüglich zu experimentieren begann. Der Phagenbestandteil Lysin teilt mit dem ganzen Organismus einen großen Vorteil: die Spezifität.

Jeder Phage, der grampositive Bakterien befällt, produziert sein eigenes Lysin, das optimal an die Opferbakterie angepaßt ist; andere Keime greift das Lysin nicht an. So konnte Fischettis Gruppe zeigen, daß Lysin aus *Streptococcus pyogenes*-Phagen nur *S. pyogenes*-Bakterien vernichtete, aber andere, nahe verwandte Streptokokken ungeschoren ließ.

Viel aufregender war aber die Effizienz, mit der das Lysin die Bakterien wegputzte. Auf seinem Computer hat Fischetti ein Video gespeichert: Aus einer Pipette tropfen zehn Milliardstel Gramm Lysin in eine Kultur mit zehn Millionen Streptokokken. Innerhalb von fünf Sekunden wird die trübe Suppe vollkommen klar. »Steril«, sagt Fischetti. »Und es funktionert auch mit antibiotika-resistenten Streptokokken.« Es ist ihm anzusehen, daß ihn dieses Video auch nach drei Jahren und unzähligen Vorführungen noch befriedigt. In einem anderen Versuch testete Fischetti das Lysin an einem Tier: 2,5 Milliardstel Gramm davon genügten, um die Mundhöhle einer Maus von 10 Millionen Streptokokken zu befreien, die ihr zuvor verabreicht worden waren. Kurz darauf zeigte die Schweizerin Jutta Loeffler aus Fischettis Team, daß sie das gleiche mit *Streptococcus pneumoniae* und dem passenden Lysin bewerkstelligen konnte.[28]

Beide Experimente eröffnen interessante Perspektiven. *S. pyogenes* ist der Erreger des Scharlach, der hauptsächlich Kinder befällt und bei dem es immer wieder zu ernsten Spätfolgen wie Entzündungen der Herzinnenhaut (Endokarditis) und rheumatischem Fieber kommt. In Kindertagesstätten beherbergen manchmal bis zu 50 Prozent der Kinder *S. pyogenes* im Rachen, allerdings ohne Symptome zu zeigen. Diese Träger können Scharlach verbreiten.[29] Würden sie mit Lysin behandelt, so könnte dieser Übertragungsweg unterbunden werden – ein Vorgehen, das sich mit Antibiotika wegen der Anheizung von Resistenzen verbietet.

Bei *S. pneumoniae*, dem Erreger von Lungen- und Mittelohrentzündungen, liegt der Fall ähnlich. Auch von *S. pneumoniae* sind hauptsächlich Kinder sowie Alte und Geschwächte betroffen. Allein in den USA verursachen diese Bakterien jedes

Jahr etwa 60 000 Lungenenzündungen, zehn Prozent davon verlaufen tödlich. Und auch *S. pneumoniae* logiert symptomlos in zahlreichen Nasen und Rachen und könnte mit Lysin von dort vertrieben werden – ohne Nebenwirkungen und ohne eng verwandte Streptokokken zu schädigen, die dort leben und den Menschen vor Infektionen schützen.

Nach allen bisherigen Tests haben die Lysine einen weiteren großen Vorteil: Trotz größter Bemühungen konnte Fischettis Team noch keine resistenten Bakterien aufspüren. Sie setzten Bakterien schrittweise steigenden Konzentrationen an Lysinen aus und fanden dabei nicht eine einzige resistente Zelle. Wenn sie bei analogen Tests die Bakterien mit Antibiotika statt mit Lysinen konfrontierten, entdeckten sie viele immune Zellen. Fischetti erklärt das folgendermaßen: Für die Phagen ist es lebenswichtig, daß sie nicht im Innern ihres Opfers steckenbleiben. So wurden die Lysine über Millionen von Jahren so selektiert, daß sie die Zellwand an solchen Stellen angreifen, die sich nicht ohne tödliche Konsequenzen für die Bakterien verändern können.

Ein hypothetisches Beispiel: Ein Lysin attackiert die Zellwand an einem Punkt, an dem fünf Typen von Verstrebungsmolekülen zusammenkommen. Wäre ein Strebentyp so mutiert, daß das Lysin ihn nicht mehr packen und zerschneiden kann, dann wäre das Bakterium resistent. Wegen derselben Mutation könnten aber die anderen vier Strebenmoleküle auch nicht mehr an das veränderte Molekül binden. Die Bakterienwand würde dadurch zu instabil, das Bakterium wäre nicht lebensfähig. Nur das gleichzeitige Auftreten von Mutationen an allen fünf Strebentypen, so daß die Streben wieder zusammenpassen, würde das Bakterium resistent machen und eine stabile Zellwand bilden. Dafür ist aber die Wahrscheinlichkeit zu klein. Die Früchte dieses langen Kampfes zwischen Phagen und Bakterien können nun wir Menschen ernten.

»Einige Firmen interessieren sich vor allem für die *S. pneumoniae*-Lysine. Klinische Studien stehen bevor«, sagt Fischetti. »Es ist alles eine Sache des Timings. Hätten wir diese Experimente vor zehn Jahren gemacht, so hätte sich niemand dafür interessiert.« Auch beim dritten Lysin, das Fischetti unter die Lupe nahm, bewies er sein – in diesem Fall etwas makabres – Gespür für den richtigen Zeitpunkt. Es war noch vor dem 11. September 2001, als er sein neues Ziel ins Visier nahm: *Bacillus anthracis*.

Für Insider war der Erreger des Milzbrands schon vor den Briefanschlägen in den USA im Herbst 2001 eine der gefährlichsten Biowaffen. Die Bazillen, die damals fünf Menschen das Leben kosteten, entfalten ihre Wirkung heimtückisch. Zu feinstem Staub zerrieben, werden sie als Sporen vom nichtsahnenden Opfer eingeatmet. In der Lunge verleiben sich Freßzellen des Immunsystems die Sporen ein. Die Immunzellen können die gefährliche Beute jedoch nicht abtöten und bringen sie in benachbarte Lymphgefäße. Dort verwandeln sich die Sporen in wachsende Bakterien, die Gifte produzieren. Nach zwei bis fünf Tagen treten Symptome einer gewöhnlichen Grippe auf: Fieber, Kopfschmerzen, Husten, Übelkeit und Schwäche. Die Gifte greifen die Freßzellen an und lassen befallene Lymphknoten zerfließen, ihr Gewebe stirbt ab, Blut dringt in die Körperhöhlen zwischen und um Lunge und Herz.

Plötzlich wird der brachiale Kampf zwischen Körper und Bakterien auch nach außen klar sichtbar: Das Fieber schießt hoch, der Blutdruck fällt. Ein Pfeifen kündet von der Atemnot des Opfers, weil absterbende, aufgeblähte Lymphknoten die Luftröhre zusammendrücken. Nur künstliche Beatmung kann noch helfen. Die Bakterien dringen ins Blut vor und verbreiten dort ihre Giftstoffe, die das Immunsystem überreagieren lassen und einen Schock auslösen. Bis zu einem Liter Flüssigkeit und mehr sickert in die Bauchhöhle und in den Spalt zwischen dem Lungen- und dem Brustfell. Das Herz beginnt zu rasen, kurz darauf schlägt es bleiern langsam, dann gar nicht mehr – oft kaum einen halben Tag, nachdem das Opfer wegen des hohen Fiebers und des niedrigen Blutdrucks ins Krankenhaus eingeliefert worden ist.

Die Beunruhigung der Experten ist noch gestiegen, seit

Gerüchte kursieren, daß in russischen Labors künstlich her-
gestellte, antibiotika-resistente Anthrax-Bazillen lagern. Es soll
auch Varianten geben, gegen die der Impfstoff des US-Militärs
nicht wirkt. Daher war es nicht überraschend, daß das US-Ver-
teidigungsministerium an Fischettis neuem Ziel hochinteressiert
war und das Projekt bezahlte. Mit so viel Rückenwind hatten
seine Leute schnell ein Lysin aus einem Anthrax-Phagen isoliert
und waren bereit für den Test: Sie spritzten Mäusen eine Million
Anthrax-Bazillen in die Bauchhöhle. Nach maximal fünf Stunden waren alle tot, an der Einstichstelle ein riesiges Ödem, Blut
quoll aus Augen und Schnauze. Wenn die Forscher 15 Minuten
nach der tödlichen Dosis Bazillen 50 Millionstel Gramm Lysin
nachspritzten, konnten sie 13 von 19 Mäusen retten.

Fischettis Team berichtete im August 2002 in der renommierten Fachzeitschrift *Nature* von dem Triumph.[30] »Seither ist
alles anders«, sagt Fischetti. »Nun bekomme ich unzählige
Anrufe von Pharmafirmen. Meine ganze Karriere hat sich verändert. Alles dreht sich nur noch um Lysine.« Bald kann er sich
wohl eine größere Jacht leisten – falls er dann noch Zeit zum
Auslaufen findet.

Die US-Arzneimittelbehörde hat seinen Phagen-Enzymen
den »Fast Track«-Status verliehen. Den bekommen vielversprechende Testpräparate, in deren Anwendungsgebiet ein Medika-
menten-Notstand herrscht. Sie profitieren von einem abgekürz-
ten Bewilligungsverfahren. Anfang 2003 starteten die Wirksam-
keitstests mit Affen, wiederum von den Militärs bezahlt. Sind
sie erfolgreich, folgt als Abschluß ein Test, bei dem die
Unschädlichkeit des Lysins für den Menschen bestätigt werden
soll. Heilungsversuche an Menschen sind wegen der Gefähr-
lichkeit der Krankheit nicht möglich. Innerhalb von drei Jahren
soll das Eilprogramm abgeschlossen sein. »Dann wird das Militär das Anthrax-Lysin in Massen lagern«, sagt Fischetti. In seinem Labor laufen bereits neue Experimente mit Lysinen gegen
multi-resistente *Staphylococcus aureus* und Enterokokken.

Die Menschheit schlägt zurück – mit Hilfe der Bakteriophagen.

# 8. Kapitel: Welche Zukunft für die Phagentherapie?

Mehr als achtzig Jahre ist es her, seit Félix d'Herelle am Samstag, dem 2. August 1919, um 10 Uhr morgens dem ruhrkranken Robert K. Bakteriophagen einflößte und damit die Ära der Phagentherapie einläutete. Robert K.s blutiger Durchfall hörte noch am selben Abend auf. Kurz darauf wirkte die Phagenmedizin bei vier weiteren Kindern. Trotzdem warnte d'Herelle damals, daß damit noch kein Nachweis der Wirksamkeit erbracht sei.

Als er 25 Jahre später unter Hausarrest seine Memoiren schrieb, war er von der Wirksamkeit der Phagentherapie überzeugt. Unzählige Experimente hatten seiner Ansicht nach den Beweis hundertfach geliefert. Nicht nur bei der Ruhr, sondern bei einer ganzen Reihe von bakteriellen Infektionen wie Pest, Cholera oder Typhus. Auch die Artikel, die er kurz vor seinem Tod im Jahre 1949 schrieb, zeugen von seinem unerschütterlichen Glauben an die Heilmacht der Phagen.[1] Die widersprechenden Studien anderer Wissenschaftler und die Schlagzeilen über das Penicillin, das seit 1944 erhältlich war, vermochten seine Überzeugung nicht zu ändern: Das wahre Wundermittel waren die Phagen.

Heute ist klar: Weder die Phagen noch die Antibiotika taugen als allmächtige Wunderwaffe. Die Antibiotika gehören zwar nach wie vor zu den wichtigsten Medikamenten überhaupt, doch der Überlebensdrang der Bakterien erzwingt ständig neue Mittel.

Eines davon könnten die Phagen werden. Aber wie sehen die möglichen Einsatzszenarien aus?

Am ehesten werden die Phagen in jenen Fällen eingesetzt werden, in denen die Antibiotika versagen. So wie es der Franzose Jean-François Vieu in den Jahren 1950 bis 1980 vorgemacht hat. Glücklicherweise sind Bakteriophagen vermutlich gerade für solche Fälle am besten geeignet, schreibt der Phagenforscher Merril in einem neuen Buch.[2] Denn Studien haben gezeigt, daß die resistenten Bakterien einer Art oft weltweit eng miteinander verwandt sind. Beispielsweise fand ein Team um Alexander Tomasz von der New Yorker Rockefeller University, daß 70 Prozent von 3000 weltweit untersuchten multi-resistenten *Staphylococcus aureus* zu lediglich fünf Stämmen gehören.[3] Folglich könnte es genügen, einige wenige Phagen zu finden, die diese fünf globalen Stämme attackieren, um ein Medikament gegen fast Dreiviertel der Infekte mit resistenten Staphylokokken in der Hand zu haben.

Doch es liegt in der Natur der Phagen, daß sie nicht bei allen Infektarten eingesetzt werden können. Ihre im Vergleich zu chemischen Molekülen stattliche Größe und die Neigung des menschlichen Körpers, sie je nach Phagentyp mehr oder weniger schnell abzubauen und auszuscheiden, zwingt die Forscher dazu, geeignete Einsatzgebiete zu suchen. Die Firmen, die an Phagentherapien arbeiten, konzentrieren sich daher auch auf die Fälle, bei denen dringender Bedarf herrscht und bei denen sie sich schnellen Erfolg erhoffen.

Vielversprechend sind alle oberflächlichen Infekte, die von Phagen gut erreicht werden können: Infektionen von chronischen Diabeteswunden, denen sich Nodar Danelia und Maximilian Pichlmaier widmen, oder Verbrennungswunden. Die werden oft von multi-resistenten Bakterien wie *Pseudomonas aeruginosa* besiedelt. Dann droht ständig die Gefahr, daß die Keime ins Blut vordringen. Zudem können die Ärzte keine Haut verpflanzen. »Über 60 Prozent der Patienten, die an infizierten Verbrennungen sterben, fallen *Pseudomonas* zum Opfer«, sagt Sergey Bujanover von der israelischen Firma Phage Biotech, die an einer Phagentherapie für diese Indikation arbeitet.[4]

Eine offene Frage bleibt bislang auch, welches Modell des Phageneinsatzes sich durchsetzen könnte: jenes, das die US-Arzneimittelbehörde FDA mit ihrer Forderung nach Einphagen-Präparaten vorgibt, oder jenes der angepaßten Phagen-cocktails, das bereits die Pioniere wie Félix d'Herelle oder Georgiy Eliava entwickelten und das der Georgier Nodar Danelia in Hannover einsetzen möchte.

Beim Einphagenmodell wird das Phagenpräparat wie ein beliebiges anderes Arzneimittel behandelt: Nachdem zum Beispiel Richard Carltons Exponential Biotherapies ihren Phagen C33 durch die Zulassung gebracht hat, vertreibt sie das Präparat gegen Enterokokken weltweit, wie Bayer das Antibiotikum Ciprofloxacin gegen Milzbrand und andere Bakterien. Der Erfolg dieses Modells wird hauptsächlich davon abhängen, ob die Firmen tatsächlich Phagen finden, die auch im Klinikalltag genügend Stämme einer Bakterienart abdecken – und wie lange es dauert, bis sich resistente Bakterien bilden.

Das System, das Danelia aufbauen will, basiert auf einer großen Phagenbank, aus der nach der genauen Diagnose die passenden Phagen ausgewählt werden. Da wird sich schnell die Kostenfrage stellen: Wie teuer ist es, eine genügend große Phagenbank aufzubauen und durch die Zulassung zu bringen? Ist es bezahlbar, für jeden Patienten die korrekte Phagenmischung auszuwählen oder anzupassen? Dazu kommt noch ein weiteres Problem: Danelia rechnet damit, daß seine Firma nur wenige Kliniken und Ärzte betreuen und mit Phagen versorgen könnte. Allein in Deutschland würde daher eine ganze Reihe von solchen Phagenlabors benötigt.

Damit sich überhaupt das eine oder andere Modell – oder beide – etablieren können, bedarf es aber noch viel Arbeit. Nach etlichen erfolgreichen Tierversuchen müssen die Phagen-forscher nun klare Beweise liefern, daß die Phagen auch Menschen heilen können. Doch dafür wird wohl deutlich mehr Geld benötigt, als bisher zur Verfügung stand. Zwar entstehen immer mehr Start-up-Unternehmen, die Phagentherapien entwickeln, und auch die staatliche Förderung setzt langsam ein. So unterstützt nun die Deutsche Forschungsgemeinschaft ein Phagentherapie-Projekt an der Universität Greifswald.[5] Aber verglichen mit den Mitteln, die normalerweise in ein Medikament gesteckt werden, bis es einsatzbereit ist, wurde bisher sehr wenig in die Phagentherapie investiert.

Doch die Zeit drängt. Tausende von Menschen leiden an Infektionen mit antibiotika-resistenten Bakterien, viele von ihnen verlieren deswegen einen Körperteil oder sterben. Immer wenn die Phagenforscherin Elizabeth Kutter in einem Zeitungsartikel oder Fernsehbericht über Phagentherapie als Expertin zitiert worden ist, bekommt sie danach Anrufe von Mikrobenopfern, die um Hilfe bitten.

Eine Hilfesuchende war Saharra Bledsoe, die Schwester des zuckerkranken Fred Bledsoe. Er war im April 2002 in einen Nagel getreten. Die Wunde infizierte sich. Als der US-Fernsehsender CBS sechs Monate später einen Bericht mit Kutter ausstrahlte, hatten Bledsoes Ärzte den Amputationstermin bereits angesetzt. Wie der Musiker Alfred Gertler entschied sich auch Fred Bledsoe gegen die Amputation und für die Reise nach Georgien. Dort behandelten ihn die Erben Georgiy Eliavas mit Phagen und retteten ein weiteres Mal einem westlichen Patienten den Fuß.[6]

Diese Geschichten klingen gut: Patienten, denen im Westen niemand helfen kann und die dann im Osten Hilfe finden. Doch damit die ganze Menschheit den Kampf gegen die multiresistenten Bakterien gewinnt, ist mehr nötig als eine Reise nach Georgien.

**Anhang**

# Anhang 1  Kleine Bakterienliste[1]

| Bakterium[1] | Krankheit[2] | Bemerkungen | Phagentherapie | Seite |
|---|---|---|---|---|
| *Acinetobacter baumannii* | Opportunistische Infektionen (Lunge) | Infiziert vor allem immungeschwächte Patienten. Sterblichkeit 25–50 Prozent (Pneumonie) | – | 40, 56 |
| *Bacillus anthracis* | Milzbrand (Anthrax); (verschiedene Formen: Haut, Lunge) | Einer der wichtigsten Biowaffenkeime (nach dem 11. Sep. 2001 bei den Briefanschlägen in den USA eingesetzt). Lungenanthrax hat eine sehr hohe Sterblichkeit. | Ein Phagenenzym, das hochspezifisch Anthraxbakterien auflöst, wirkt im Tierversuch (s. Anm. 7–30). | 239 |
| *Bordetella pertussis* | Keuchhusten | Infiziert vorwiegend Kinder. Es gibt eine gute Impfung. | – | 163 |
| *Campylobacter* spp.[3] | Diarrhöe, Enteritis | Vor allem durch ungenügend erhitztes Hühnerfleisch übertragen. | Holländische Forscher arbeiten daran, die Bakterienlast in *Campylobacter*-infizierten Hühnern durch Phagen-behandlung zu senken.[4] | 218 |
| *Clostridium difficile* | Opportunistische Infektionen (Magen-Darm) | Kann den Verdauungstrakt von Antibiotika-behandelten Patienten besiedeln. | Im Tierversuch konnte *C. difficile*-Darminfektion mit Phagen geheilt werden (s. Anm. 5–89). | 159 |
| *Clostridium* spp.[2] | Gasödem, Gasbrand | Sehr schwere Infektionen von Wunden, durch anaerobe Bakterien; früher häufig im Krieg. | In der Sowjetunion während des Zweiten Weltkriegs | 153 |
| *Corynebacterium diphtheriae* | Diphtherie | Kinderkrankheit. Es gibt eine gute Impfung. | – | 61, 192 |
| *Escherichia coli* | Magen-Darminfektionen, Harnwegsinfekte, je nach Stamm pathogen für Tiere oder Menschen | Normaler Bewohner des menschlichen Darmes; infiziert immungeschwächte Patienten. Durch zusätzliche Toxin- oder Virulenzgene ausgestattete *E. coli* (STEC: Shigatoxin-produzierende *E. coli*) infizieren auch gesunde Menschen. Besonders virulente Stämme wie O157:H7 machten als »Hamburgermikroben« Schlagzeilen. | In der Frühzeit der Phagentherapie. Wird heute in Georgien und Rußland praktiziert. Veterinärmedizinische Versuche mit Kühen in England, USA und Kanada (s. Anm. 7–16, 17). | 53, 76, 92, 165, 167, 192, 218, 221, 225, 234 |
| *Haemophilus influenzae* (verschiedene Typen) | u.a. Hirnhautentzündung | Infiziert vor allem Kinder in einer ganzen Reihe von Organen. Es gibt eine Impfung für *H. influenzae* Typ b (Hib). | – | 39 |
| *Klebsiella pneumoniae* | Opportunistische Infektionen (Lunge) | Infiziert vor allem immungeschwächte Patienten. Sterblichkeit 25–50 Prozent (Pneumonie) Oft antibiotika-resistent | In Georgien | 40, 54 |

| Bakterium[1] | Krankheit[2] | Bemerkungen | Phagentherapie | Seite |
|---|---|---|---|---|
| *Listeria monocytogenes* | Listeriose | Ansteckung durch kontaminierte Molkereiprodukte und Gemüse. Heimtückisch, weil sich die Bakterien auch im Kühlschrank vermehren können. | In Deutschland laufen Experimente mit einem Phagenenzym, das Listerien hochspezifisch auflöst, um Käserinde von den Bakterien zu befreien (s. Anm 7–28). | 219 |
| *Mycobacterium tuberculosis* *M. bovis* *M. africanum* | Tuberkulose (verschiedene Formen, am häufigsten ist die Lunge betroffen) | Nimmt u. a. in afrikanischen Ländern und Rußland stark zu. Multi-resistente Tuberkulose (MDR) verteuert die Behandlung enorm. | Mindestens zwei Firmen forschen an einer Phagentherapie. Die Mycobakterien verstecken sich im Innern menschlicher Zellen und sind daher für Phagen ein äußerst schwieriges Ziel (s. Anm. 4–22). | 28, 61, 117 |
| *Neisseria gonorrhoeae* | Gonorrhöe (Tripper) | – | – | 30, 33 |
| *Proteus* spp. [2] | Opportunistische Infektionen (u.a. Lunge) | Infiziert vor allem immungeschwächte Patienten. Sterblichkeit 25–50 Prozent (Pneumonie) | In Georgien | 165, 167, 204 |
| *Pseudomonas aeruginosa* | Wundinfektion (Verbrennungen), Lungeninfektion bei Mukoviszidose | Infiziert vor allem immun geschwächte Patienten. Häufige Todesursache bei schweren Verbrennungen und Mukoviszidose (Cystische Fibrose). | In Georgien (Verbrennungen) und Rußland; Forschung in Israel | 40, 165, 189, 196 201, 211 |
| *Salmonella enteritidis/typhimurium* | vor allem Gastroenteritis | Vor allem durch Hühnerfleisch und Eier übertragen Es existieren multi-resistente Stämme wie DT104. | Eine Firma in den USA entwickelt Methoden, um mit Phagen die Salmonellenbelastung von Masthühnern zu reduzieren. In den USA und Kanada in den vierziger Jahren | 49, 218, 226 |
| *S. typhi* | Typhus | | | 75, 92, 101, 115, 223 |
| *S. paratyphi* | Paratyphus | | In Deutschland in den vierziger Jahren (Behringwerke) | 92, 108 |
| *S. gallinarum* | Geflügeltyphus | Vogelkrankheit | F. d'Herelle machte Versuche in den zwanziger Jahren. | 65 |
| *Serratia marcescens* | Opportunistische Infektionen | Infiziert vor allem immun geschwächte Patienten. Sterblichkeit 25–50 Prozent (Pneumonie) Oft antibiotika-resistent | | 173 |
| *Shigella* spp. [2] | Bakterienruhr (Dickdarmentzündung mit Diarrhöe) | Es existieren eine ganze Reihe von Arten (*S. dysenteriae, S. sonnei, S. flexneri* u.a.), die verschieden virulent sind. Es gibt auch eine Ruhr, die durch Amöben hervorgerufen wird. | In den zwanziger, dreißiger und vierziger Jahren weltweit; danach in der Sowjetunion; heute in Georgien und Rußland | 57, 75, 77, 79, 92, 105, 128, 151, 156, 162, 241 |

| Bakterium[1] | Krankheit[2] | Bemerkungen | Phagentherapie | Seite |
|---|---|---|---|---|
| *Staphylococcus aureus* | Verschiedenste Infektarten, u.a. Sepsis, Abszesse, Furunkel, Karbunkel, Osteomyelitis | Einer der wichtigsten in Krankenhäusern übertragenen Keime (sogenannte nosokomiale Infektionen) Häufig multi-resistent | In den zwanziger, dreißiger und vierziger Jahren in vielen Ländern; danach in der Sowjetunion, heute in Georgien, Polen und Rußland; intensive Forschung in den USA, Indien. Notbehandlungen multi-resistenter Staphylokokken in Hannover. | Ganzes 1. und 2. Kapitel, 74, 79, 92, 100, 104, 118, 161, 167, 168, 204, 215 |
| *Streptococcus* spp.[2] *S. pneumoniae* (Pneumokokken) *S. pyogenes* *Enterococcus* spp.[2] | Verschiedenste Infektarten Lungenentzündung Scharlach Opportunistische Infektionen | Es gibt einen Impfstoff. Einer der wichtigsten in Krankenhäusern übertragenen Keime; häufig multi-resistent | Zwei Phagenenzyme, die spezifisch *S. pneumoniae*, resp. *S. pyogenes* auflösen, wirken im Tierversuch (s. Anm. 7–28). Mit Phagen gegen multi-resistente Enterokokken laufen in den USA erste klinische Versuche. | 35 237 237 Ganzes 2.Kapitel, 228 |
| *Vibrio cholerae* | Cholera | Vor allem in Afrika und Indien treten viele multi-resistente Varianten auf. | In den zwanziger, dreißiger und vierziger Jahren in vielen Ländern, vor allem in Indien und in der Sowjetunion; danach Versuche in der Sowjetunion; WHO-gesponserte Versuche bis in die siebziger Jahre in Pakistan.[5] | 86, 102, 129 |
| *Xanthomonas campestris* | Verschiedene Infekte von Pflanzen | | Ein Phagenpräparat für X.-Infekte bei Tomaten ist in den USA im Handel. | 227 |
| *Yersinia pestis* | Pest (Lungen- und Beulenpest) | | In den dreißiger Jahren | 83 |

[1] Die Liste beschränkt sich auf pathogene Bakterien, die im Buch erwähnt sind.
[2] Auch die Aufzählung der von den jeweiligen Bakterien hervorgerufenen Krankheiten nennt oft nur eine Auswahl.
[3] spp. bedeutet, daß mehrere Arten gleichzeitig gemeint sind, z.B. *Salmonella* spp. für *S. typhi* und *S. paratyphi* etc.
[4] Wagenaar, J. A. et al. (2001), »Phage therapy of *Campylobacter jejuni* colonization in broilers«, *Int J Med Microbiol* 291:92–93.
[5] Monsur, K. A. et al. (1970), »Effect of massive dosis of bacteriophage on excretion of vibrio, duration of diarrhoea and output of stools in acute cases of cholera«, *Bull WHO* 42:723–32 und Marcuk, L.M. et al. (1971), »Clinical studies of the use of bacteriophage in the treatment of cholera«, *Bull WHO* 45:77–83.

## Anhang 2  Die Vor- und Nachteile der Phagentherapie

| | Vorteil | Bemerkung | Seite |
|---|---|---|---|
| 1 | Phagen sind sehr spezifisch und schädigen die nützlichen Bakterien nicht, die im und auf dem Körper leben. | Dadurch gibt es keine Nebenwirkungen wie Durchfall oder Sekundärinfektionen, wie sie bei Antibiotikabehandlung auftreten können. Siehe Nachteil 2. | 159 |
| 2 | Durch ihre Spezifität verursachen Phagen keine Selektion von Resistenzen bei den nützlichen Bakterien, die im und auf dem Körper leben. | | 159 |
| 3 | Wir nehmen ständig Phagen auf. Sie sind also im allgemeinen unschädlich für den Menschen. Wenn gut gereinigte Phagen verwendet wurden, wurden bei allen Anwendungsarten kaum Nebenwirkungen beschrieben. | Wegen ihrer Unschädlichkeit können Phagen für die Bekämpfung von schädlichen Bakterien in Masttieren und Nahrungsmitteln verwendet werden. Siehe Nachteil 8. | 62, 124, 221, 230 |
| 4 | Phagen sind ein »intelligentes« Medikament: Sie vermehren sich am Ort des Infekts so lange, bis keine Bakterien mehr vorhanden sind. Danach werden sie ausgeschieden. | Siehe Nachteil 5. | 113 |
| 5 | Bakterien, die gegen einen bestimmten Phagentyp resistent geworden sind, werden von anderen Typen weiterhin vernichtet. | Bakterien, die gegen ein bestimmtes Antibiotikum resistent geworden sind, werden oft auch leichter gegen andere Präparate resistent. | 77, 162 |
| 6 | Phagen sind in der Natur weit verbreitet. Dadurch lassen sich schnell neue Phagen finden, wenn die Bakterien resistent dagegen geworden sind. | Wenn jeder neu isolierte Phage eine Zulassung braucht, könnte dieses Verfahren zu teuer werden. | 162, 243 |
| 7 | Durch die Evolution getrieben entstehen schnell Phagen, die resistent gewordene Bakterien wieder vernichten können. Es sollte also einen »unerschöpflichen« Vorrat geben. | Die Entwicklung eines neuen Antibiotikums gegen resistente Bakterien dauert mehrere Jahre. | 162 |
| 8 | Einige resistente Bakterien, die während einer Behandlung mit Phagen selektioniert wurden, sind weniger virulent und können vom Immunsystem bekämpft werden. | Antibiotika-resistente Bakterien sind im allgemeinen nicht weniger virulent. | 223 |
| 9 | Phagen wirken auch gegen Bakterien, die gegen Antibiotika resistent geworden sind. | | 205, 228 |
| 10 | Phagen können gentechnisch verändert werden, um einige ihrer Nachteile auszugleichen. | | 234 |
| 11 | Einzelne Bestandteile von Phagen (z. B. Lysine) können auch als antibiotische Substanzen gebraucht werden. Dabei sind bis jetzt trotz umfangreicher Tests noch keine Resistenzen aufgetreten. | | 235 |

| | Nachteil | Bemerkung | Seite |
|---|---|---|---|
| 1 | Es fehlen international anerkannte Studien, die die Wirksamkeit der Phagen beim Menschen belegen. | Zahlreiche Tierversuche zeigen die Wirksamkeit bei verschiedenen Infektionen. Die ersten Studien bei Menschen haben begonnen. | 207, 221, 230 |
| 2 | Die große Spezifität der Phagen ist ein Nachteil, wenn die genaue Art der infizierenden Bakterien nicht bekannt ist oder eine Mehrfachinfektion vorliegt. | Für gute Resultate sollte vor dem Einsatz im Labor die Wirkung der Phagen auf die infizierenden Bakterien getestet werden. Für akute Fälle sind Phagen deswegen weniger geeignet. Mischungen aus mehreren Phagen können Mischinfektionen bekämpfen. | 99, 167, 208 |
| 3 | Bakterien können auch gegen Phagen resistent werden. | Siehe Vorteile Nummer 5, 6, 7 und 8. | 77, 161, 223 |
| 4 | Bakterien haben eine Art Immunsystem, das das Erbgut mancher eindringender Phagen vernichtet. Nur passende Phagen können dieses »Immunsystem« überwinden. | Die Wirkung der Phagen muß vor der Behandlung im Labor getestet werden. | 99, 121 |
| 5 | Phagen sind im Vergleich zu chemischen Molekülen relativ groß. Deshalb muß genau abgeklärt werden, an welche Orte im Körper sie gelangen können. | Es gibt bisher zuwenige pharmakologische Studien, die diese Fragen abgeklärt haben. Weil die Phagen sich vermehren, solange Bakterien anwesend sind, könnten in gewissen Fällen wenige Phagen an einem unzugänglichen Ort des Körpers für eine Heilung genügen. Am besten für Phagentherapie sind wohl Infektorte wie Wunden geeignet, an die die Phagen leicht hingebracht werden können. | 78, 242 |
| 6 | Infektionen, deren Erreger sich im Inneren von menschlichen Zellen verstecken, könnten für Phagen unerreichbar sein. | Es gibt Versuche aus den vierziger Jahren, die gute Resultate bei Typhus zeigten, einer Infektion, bei der die Erreger zumindest teilweise in menschlichen Zellen Zuflucht suchen. Forscher versuchen Phagen mit gentechnischen Methoden in menschliche Zellen einzuschleusen. | 117 |
| 7 | Phagen, die ins Blut injiziert werden, werden vom menschlichen Immunsystem erkannt, sie werden zum Teil schnell ausgeschieden, und nach einer gewissen Zeit werden Antikörper gebildet. So kann ein Phagentyp wohl nur einmal für eine intravenöse Behandlung verwendet werden. | Nicht alle Phagentypen werden schnell ausgeschieden. Zudem lassen sich Varianten selektieren, die lange im Blut bleiben können. Die Antikörper treten erst nach einer Zeit von einer bis zwei Wochen auf. | 230, 232 |
| 8 | Phagen sind im Vergleich zu chemischen Molekülen komplexe Organismen, die zum Beispiel Giftgene zwischen Bakterien transportieren können. | Die Wahl von strikt lytischen Phagen (s. Seite 192), die Sequenzierung des Phagenerbguts und Toxizitätstests können solche Risiken minimieren. | 190 |
| 9 | Die Haltbarkeit der Phagen ist unterschiedlich und muß getestet und überwacht werden. | | 206 |
| 10 | Phagen sind schwieriger einzusetzen als Antibiotika. Der anwendende Arzt muß dafür ausgebildet sein. | | 99, 208 |

# Anmerkungen

## 1. Kapitel

[1] Burke, J. P. (2003), »Infection Control – A problem for patient safety«, *NEJM* 348:651–656.

[2] Osborne, L., »A Stalinist Antibiotic Alternative«, *New York Times Magazine,* 6. März 2000.

## 2. Kapitel

[1] Zitiert in: web.mit.edu/popi/rubin.slides.pdf.

[2] Small, I. (2000), in *Workshop Summary: Emerging infectious diseases – from the global to the local perspective,* National Academy of Science (USA), S. 76f.

[3] Nientit, C., »Comeback einer Seuche«, *Sonntagszeitung,* 12. Mai 2002. *WHO Press Release* 41, 12. Juni 2000.

[4] Siehe Anmerkung 1, 1. Kapitel.

[5] *WHO Report on Infectious Diseases 2000.* Enthält viele der im Kapitel verwendeten Resistenzraten verschiedener Bakterien und Daten zur Resistenzentwicklung und zu Krankheiten bzw. Erregern.

[6] Zahlen vom Statistischen Bundesamt Deutschland.

[7] www.nobel.se/medicine/laureates/1945.

[8] Rountree, P. M. and Thomson, E. F. (1949), »Incidence of penicillin-resistant and streptomycin-resistant staphylococci in a hospital«, *Lancet,* 17.10.1949, und Bertschinger, J. P. (1957), »Le bactériophage«, *Schweizerische Apothekenzeitung* 95:479–487.

[9] Stuart Levy ist einer der renommiertesten Antibiotika-Experten. Von ihm gibt es ein umfassendes populärwissenschaftliches Buch zum Thema Antibiotika-Resistenz: *The antibiotic paradox,* Perseus Publishing, 2002.

[10] Aus einem Vortrag, der auf dem »12th European congress of clinical microbiology and infectious diseases« vom 21. bis 24.4.2002 in Mailand gehalten wurde.

[11] Dufour, P. et al. (2002), »Community-acquired methicillin-resistant *Staphylococcus aureus* infections in France«, *Clin Inf Dis* 35:819–824.

[12] Neuere Resistenzraten aus Deutschland, der Schweiz und Österreich stammen zumeist aus dem Bericht von M. Kresken und D. Hafner, »Prävalenz der Antibiotikaresistenz bei klinisch wichtigen Infektionserregern in Mitteleuropa« vom 18. November 1999 der Paul-Ehrlich-Gesellschaft für Chemotherapie e.V.

[13] Samore, M. et al. (2001), »High rates of multiple antibiotic resistance in *Streptococcus pneumoniae* from healthy children living in isolated rural

communities: Association with cephalosporin use and intrafamilial transmission«, *Pediatrics* 108:856–865.

[14] Aus einem Vortrag, gehalten auf dem Infektiologenkongreß 2002 in Mailand (s. Anmerkung 10), und MacFarlane, J. et al. (1997), »Influence of patients' expectations on antibiotic management of acute lower respiratory tract illness in general practice: questionnaire study«, *BMJ* 315:1211–1214.

[15] Millar, M. R. et al. (2001), »Carriage of antibiotic-resistant bacteria by healthy children«, *JAC* 47:605–610, und Ainsworth, C., »They're everywhere«, *New Scientist,* 19. Mai 2001.

[16] Pittet, D. und Widmer, A. (2001), »Händehygiene: Neue Empfehlungen«, *Swiss-NOSO* 8:1–11, und »Verschmutzte Endoskope«, *Bild der Wissenschaft* 5/2002, S. 26.

[17] Hiramatsu, K. (1997), »Reduced susceptibility of *Staphylococcus aureus* to Vancomycin – Japan 1996«, *MMWR Weekly* 46:624–626. Das Zitat stammt aus dem BBC-Dokumentarfilm »The virus that cures«.

[18] Sievert, D. M. (2002), »*Staphylococcus aureus* resistant to vancomycin – United States 2002«, *MMWR Weekly* 51:565–567, und Tabaqchali, S. (1997), »Vancomycin-resistant *Staphylococcus aureus*: apocalypse now?«, *Lancet* 350:1644.

[19] Gonzales, R. et al. (2001), »Infections due to vancomycin-resistant *Enterococcus faecium* resistant to linezolid«, *Lancet* 357:1179, und Tsiodras, S. et al. (2001), »Linezolid resistance in a clinical isolate of *Staphylococcus aureus*«, *Lancet* 358:207–208.

[20] Teuber, M. (2002), »Vom Segen zum Alptraum«, *Unimagazin* (Zürich) 1: 31–34.

[21] *Report of the joint committee on the use of antibiotics in animal husbandry and veterinary medicine (Swann Committee),* Her Majesty's Stationary Office, London, September 1969, und Klare, I. et al. (1999), »Decreased incidence of VanA-type vancomycin-resistant enterococci isolated from poultry meat and from fecal samples of humans in the community after discontinuation of avoparcin usage in animal husbandry«, *Microb Drug Resist* 5:45–52.

[22] Molbak, K. et al. (1999), »An outbreak of multidrug-resistant, quinolone-resistant *Salmonella enterica* serotype *typhimurium* DT104«, *NEJM* 341:1420–1425, und Ferber, D. (2000), »Superbugs on the hoof?«, *Science* 288:792–794.

[23] www.schweizerbauer.ch/news/aktuell/artikel/07965/artikel.html.

[24] Davies, J. (1994), »Inactivation of antibiotics and the dissemination of resistance genes«, *Science* 264:375–382.

[25] Marshall, G. C. et al. (1997), »D-Ala-D-Ala ligases from glycopeptide antibiotic-producing organisms are highly homologous to the enterococcal vancomycin-resistance ligases VanA and VanB«, *PNAS* 94:6480–6483.

[26] Waters, V. L. (2001), »Conjugation between bacterial and mammalian cells«, *Nature Genetics* 29:375–376.

[27] Brock, T. and Madigan, M. T., *Biology of microorganisms*, Prentice Hall, 6th edition 1991, S. 257–261, und Hughes V. M. and Datta, N. (1983), »Conjugative plasmids in bacteria of the ›pre-antibiotic‹ era.«, *Nature* 302:725–726.

[28] Philippon, A. et al. (2002), »Plasmid-determined AmpC-type ß-lactamases«, *Antimicrobial Agents Chemother* 46:1–11.

[29] Oliveira, D. C. et al. (2002), »Secrets of success of a human pathogen: molecular evolution of pandemic clones of meticillin-resistant *Staphylococcus aureus*«, *Lancet Infect Dis* 2:180–189.

[30] Landman, D. et al. (2002), »Citywide clonal outbreak of multiresistant *Acinetobacter baumannii* and *Pseudomonas aeruginosa* in Brooklyn, NY«, *Arch Intern Med* 162:1515–1520.

## 3. Kapitel

[1] Die Memoiren *Les pérégrinations d'un bactériologiste* von Félix d'Herelle befinden sich im Archiv des Pasteur-Instituts, Paris (Fonds F. d'Herelle). Sie wurden dort zusammen mit weiterem Material aus d'Herelles Nachlaß (Notizen, Tagebücher von ihm und seiner Familie, Fotos etc.) von d'Herelles Enkel Claude-Hubert Mazure untergebracht. Der Autor erhielt freundlicherweise eine vollständige Kopie von Mazure. Der US-amerikanische Wissenschaftshistoriker William C. Summers hat als erster den Nachlaß von d'Herelle ausgewertet und die hervorragende wissenschaftliche Biographie *Félix d'Herelle and the origins of molecular biology* verfaßt (Yale University Press, 1999). Die Episode der ersten Heilungsexperimente findet sich in den Memoiren (in der Folge als M abgekürzt) auf den Seiten 404–406. Siehe auch: d'Herelle, F., *Le bactériophage – son rôle dans l'immunité,* Masson, 1921, S. 211–214, und *The bacteriophage – its rôle in immunity*, Williams & Wilkins, 1922, S. 266–271. Im Gegensatz zu den Memoiren spricht d'Herelle in den beiden Büchern von fünf bis sieben statt zwölf täglichen Stuhlgängen bei Robert K.

[2] M376–377. Daß die Familie bei der Impfstoffproduktion mithalf, ist auch im Tagebuch der Tochter Huberte unter dem 25.10.1917 erwähnt.

[3] *Merck's Manual* 1899, Merck & Co., Faksimile von 1999.

[4] Siehe Anm. 6, 2. Kapitel.

[5] Leven, K.-H., »Die bakterielle Ruhr im deutschen Heer während des Krieges gegen die Sowjetunion, 1939–1945«, S. 82, in *Medizin für den Staat – Medizin für den Krieg; Aspekte zwischen 1914 und 1945; gesammelte Aufsätze* [hrsg. von R. Winau und H. Müller-Dietz], Matthiesen, 1994.

[6] D'Herelle, F. (1917), »Sur un microbe invisible antagoniste des bacteries dysentériques«, *Comptes rendus Acad Sci Paris* 165:373–375, und M379.

[7] Ruska, H. (1940), »Über die Sichtbarmachung der bakteriophagen Lyse im Übermikroskop«, *Naturwissenschaften* 28:45–46. Die Publikation erschien erst 1940, die ersten Beobachtungen machte R. 1939.

[8] Grundlegende Angaben zur Biologie der Phagen finden sich etwa in R.

Calendar (ed.), *The bacteriophages,* Plenum Press, 1988, und in M. T. Madigan et al., *Brock – Mikrobiologie,* Spektrum Akademischer Verlag, 2001.

[9] Twort, F. W. (1915), »An investigation on the nature of ultra-microscopic viruses«, *Lancet* 1915 2:1241–1243.

[10] Angaben zu den Untersuchungen über Geflügeltyphus sind zu finden in M397–404, d'Herelle, F. *Le bactériophage – son rôle dans l'immunité,* Masson, 1921, S. 150 162, und d'Herelle, F. (1919), »Sur une épizootie de typhose aviaire«, *Comptes rendus Acad Sci Paris* 169:817–819.

[11] Nach einem Satz, den der Wissenschaftshistoriker Ton van Helvoort prägte, in: »Felix d'Herelle en de bacteriofaag-therapie: De laboratoriumtafel naast het ziekbed«, *Tsch Gesch Gnk Natuurw Wisk Techn* 9:118–131.

[12] M409; im französischen Original heißt die Büffelseuche »barbone«. Es handelt sich um eine bakterielle Blutvergiftung bei Rindern.

[13] Die Angaben über d'Herelles Leben von seiner Geburt bis zur Abreise von Kanada nach Guatemala: M1–53. Die Informationen über d'Herelles Eltern und den Bankrott der Schokoladenfabrik stammen teilweise von Mazure.

[14] M54–228 für die Zeit in Guatemala und Mexiko.

[15] M229.

[16] D'Herelle, F. (1911), »Sur une épizootie de nature bactérienne sévissant sur les sauterelles au Mexique«, *Comptes rendus Acad Sci Paris* 152:1413–1415. Heute werden die Bakterien, die d'Herelle als *Coccobacillus sauterelle* beschreibt, *Aerobacter aerogenes* genannt (s. Vincent, C. et Coderre, D., *La lutte biologique,* Gaëtan Morin, 1991).

[17] D'Herelle, F. (1914), »Le coccobacille des sauterelles«, *Ann Inst Pasteur* 28:280–328 und 28:387–407. Dazu M237–274.

[18] M285.

[19] Uvarov, B. P., *Locusts and grasshoppers,* The Imperial Bureau of Entomology, London, 1928, S. 140–143 und 200–202.

[20] M255.

[21] Pozerski de Pomiane, E., »Souvenirs d'un Demi-Siècle à l'Institut Pasteur«, S. 45; befindet sich im Archiv des Pasteur-Instituts (Fonds E. Pozerski), und M484. Die Stelle in Pozerskis Memoiren nennt schon Summers (s. Anm. 1).

[22] Bruynoghe, R. et Maisin, J. (1921), »Essais de thérapeutique au moyen du bactériophage du staphylocoque«, *Comptes rendus Soc Biol* 85:1120–1121.

[23] Gratia, A. (1922), »La lyse transmissible du staphylocoque. Sa production; ses applications thérapeuthiques«, *Comptes rendus Soc Biol* 86:276–278.

[24] Beckerich, A. et Hauduroy, P. (1922), »Le bactériophage dans le traitement de la fièvre typhoïde«, *Comptes rendus Soc Biol* 86:168–170.

[25] Otto, R. und Munter, H. (1921), »Zum d'Herelleschen Phänomen«, *Dtsch Med Wschr* 47:1579–1582.

[26] Zdansky, E . (1925), »Versuche einer Bakteriophagentherapie bei Coli-Infektionen der abführenden Harnwege«, *Wien Arch inn Med* 11:533–548.

[27] Raettig, H., *Bakteriophagie* und *Bakteriophagie 1957–1965,* Gustav Fischer 1958 und 1967.

[28] Rice, T. B. (1930), »Use of bacteriophage filtrates in treatment of suppurative conditions: report of 300 cases«, *Am J Med Sci* 179:345–360.

[29] Da Costa Cruz, J. (1924), »Le traitement des dysentéries bacillaires par le bactériophage«, *Compt rendus Soc Biol* 91:845–846.

[30] »Tiny and deadly bacillus has enemies still smaller«, *New York Times,* 27. September 1925, und Kruif, P. de, »Miracles of healing«, *Ladies Home Journal,* Juni 1931.

[31] Porter, R., *The greatest benefit to mankind,* Norton & Company, 1997, S. 441.

[32] Geison, G. L., *The private science of Louis Pasteur,* Princeton University Press, 1995, S. 146–149.

[33] Zit. nach A. Raiga in *Nouvelles Archives Hospitalières* (1973) 1:11.

[34] D'Herelle, F., *Le bactériophage – son rôle dans l'immunité,* Masson, 1921, S. 10.

[35] M496–497.

[36] Die Informationen zu den Nobelpreis-Nominierungen aus dem Nobel-Archiv wurden freundlicherweise vom Nobel Committee for Physiology or Medicine zur Verfügung gestellt.

[37] Der Brief befindet sich im Nachlaß im Archiv des Pasteur-Instituts. Die Angaben über die Zeit in Ägypten: M511–533.

[38] D'Herelle, F. (1925), »Essai de traitement de la peste bubonique par le bactériophage«, *Presse med* 33:1393–94. Abdruck mit freundlicher Genehmigung von Editions Masson.

[39] Der Brief stammt aus einem Dossier (L/E 1425 file 7616) des »Economic and overseas department« der britischen Regierung. Lokalisiert hat das Dossier W. Summers (s. Anm. 1). Es befindet sich heute in der Sammlung »Oriental and Indian Office« der British Library in London.

[40] *Annual report of the Haffkine institute* (Bombay), (1927), S. 35–37; befindet sich in der Sammlung »Oriental and Indian Office« der British Library (Bez. V/24/412), und Naidu, B. P. B. and Avari C. R. (1932), »Bacteriophage in the treatment of plague«, *Ind J med Res* 19:737.

[41] M430.

[42] Pollitzer, R., *Cholera,* WHO, 1959.

[43] Siehe d'Herelle, F., *Le bactériophage et son comportement,* Masson, 1926.

[44] Über die Cholera-Versuche d'Herelles in Indien berichtet ein dreiteiliger Report, der sich im Dossier L/E 1425 file 7616, S. 120–143 (s. Anm. 39) befindet. Ferner: D'Herelle, F. (1928), »Le cholera asiatique«, *Presse med* 61:961–964, und M600–661.

[45] »The d'Herelle bacteriophage in the treatment of cholera«, *JAMA* (1928) 90:783–784.

[46] *Annual review of the public health commissioner with the governor of India* (1932), S. 41, in der Sammlung »Oriental and Indian Office« der British Library (Bez. V/24/3661).

[47] *Annual Report of the King Edward VII memorial Pasteur institute and medical research institute* (Shillong), (1928), S. 3, in der Sammlung »Oriental and Indian Office« der British Library (Bez. V24/795/96). Angaben zu den abgegebenen Phagen-Ampullen in *Annual public health report of the province of Assam* (1928–1935), (Bez. V24/3870/71).

[48] Editorial (1930), »The cholera bacteriophage«, *Ind med Gaz* 65:91–93.

[49] Morison, J., »Bacteriophage in the treatment and prevention of cholera«, in: H. K. Lewis, 1932, enthält die Informationen über die Versuche in Assam. Einwohnerzahl Assams und weitere Details auch in *Annual public health report of the province of Assam* (1928–1935), (Bez. V24/3870/71).

[50] Morison, J. (1935), »Bacteriophage and Cholera«, *Trans R Soc Trop Med Hyg* 28:563–570. Hier auch Resultate in Assam ab 1932.

[51] Die Deutsche Bakteriophagen Gesellschaft ist erwähnt in Pockels, W. (1927), »Die Bakteriophagentherapie in der Kinderheilkunde«, *Mschr Kinderheilk* 35:229–236; die deutsche Enterofagos-Werbung: *Wien klin Wschr* (1943) 56:693; die englische Enterofagos-Werbung fand sich in einem vierseitigen Werbeprospekt, der sich im Nachlaß von Frederick W. Twort in der »Wellcome library« for the history and understanding of medicine« in London befindet (Nr. GC/176, B1).

[52] M735–736, Auskunft Mazure sowie Peitzman, S. J. (1969), »Félix d'Herelle and bacteriophage therapy«, *Trans Stud Coll Physicians Phila* 37:115–123.

[53] Straub, M. E. and Applebaum, M. (1932), »Studies of commercial bacteriophage products«, *JAMA* 100:110–113; Ärzteinformationen der Firmen Parke, Davis (»Therapeutic notes« November 1934) und Squibb (»Squibb memoranda«, September 1931).

[54] Kabeshima, T. (1920), »Sur un ferment d'immunité bactériolysant, du méchanisme d'immunité infectieuse intestinale, de la nature du dit ›microbe filtrant bactériophage‹ de d'Herelle«, *Comptes rendus Soc Biol* 83:219–221, und ibd., »Sur le ferment d'immunité bactériolysant«, 471–473.

[55] Erste Phagenpublikation von Bordet: Bordet, J. et Ciuca, M. (1920), »Exsudats leucocytaires et autolyses microbiennes transmissibles«, *Comptes rendus Soc Biol* 83:1293–1296; Veröffentlichung, in der Tworts Publikation ausgegraben wurde: Bordet, J. et Ciuca, M. (1921), »Remarques sur l'histoire des recherches, concernant la lyse microbienne transmissible«, *Comptes rendus Soc Biol* 84:745–747; für Tworts Publikation s. Anm. 9.

[56] Nicolle, P. (1949), »Chroniques – Félix d'Herelle«, *Presse méd* 57:350.

[57] Zusammengefaßt in d'Herelle, F. et al. (1922), »Discussion on the bacteriophage (Bacteriolysin). From the ninetieth annual meeting of the British Medical Association, Glasgow, July, 1922«, *BMJ* 2:289–297.

[58] Gratia, A. (1931), »Sur l'identité du phénomène de Twort et la bactériophagie (dernière reponse à M d'Herelle)«, *Ann Inst Pasteur* 47, 243–244. Der Brief wird zitiert in A. Twort, *In Focus, out of step – a biography of Frederick*

*William Twort F. R. S. 1877–1950,* Allan Sutton 1993, S. 200. Der Brief befindet sich im Twort-Nachlaß (s. Anm. 51).

[59] D'Herelles Duell-Aufforderung: d'Herelle, F. (1931), »Le phénomène de Twort et la bactériophagie«, *Ann Inst Pasteur* 47, 241–242, seine richterliche Verfügung kam im gleichen Jahr und Band auf den Seiten: 470–1; der Schiedsspruch: Flu, P. C. et Renaux, E. (1932), »Le phénomène de Twort et la bactériophage«, *Ann Inst Pasteur* 48:15–18.

[60] »The use of bacteriophage«, *Science,* New Series 70(1817):x.

[61] Siehe Anm. 30.

[62] »Our contemporary aces«, *Science,* New Series 71(1840):361; Hauduroy, P. (1931), »La thérapeutique par le bactériophage: ses avantages, ses dangers«, *Presse méd* 10:168–171.

[63] MacNeal, W. J. (1934), »Using the enemy of bacteria to combat disease«, *Lit Digest* 117:17.

[64] Siehe Anm. 53 (Straub) und Rakieten, M. L. (1932), »Studies with *staphylococcus* bacteriophage I. The preparation of polyvalent *staphylococcus* bacteriophage«, *Yale J Biol Med* 4:807–819.

[65] Polemiken gegen Phagentherapie: Editorials in *JAMA* (1931) 96:693, (1932) 98:1190, (1933) 100:1431–1432 und 1603–1604; Eaton, M. D. and Bayne-Jones, S. (1934), »Bacteriophage therapy: review of the principles and results of the use of bacteriophage in the treatment of infections (I-III)«, *JAMA* 103:1769–1776, 1847–1853, 1934–1939.

[66] Fisk, R. T. (1938), »Protective action of typhoid phage on experimental typhoid infection in mice«, *Proc Soc Exper Biol Med* 38:659–660.

[67] Siehe Anm. 31, S. 529.

[68] *Annual Report of the King Edward VII memorial Pasteur institute and medical research institute* (Shillong), (1936), S. 13, in der Sammlung »Oriental and Indian Office« der British Library (Bez. V24/795/96).

[69] Die Phagenherapie wird auch sonst in Indien verwendet: *Annual public health report of the province of Assam* (1938), S. 3 (Bez. V24/3870/72–74); Pasricha, C. L et al. (1936), »Bacteriophage in the treatment of cholera«; *Ind Med Gaz* 71:61–68; »More about phage«, *Lancet* 15. Nov. 1941, S. 607–608.

[70] Krueger, A. P. and Scribner, E. J. (1941), »The bacteriophage: Its nature and its therapeutic use (I/II)«, *JAMA* 116:2160–2167, 2269–2277.

## 4. Kapitel

[1] Für die ungenügende Therapieauswahl s. Anm. 5, 3. Kapitel; zu Tetanus-Antitoxinen s. Anm. 31, 3. Kapitel, S. 443.

[2] Für Ruhrbehandlungen s. Anm. 5, 3. Kapitel; für Prontosil s. Anm. 31, 3. Kapitel, S. 453–454.

[3] Gantenberg, R. (1939), »Ruhr aus dem Feldzug in Polen«, *Dtsch med Wschr* 65:1769–1793, 1820–1825.

[4] Die Information und die Abbildung über Polyfagin stammen aus den Archiven der ehemaligen Hoechst AG, die von der Firma HistoCom betreut werden und von HistoCom freundlicherweise zur Verfügung gestellt wurden.

[5] Guleke, N. (1941), »Soll die frische Hirnschußwunde genäht werden?«, *Dtsch Mil Arzt* 6:157.

[6] S. Anm. 5, 3. Kapitel.

[7] Klose, F. und Schröer, W. (1941), »Ein Beitrag zur Ruhrschutzbehandlung mit polyvalenten Ruhrbakteriophagen«, *Dtsch Mil Arzt* 6:265–267. An welchem Ort sich das Kriegsgefangenenlager befand, ist im Bericht nicht erwähnt.

[8] Ibd.

[9] Mitteilung Mazure.

[10] Boyd, J. S. K. and Portnoy, B. (1944), »Bacteriophage therapy in bacillary dysentery«, *Trans Roy Soc Trop Med Hyg* 37:243–262.

[11] Jadin, J. et Resseler, J. (1957), »La dysenterie bacillaire au Ruanda-Urundi et au Kivu«, *Ann Soc Belg Med Trop* 37:347–369.

[12] S. Anm. 5, 3. Kapitel.

[13] Brief von M. Rakieten an F. d'Herelle vom 30. April 1942; befindet sich im Nachlaß d'Herelles (s. Anm 1, 3. Kapitel).

[14] Dubos, R. J. et al. (1943), »The multiplication of bacteriophage in vivo and its protective effects against an experimental infection with *Shigella dysenteriae*«, *J Exp Med* 78:161–168.

[15] Morton, H. E. and Perez-Otero, J. E. (1945), »The increase of bacteriophage in vivo during experimental infections with *Shigella paradysenteriae* in mice«, *J Bact* 49:237–244, und Morton, H. E. and Engley, F. B. (1945), »The protective action of dysentery bacteriophage in experimental infections in mice«, *J Bact* 49:245–255.

[16] Ibd., S. 245.

[17] Schade, A. L. and Caroline, L. (1943), »The preparation of a polyvalent dysentery bacteriophage in a dry and stable form«, *J Bact* 46:463–473, und ibd. (1944), 48:179–190, 243–251.

[18] Morton, H. E. and Engley, F. B. (1945), »Dysentery bacteriophage«, *JAMA* 127:584–591.

[19] Ward, W. E. (1943), »Protective action of Vi bacteriophage in *Eberthella typhi* infections in mice«, *J Infect Dis* 72:172–176, und für den ersten Vi-Phagen: Craigie, J. and Brandon, K. F. (1936), »The laboratory identification of the V form of *B. typhosus*«, *Canad J publ Health* 27:165.

[20] Knouf, E. G. et al. (1946), »Treatment of typhoid fever with type specific bacteriophage«, *JAMA* 132:134–138, und Desranleau, J.-M. (1949), »Progress in the treatment of typhoid fever with Vi bacteriophages«, *Canad J publ Health* 40:473.

[21] Corbel, M. J. and Morris, J. A. (1980), »Investigation of the effect of Brucella-phage on the course of experimental infection with *Brucella abortus*«, *Br Vet J* 136:278–289.

[22] Broxmeyer, L. et al. (2002), »Killing of *Mycobacterium avium* and *Mycobacterium tuberculosis* by a mycobacteriophage delivered by a nonvirulent mycobacterium: a model for phage therapy of intracellular bacterial pathogens«, *J Infect Dis* 186:1155–1160.

[23] A. Raiga in *Nouvelles Archives Hospitalières,* 1978, 6:31.

[24] Bertschinger, J. P. (1957), »Le bactériophage«, *Schweizerische Apothekenzeitung* 95:479–487; »Das neue Arzneipräparat« (1959), *Med Mschr* 13:124, und Auskünfte von Guy und Michel-Pierre Glauser, den beiden Söhnen des verstorbenen Saphal-Besitzers Hermann Glauser, sowie von Jean-Pierre Feihl, einem Schüler Hauduroys und Phagenanwenders in den fünfziger Jahren.

[25] Auskunft Mazure.

[26] S. Anm. 1, 3. Kapitel.

[27] S. Anm. 36, 3. Kapitel.

[28] Auskunft Mazure und Raiga, A. (1949), »Félix d'Herelle 1873–1949«, *Vie med* 5:37–38.

[29] Mullins, N. C., »Die Entwicklung eines wissenschaftlichen Spezialgebiets: die Phagen-Gruppe und die Ursprünge der Molekularbiologie«, in Weingart, P. (Hsg), *Wissenschaftssoziologie 2,* Fischer Athenäum, 1974, S. 184–222.

[30] Arber, W. (1978), »Promotion and limitation of genetic exchange«, Nobel lecture.

[31] S. Anm. 27, 3. Kapitel.

[32] Wommack, K. E. and Colwell, R. R. (2000), »Virioplankton: Viruses in Aquatic Ecosystems«, *Microbiol Mol Biol Rev* 64: 69–114, und Copley, J. (2002), »All at sea«, *Nature* 415:572–574.

[33] Kennedy, J. E. and Bitton G., »Bacteriophages in food«, in Goyal, S. M. et al. (ed), *Phage ecology,* John Wiley & Sons, 1987, S. 289–316.

[34] Ackermann, H.-W. (2001), »Frequency of morphological phage descriptions in the year 2000«, *Arch Virol* 146:843–857.

[35] S. Anm. 32.

[36] »Scientists destroy butyl alcohol foe«, *New York Times,* 6. Mai 1944.

## 5. Kapitel

[1] Georgadze, I., »Fünfzig Jahre Tifliser Forschungsinstitut für Vakzin und Serum«, in *Theoretische und praktische Aspekte des Bakteriophagen,* Tiflis, 1947, S. 5–58 (Übersetzung: M. D. Serebryakova).

[2] An Mitarbeitern von Eliava, die später ihr Wissen weitergegeben haben, sind neben Nina Kilasonidze vor allem Elena Makashvili und Irakli Georgadze, der spätere Institutsdirektor, zu nennen. Eliavas Stieftochter Hanna Maliev starb 1997. Der russische Geheimdienst hat vor kurzem dem Archiv des Pasteur-Instituts Dokumente angeboten, die mit Eliava zu tun haben sollen. Näheres war zur Zeit der Drucklegung nicht bekannt.

[3] Tarkhan-Mouravi, G. (1997), »70 years of Soviet Georgia – From independence to independence: 1921–1991«, veröffentlicht auf: rolfgross.tripod. com/Texts/Giahistory.htm.

[4] Vieles von dem, was aus Eliavas Leben bekannt ist, gründet in Erzählungen seiner Stieftochter Hanna Maliev. Die Auskünfte darüber stammen von Malievs Tochter Nathalia Devdariani und Nino Chanishvili vom Eliava-Institut, die Maliev kannte und mehrmals interviewt hat. Vor allem biographische Daten stammen auch aus der Quelle in Anm. 1. Hanna Maliev war laut Devdariani die Tochter von Eliavas Frau Amelia Vol-Levitskaya und ihrem ersten Mann, Mikolaj Lewicki.

[5] Das Studium Eliavas an den Universitäten von Odessa (1909 bis 1910) und Genf (1912 bis 1914) wird von den Immatrikulationsakten der Universität Genf bestätigt (Auskunft vom 5.12.2002 von der Archivarin Dominique Anne Torrione-Vouilloz).

[6] S. Anm. 1.

[7] S. Anm. 1 und Danelia, F. (1992), »Georgiy Eliava«, *Georgian medical magazine* Nr. 2. Dieser Artikel beschreibt zwei Empfehlungsschreiben, die bestätigen, daß Eliava von der georgischen Regierung zu Ausbildungs- und Forschungszwecken nach Paris geschickt wurde. Das eine Schreiben vom 31. Oktober 1919 stammte vom Außenministerium und war an die georgische Botschaft in Paris gerichtet, das andere von einem Ministerstellvertreter ohne direkten Adressaten (Übersetzung: M. D. Serebryakova). Faksimiles der Dokumente sind im Besitz von N. Devdariani.

[8] Der Mtkvari ist auch unter seinem russischen Namen Kura bekannt.

[9] Kryvinsky, A. S., *Viren gegen Mikroben,* Medizinischer Staatsverlag Moskau, 1962, zitiert in Sherbina-Esvandjia, L., »Georgien braucht mich« aus der Zeitung *Zaria Vostokova,* 23. Juni 1988 (Übersetzung: M. D. Serebryakova), und Ermolyeva, Z. V. and Yakobson, L. M., »The diagnosis of cholera and the effect of bacteriophage prophylaxis during cholera outbreaks«, in Babsky, E. B. et al. (ed.), *Microbiology and epidemiology – achievements of soviet medicine in the patriotic war,* Medical Publications 1945 (engl. Ausgabe), S. 53; das russische Original erschien 1943.

[10] S. Anm. 21, 3. Kapitel.

[11] Brief vom 27. Februar (ohne Jahresangabe) von Eliava an Eduoard Dujardin-Beaumetz, der am Pasteur-Institut arbeitete. Im Nachlaß von Dujardin-Beaumetz im Archiv des Pasteur-Instituts.

[12] Auskunft Elie Wollman und Aufnahme eines Roundtable-Gesprächs im Archiv des Pasteur-Instituts, an dem Wollman teilnahm. Kassette im Nachlaß F. d'Herelles (s. Anm 1, 3. Kapitel).

[13] Sherbina-Esvandjia, L., »Georgien braucht mich«, aus der Zeitung *Zaria Vostokova,* 23. Juni 1988.

[14] Ibd.

[15] S. Anm. 1.

[16] S. Anm. 3.

[17] S. Anm. 1.

[18] S. Anm. 21, 3. Kapitel.

[19] Auskunft N. Chanishvili.

[20] Auskunft Mazure.

[21] Summers, W. C., *Félix d'Herelle and the origins of molecular biology,* Yale University Press, 1999, S. 159.

[22] S. Anm 11. Zur Datierung: Der Brief stammt höchstwahrscheinlich aus der Periode zwischen 1928 und 1933, da d'Herelles Laboratoire du Bactériophage, von dessen Werbung Eliava schreibt, um 1928 gegründet wurde und Emile Roux, der Direktor des Pasteur-Instituts, der im Brief ebenfalls erwähnt ist, 1933 starb. Ich verdanke den Hinweis auf diesen Brief N. Chanishvili.

[23] So etwa in Osborne L., »A Stalinist Antibiotic Alternative«, *New York Times Magazine,* 6. März 2000, und Carlton, R. M. (1999), »Phage therapy: past history and future prospects«, *Arch Immunol Ther Exp* (Warsz) 47:267–274.

[24] D'Herelle, F., *Bacteriophag i fenomen vyzdorovleniya,* Tiflis National Universität, 1935.

[25] M11,161 und 301.

[26] S. Anm. 24 (Übersetzung Yvonne Scherrer).

[27] M770.

[28] M191–194.

[29] M685.

[30] M168.

[31] Zitiert in Gunther, J., *Inside Russia today,* Harper, 1957, S. 253.

[32] D'Herelle, F., »La valeur de l'expérience«, Manuskript im Nachlaß (s. Anm. 1, 3. Kapitel), S. 3.

[33] Gunther, J., *Inside Russia today,* Harper, 1957, S. 277.

[34] Zitiert in Anm 1.

[35] Eigenes Personal: Auskunft Kilasonidze; Ehrendoktor: s. Anm. 1.

[36] Lose Notizzettel im Nachlaß d'Herelles (s. Anm 1, 3. Kapitel).

[37] S. Anm 24, S. 8 (Übersetzung Yvonne Scherrer).

[38] Die Aussagen von Kilasonidze decken sich mit jenen der Quelle in Anm 1.

[39] Vronskaya, J. and Chuguev, V., *The biographical dictionary of the former Soviet union 1917–1988,* Bowker/Saur 2000.

[40] Ibd.

[41] Angaben zu Mdivani in Quelle von Anm. 3; daß Eliava Zugang zu ihm hatte, sagt Kilasonidze.

[42] S. Anm. 13.

[43] S. Anm. 1.

[44] S. Anm. 36.

[45] Auskunft Mazure.

[46] S. Anm. 33, S. 142.

[47] Bullock, A., *Hitler and Stalin – Parallel lives,* HarperCollins, 1991, S. 517.

[48] Zitiert nach Bullock, A., (s. Anm. 47), S. 517.

[49] S. Anm. 1.

[50] Ibd.

[51] Gazaryan, S. (1989), »It must not happen again«, *Zvezda* 1,3, zitiert in Shrayer, D. P. (1996), »Félix d'Herelle in Russia«, *Bull Inst Pasteur* 94,91–96.

[52] S. Anm. 1.

[53] Auskunft Mazure.

[54] Pyatakov zitiert nach Bullock, A., (s. Anm. 47), S. 531; Berija zitiert nach Tarkhan-Mouravi, G. (1997), »70 years of Soviet Georgia – From independence to independence: 1921–1991« (s. Anm. 3).

[55] S. Anm. 39.

[56] Zitiert nach Bullock (s. Anm. 47), S. 560.

[57] S. Anm. 9.

[58] S. Anm. 9 und 7.

[59] Siehe zum Beispiel »Plot with Reich and Japan confessed at Soviet trial« in der *New York Times* vom 24. Januar 1937.

[60] Ordzhonikidze: s. Anm. 47; Mdivani: s. Anm. 3.

[61] Auskunft N. Devdariani (s. Anm. 4).

[62] Abschrift eines Zeitungsberichts im Fonds von Edouard Pozerski im Archiv des Pasteur-Instituts.

[63] Zitiert mit freundlicher Genehmigung des Autors aus G. Tarkhan-Mouravi (s. Anm. 3).

[64] S. Bullock, S. 552 (s. Anm. 47), und Gunther, S. 143 (s. Anm. 33).

[65] S. Anm. 1.

[66] Ibd.

[67] Ibd.

[68] Krestovnikova, V. A. (1947), »Phagotherapie und Phagoprophylaxe und deren Begründung in den Arbeiten sowjetischer Forscher«, *J Microb Epidemiol Immun* N3:56–65 (russ.); (Übersetzung: Yvonne Scherrer); siehe auch Rogozin, I. I. (1945), »The institutes of epidemiology and microbiology during the patriotic war«, in Babsky (s. Anm. 9).

[69] Vgl. ibd. und Merril, C. et al. (1996), »Long-circulating bacteriophages as antibacterial agents«, *PNAS* 93:3188–3192.

[70] Ibd.; s. auch Anm. 1.

[71] Ibd.

[72] Belikov, P. E. (1947), »The fight against intestinal infections«, *Am Rev Sov med* 4:238–242.

[73] Zhuravlev, P. M. and Pokrovskaya, M. P. (1945), »The phagoprophylaxis and phagotherapy of gas gangrene«, in Babsky (s. Anm. 9).

[74] Lebed, A. I. et al. (ed.), *Who's who in the USSR 1965–1966,* 2nd edition, Scarecrow press, 1966.

[75] S. Anm. 68.

[76] Zhuravlev, s. Anm. 73.

[77] Georgische Opferzahlen in Tarkhan-Mouravi, (s. Anm. 3); Gesamtzahlen: Lebendiges Museum Online des Deutschen Historischen Museums: www.dhm.de/lemo/home.html.

[78] Waksman, S. A. (1947), »Microbiology in the USSR in 1946«, *Scientific Monthly* 64:289–296.

[79] Swerdlowsk heißt heut Jekaterinburg und Stalinabad Duschanbe.

[80] Sergienko F. E. (1945), »Dry bacteriophages, their preparation and use«, in Babsky (s. Anm. 9).

[81] Babsky, S. 156 (s. Anm. 9).

[82] Mudd, S. (1947), »Recent observations on programs for medicine and national health in the USSR«, *Science* 105:269–273; 306–309.

[83] Gunther, S. ixi, 271, 279 (s. Anm. 33); Belikov, S. 241 (s. Anm. 71); Auskunft D. P. Shrayer.

[84] Auskunft T. Chanishvili und Victor Krylov, ein russischer Phagenforscher.

[85] Heute Nizhny Novgorod.

[86] S. Anm. 1.

[87] S. Anm. 74.

[88] S. Anm. 68.

[89] Ramesh, V. et al. (1999), »Prevention of *Clostridium difficile*-induced ileocecitis with bacteriophage«, *Anaerobe* 5:69–78.

[90] Bartlett, J. G. (2002), »Antibiotic-associated diarrhea«, *NEJM* 346:334–339.

[91] *Das MSD Manual,* 6. Auflage, Urban & Fischer, 2000, S. 1338, und Yao, J. D. C. and Moellering, R. C., »Antimicrobial Agents«, in Murray, P. R. et al. (ed.), *Manual of clinical Microbiology,* 7th edition, American Society for Microbiology, 1995, S. 1281–1307.

[92] Zitiert in Alisky, J. et al. (1998), »Bacteriophages show promise as antimicrobial agents«, *J Infect* 36:5–15.

[93] Auskunft Shrayer und Shrayer, D. P., *Staphylococcal disease in the Soviet Union. Epidemiology and response to a national epidemic,* Delphic Associates, Inc. 1989.

[94] S. Anm. 1.

[95] Liu, M. et al. (2002), »Reverse transcriptase-mediated tropism switching in *Bordetella* bacteriophage«, *Science* 295:2091–2094.

[96] Auskunft Jean-François Vieu; Vieu, J.-F., »Les bactériophages«, in *Traité de Thérapeutique,* Vol. *Serums et Vaccins,* Fabre, J. (ed.), Flammarion, 1975, S. 337–40, und Vieu, J.-F. et al. (1979), »Données actuelles sur les applications thérapeutiques des bactériophages«, *Bull Acad Natl Med* 163:61–65.

[97] Auskunft T. Chanishvili.

[98] S. Anm. 1.

## 6. Kapitel

[1] Auskunft A. Meipariani.

[2] Auskunft T. Chanishvili.

[3] Radetsky, P. (1996), »Return of the Good Virus«, *Discover* 17:50–58.

[4] BBC-Dokumentarfilm »The virus that cures« und Auskunft Kutter.

[5] Auskunft N. Chanishvili.

[6] BBC-Dokumentarfilm »The virus that cures« und Auskunft Kutter und Ackermann.

[7] Alisky, J. et al. (1998), »Bacteriophages show promise as antimicrobial agents«, *J Infect* 36:5–15, Sulakvelidze, A. et al., »Bacteriophage therapy«, *Antimicrobial Agents Chemother* 45:649–59, und Chanishvili et al. (2001), »Phages and their application against drug-resistant bacteria«, *J Chem Technol Biotechnol* 76:1–11.

[8] Auskunft Kutter und Gvasalia.

[9] Waldor, M. K. and Mekalanos, J. J. (1996), »Lysogenic conversion by a filamentous phage encoding cholera toxin«, *Science* 272:1910–4.

[10] Köhler, B. et al. (2000), »Antibacterials that are used as growth promoters in animal husbandry can affect the release of Shiga-toxin-2-converting bacteriophages and Shiga toxin 2 from *Escherichia coli* strains«, *Microbiology* 146:1085–90.

[11] Krause, R. M. (1992), »The origin of plagues: old and new«, *Science* 257: 1073–1078.

[12] Markoishvili, K. et al. (2002), »A novel sustained-release matrix based on biodegradable polyester amides and impregnated with bacteriophages and an antibiotic shows promise in management of infected venous stasis ulcers and other poorly healing wounds«, *Int J Dermatol* 41:453–8.

[13] Auskunft Katsarava; Stone, R. (2002), »Stalin's forgotten cure«, *Science* 25:728–731.

## 7. Kapitel

[1] Danelia, N. et al. (2003), »Bakteriophagen zur Therapie von ORSA-Infektionen«, unveröffentlicht; Danelia, N. et al. (1998), »Bakteriophagen zur Therapie von multi-resistenten Bakterien«, *Zeitschrift für Wundbehandlung* 3:16–17.

[2] Auskunft Bitter-Suermann.

[3] Sailer, D. und Schweiger, *Der diabetische Fuß – Ein Bildatlas,* Deutscher Universitäts Verlag, 1999.

[4] Weber-Dabrowska, B. et al. (2000), »Bacteriophage therapy of bacterial infections: an update of our institute's experience«, *Arch Immunol Ther Exp* (Warsz) 48:547–551.

[5] Ibd., Auskunft Górski.

[6] S. Anm. 1, 1. Kapitel.

[7] Engelhardt, G., »EHEC«, Bayerisches Landesamt für Gesundheit und Lebensmittelsicherheit, 2001, www.vis-ernaehrung.bayern.de/de/left/fach-informationen/risiken/erreger/ehec/ehec.htm; Hancock, D., »More *E. coli*?«, Press release Washington State University vom 10. März 2000;

Becker, E., »19 million pounds of meat recalled after 19 fall ill«, *New York Times* vom 20. Juli 2002.

[8] *Infektionsepidemiologisches Jahrbuch meldepflichtiger Krankheiten für 2001,* Robert Koch-Institut, Berlin, 2002.

[9] Ibd.

[10] *Jahrbuch 2001,* Kantonales Labor Zürich, 2002, S. 13–14.

[11] Tiwana, J. (2001), »Salmonella falls in chicken; *Campylobacter* rises«, *Food chem news* 43:28.

[12] Zusammengestellt auf userpage.fu-berlin.de/~dittbern/BSE/Skandale.html.

[13] Auskunft Barrow. Er hat in der Nachfolge von Smith selbst einige Phagen-therapie-Versuche gemacht: Barrow, P. A. et al. (1998), »Use of lytic bacteriophage for control of experimental *Escherichia coli* septicemia and meningitis in chickens and calves«, *Clin Diag Lab Immunol* 5:294–298; Berchieri, A. et al. (1991), »The activity in the chicken alimentary tract of bacteriophages lytic for *Salmonella typhimurium*«, *Res Microbiol* 142:541–549.

[14] Smith, H. W. and Huggins, M. B. (1982), »Successful treatment of experimental *Escherichia coli* infections in mice using phage: Its general superiority over antibiotics«, *J Gen Microbiol* 128:307–318.

[15] Merril, C. et al. (2003), »Phage therapy«; noch unveröffentlichtes Buchkapitel.

[16] Smith, H. W. and Huggins, M. B. (1983), »Effectiveness of phages in treating experimental *E. coli* diarrhoea in calves, piglets and lambs«, *J Gen Microbiol* 129:2659–2675; Barrow, P. A. (2001), »The use of bacteriophages for treatment and prevention of bacterial disease in animals and animal models of human infection«, *J Chem Technol Biotechnol* 76:677–682.

[17] Smith, H. W. and Huggins, M. B. (1987), »The control of experimental *E. coli* diarrhea in calves by means of bacteriophage«, *J Gen Microbiol* 133:1111–1126.

[18] Auskunft Kutter.

[19] S. Anm. 17.

[20] Vortrag Alexander Sulakvelidze, Intralytix, auf dem Kongreß der International Union of Microbiological Societies vom 1. August 2002 in Paris; auch die nachfolgenden Daten stammen aus diesem Vortrag.

[21] Flaherty, J. E. et al. (2000), »Control of bacterial spot on tomato in the greenhouse and field with h-mutant bacteriophage«, *HortScience* 35:882–884.

[22] Biswas, B. et al. (2002), »Bacteriophage therapy rescues mice bacteremic from a clinical isolate of vancomycin-resistant *Enterococcus faecium*«, *Infect Immun* 70:204–210.

[23] Merril, C. R. et al. (1971), »Bacterial virus gene expression in human cells«, *Nature* 233:398–400.

[24] Geier, M. R. et al. (1973), »The fate of bacteriophage lambda in non-immune germ-free mice«, *Nature* 246:221–223.

[25] Merril, C. R. et al. (1996), »Long-circulating bacteriophages as antibacterial agents«, *PNAS* 93:3188–3192.

[26] Scholl, D. et al. (2001), »Bacteriophage K1–5 encodes two different tail fiber proteins, allowing it to infect and replicate on both K1 and K5 strains of *Escherichia coli*«, *J Virol* 75:2509–2515.

[27] Norris, J. S. et al. (2000), »Procaryotic gene therapy to combat multidrug resistant bacterial infection«, *Gene Ther* 7:723–725.

[28] Loeffler, J. M. et al. (2001), »Rapid killing of *Streptococcus pneumoniae* with a bacteriophage cell wall hydrolase«, *Science* 294:2170–2172; Nelson, D. et al. (2001), »Prevention and elimination of upper respiratory colonization of mice by group A streptococci by using a bacteriophage lytic enzyme«, *PNAS* 98:4107–4112. Ein vergleichbares Projekt betreibt der Deutsche Martin J. Loessner vom Institut für Mikrobiologie der Technischen Universität München. Er untersucht, inwieweit die lytischen Enzyme von Listerien-Phagen benutzt werden können, um Käserinden von Listerien zu säubern: Gaeng, S. et al. (2000), »Gene Cloning and Expression and Secretion of *Listeria monocytogenes* Bacteriophage-Lytic Enzymes in *Lactococcus lactis*«, *Appl Environ Microbiol* 66:2951–2958.

[29] Nguyen, L. et al. (1997), »Molecular epidemiology of *Streptococcus pyogenes* in an area where acute pharyngotonsillitis is endemic«, *J Clin Microbiol* 35:2111–2114.

[30] Schuch, R. et al. (2002), »A bacteriolytic agent that detects and kills *Bacillus anthracis*«, *Nature* 418:884–889.

## 8. Kapitel

[1] D'Herelle, F. (1948), »Le bactériophage«, *Atomes* 3:399–403; englische Übersetzung in *Science News,* London, (1949) 14:44–59.

[2] Merril, C. et al. (2003), »Phage therapy«; noch unveröffentlichtes Buchkapitel.

[3] Oliveira, D. C. et al. (2002), »Secrets of success of a human pathogen: molecular evolution of pandemic clones of meticillin-resistant *Staphylococcus aureus*«, *Lancet Infect Dis* 2:180–189.

[4] Eine interessante Vorarbeit für die Versuche von Phage Biotech hat der britische Arzt James Soothill gemacht. Angeregt durch Williams Smith, konnte er Anfang der neunziger Jahre bei Mäusen zeigen, daß Phagen durch Pseudomonaden infizierte Wunden reinigen können, was eine Hauttransplantation möglich macht: Soothill, J. S. (1994), »Bacteriophage prevents destruction of skin grafts by *Pseudomonas aeruginosa*«, *Burns* 20: 209–211.

[5] Deutsche Forschungsgemeinschaft, *Jahresbericht 2001, Projekte und Stipendien, Mikrobiologie:* Lehnherr, H., Universität Greifswald, »Grundlagen zur Phagentherapie: Bakteriophagen als Alternative zu Antibiotika«.

[6] Auskunft Kutter; »Therapy uses viruses as natural antibiotics«, *Seattle Times* vom 21. Januar 2003.

# Personenregister

# Sachregister

**PIPER**

## Simone von Laffert und Monika Schiffer
# *Vorsicht gesund!*

Orientierung im Gesundheitsdschungel. 245 Seiten.
Gebunden

Aktive Krankheitsvorbeugung, leistungsorientierte Fitness
und ausgeprägtes Körperbewußtsein bestimmen immer
mehr unseren Alltag. Die Wellness-Welle rollt. Zugleich
wächst das Mißtrauen gegen die Verschreibungsmedizin,
erobern natürliche Heilmittel Reformhäuser, Supermärkte
und sogar Tankstellen. Parallel dazu wächst die allgemeine
Orientierungslosigkeit. Neue Wundermittel tauchen ebenso
rasch auf, wie sie wieder verschwinden. Viele sind nutzlos,
wenn nicht sogar schädlich.
Die beiden ausgewiesenen Fachjournalistinnen Simone von
Laffert und Monika Schiffer beleuchten und analysieren vor
diesem Hintergrund einen profitorientierten Markt. Sie
informieren fundiert über Nutzen, Risiken und Nebenwirkungen der vielfältigen Angebote. Mit einem umfang-
reichen Gesundheitsarchiv – von Anti-Aging-Hormonen bis
Zinktabletten – bietet ihr Buch die dringend notwendige
Orientierung im Dschungel der Gesundheitsprodukte.

01/1313/01/R

**PIPER**

## Kurt Langbein/Bert Ehgartner
### *Das Medizinkartell*

Die sieben Todsünden der Gesundheitsindustrie.
390 Seiten. Serie Piper

Täglich gibt es neue beunruhigende Meldungen aus dem
Gesundheitssystem. Die Pharmaindustrie, die medizinische
Forschung und die Ärzte selbst werden immer häufiger zur
Zielscheibe heftiger Kritik.
Vor diesem Hintergrund haben Kurt Langbein (»Bittere
Pillen«) und Bert Ehgartner die »Menschenfalle Medizin«
zum Thema gemacht. Ihre harte Diagnose ist überfällig: die
sinnlose Jagd auf Keime ohne Rücksicht auf das
Immunsystem und ganzheitliche Ansätze, die Medizin als
chemischer Krieg, der Sieg der Impflobby, die Versklavung
der Medizin durch die Industrie, die Abkehr vom Patienten.
Dies sind nur einige Aspekte dieser umfassenden
Innenansicht des Medizinkartells, die am Bild der selbstlo-
sen Heiler und des gesamten Systems erhebliche Kratzer
hinterläßt, zugleich aber Chancen für Veränderungen auf-
zeigt. Mit aufregenden historischen und aktuellen
Beispielen werden die Todsünden der Gesundheitsindustrie
erklärt und die Ursachen der Fehlentwicklung verständlich
gemacht.

01/1069/02/L

**PIPER**

## Dr. Bob Arnot
## *Prostatakrebs*

Vorbeugen und Heilen mit richtiger Ernährung und
Lebensweise. Aus dem Amerikanischen von Helga Migura.
374 Seiten. Gebunden

Prostatakrebs ist inzwischen noch vor dem Lungenkrebs die
häufigste Krebserkrankung bei Männern. Etwa 40 Prozent
der Männer um fünfzig müssen mit dieser Krankheit rechnen.
Wird der Krebs manifest, kann er sehr schnell lebensbedro-
hend werden. Viele führende Wissenschaftler sind allerdings
davon überzeugt, daß eine derartige Entwicklung ver-
langsamt, ja ganz verhindert werden kann. Dr. Bob Arnot,
der Autor des vieldiskutierten »Anti-Brustkrebs-Buches«, hat
ein Programm entwickelt, das dem »Männerkrebs« vorbeugen und die Heilungschancen verbessern kann. Es basiert auf
der Erkenntnis, daß die Ernährung und die Lebensweise von
zentraler Bedeutung sind, und setzt dort an. Arnots umfassendes »Anti-Prostatakrebs-Konzept« enthält vor allem
Ernährungsratschläge mit ausgewogenen Rezepten und
Menüs, außerdem Anti-Streß-Techniken, Fitneß-Programme,
einen Test für das eigene Risiko und ausführliche Hinweise zu
Schutzmaßnahmen, neuen Medikamenten und Nahrungs-
ergänzungsmitteln.

01/1005/01/R

**PIPER**

## Dr. Bob Arnot
## *Das Anti-Brustkrebs-Buch*

Vorbeugung durch richtige Ernährung und Lebensweise.
Aus dem Amerikanischen von Helga Migura. 276 Seiten.
Serie Piper

Die Brustkrebsforschung in aller Welt läuft auf Hochtouren.
Und endlich gibt es Hoffnung, daß Frauen durch richtige
Ernährung und Lebensweise dieser Krankheit vorbeugen
können. Dr. Bob Arnots Buch bietet das richtungsweisende
Ernährungsprogramm.
Gibt es doch Möglichkeiten, dem Brustkrebs vorzubeugen,
und damit das Risiko einer Erkrankung zu senken? Jahrzehnte hindurch nahm Brustkrebs eine Sonderstellung unter
den schweren Krankheiten ein, weil es praktisch keine
Präventivmaßnahmen gab. Die intensiven Forschungen über
die möglichen Zusammenhänge zwischen Brustkrebs und
Ernährung bündelt Dr. Bob Arnot, in den USA ein führen-
der Mediziner, in der Aussage: Die individuell richtige
Ernährung kann einen dramatischen Einfluß darauf haben,
ob eine Frau an Brustkrebs erkrankt oder nicht. Deshalb
bietet sein Buch ein Ernährungs- und Gesundheitspro-
gramm für alle Frauen.

01/1133/01/L

**PIPER**

## Michael Lerner
*Krebs – Wege zur Heilung*

Alle wichtigen Therapien von der Naturheilkunde bis zur
Schulmedizin. Aus dem Amerikanischen von Hainer Kober.
Herausgeber der deutschen Ausgabe: Prof. Dr. med. Kurt Zän-
ker und Dr. med. Bernd Niggemann. 719 Seiten. Gebunden

Diagnose: Krebs – ein Schock für die Betroffenen und deren
Angehörige. Und dann Fragen über Fragen: An wen soll
ich mich wenden? Wem soll ich glauben? Was ist gesichert?
Welche Behandlungsmethoden soll ich miteinander kombi-
nieren? Wie soll ich mich entscheiden? Welche Bedeutung hat
das alles für mein Leben?
Michael Lerners umfassendes Buch zu den Krebstherapien setzt
hier an. Ihm gelingt es, seinen Lesern in dem unvertrauten
und häufig auch unübersichtlichen Gelände der Therapien aus
Schul- und Alternativmedizin eine wissenschaftlich fundierte Orientierung zu geben. Damit hilft sein Buch den Patienten bei der Suche nach einem eigenen Weg zur Heilung.
Kurt Zänker und Bernd Niggemann, Immunologen an der
Universität Witten-Herdecke, haben Lerners Buch für
deutschsprachige Leser bearbeitet und durch wichtige Adressen und Informationen ergänzt. Sie sehen darin eine unent-
behrliche Hilfe für alle Krebspatienten, die ihre Heilung als
aktive Aufgabe verstehen.

01/1255/01/R

# PIPER

## Daniel N. Stern und Nadia Bruschweiler-Stern mit Alison Freeland
### *Geburt einer Mutter*

Die Erfahrung, die das Leben einer Frau für immer verändert. Aus dem Englischen von Angelika Hildebrandt.
247 Seiten. Serie Piper

Wenn eine Frau Mutter wird, macht sie Erfahrungen, mit
denen sie nie zuvor in ihrem Leben konfrontiert war. Durch
die Geburt des Kindes orientiert sich jede Frau neu, sie hat
andere Hoffnungen und Wünsche, freut sich an anderen
Dingen als bisher, definiert Werte neu. Eine Mutter wird, so
Daniel Stern und seine Mitautorinnen, psychisch neu geboren, sie entwickelt eine neue Identität. Wie entsteht diese
Identität in jeder einzelnen Frau und wie erlebt sie diese
Entwicklung? In welcher Zeit passiert diese Veränderung?
Wie lernt eine Frau, mit ihrer veränderten Welt des Den-
kens und Fühlens umzugehen?
All diese Fragen werden in diesem Buch beantwortet. Ent-
standen ist eine sensible Psychologie des Mutterseins und
damit insbesondere ein für werdende und frisch gebackene
Mütter und Väter hilfreiches Buch.

01/1216/01/L

PIPER

**Remo H. Largo**

*Babyjahre*

Die frühkindliche Entwicklung aus biologischer Sicht.
Das andere Erziehungsbuch. 492 Seiten. Serie Piper

Die Bedürfnisse eines Säuglings und Kleinkinds zu erkennen
und richtig zu deuten ist für Eltern nicht immer leicht, besonders wenn es ihr erstes Kind ist. Sprechen kann das
Baby nicht, aber es hat eine Vielzahl von Möglichkeiten,
sich auszudrücken. Dieses Buch will das Verständnis bei
Eltern und Erziehern für die biologischen Gegebenheiten
und die Vielfalt des kindlichen Verhaltens wecken. Es orientiert sich nicht an abstrakten Normen oder überlieferten
Erziehungsprinzipien; vielmehr will es helfen, den Blick für
das individuelle Kind und seine besondere Entwicklung zu
schärfen und Einsichten in seine entwicklungs- und alters-
spezifischen Eigenheiten vermitteln.

»Largos Erziehungsbuch ist vor allem darum anders, weil es
von der unglaublichen Spielbreite der Entwicklung gesunder
Kinder und nicht von einem Ideal – davon, wie und wozu
sich ein Kind entwickeln sollte – ausgeht.«
*Tages-Anzeiger, Zürich*

01/1176/01/R

**PIPER**

## Remo H. Largo
### *Kinderjahre*

Die Individualität des Kindes als erzieherische Herausforderung. 376 Seiten mit zahlreichen Grafiken und Abbildungen. Serie Piper

Remo H. Largo gilt als einer der führenden Ärzte auf dem Gebiet der kindlichen Entwicklung. Sein Buch »Babyjahre« ist seit vielen Jahren ein Klassiker. Praktisch und wissenschaftlich fundiert bietet er Einsichten über die Entwicklung von Kindern. Wie man Kinder fit für ihr Leben macht, ihnen hilft, im Einklang mit ihrer Umwelt zu leben – das zeigt Professor Largo in diesem Buch. Er ist seit zwanzig Jahren Leiter der Abteilung Wachstum und Entwicklung am Kinderspital Zürich und kennt daher die ganze Bandbreite kindlicher Entwicklung. Er kann so den Eltern und Erziehern wirkliche Hilfen anbieten, nicht nur Theorien. Er führt anhand zahlreicher Fallbeispiele anschaulich durch die entscheidenden Jahre zwischen 4 und 16. Wie entsteht die Individualität eines Kindes? Welche Rolle spielen Anlage und Umwelt? Was ist Intelligenz? Wie lernen Kinder? Wann – und wie – müssen Eltern unterstützend bei der Entwicklung ihres Kindes eingreifen? Auf diese Fragen gibt der Autor fundierte Antworten anhand der biologischen Entwicklung.

01/1070/01/L

**PIPER**

## Markus Metka/Tuli P. Haromy
# *Der neue Mann*

Das revolutionäre Anti-Aging-Programm. 475 Seiten.
Gebunden

Ein aktives Leben bis ins hohe Alter, Dynamik und Agilität,
Erfolg im Beruf, erfüllte Partnerschaft und Lust auf Sex –
das ist der neue Mann. Ist dieses Bild realistisch? Des Rät-
sels Lösung liegt im richtigen Lebensstil und in den Hormonen. Erst jetzt beginnt die Medizin, deren Geheimnisse zu
lüften und ihren unglaublichen Einfluß zu entschlüsseln.
Die Andrologie, die Männermedizin, hat seither sensatio-
nelle Ergebnisse geliefert. Der Arzt und Hormonforscher
Markus Metka und der Biologe Tuli P. Haromy nutzen
diese und beschreiben die besten Anti-Aging-Strategien für
Männer jeden Alters. Sie zeigen, wie Männer mit sanftem
Doping aus der Natur das Alter überlisten und wie sie eine
sinnvolle Balance aus Hormonen, Vitaminen und Lebensstil
herstellen können. Dazu geben die beiden Autoren viele
Tips für die richtige Ernährung und Bewegung.

01/1189/01/R

# PIPER

**Dr. Peter J. D'Adamo**
mit Catherine Whitney

## *4 Blutgruppen – 4 Strategien für ein gesundes Leben*

Überarbeitete Ausgabe mit neuem Rezeptteil. Aus dem
Amerikanischen von Michael Benthack, Maren Klostermann,
Lexa Katrin von Nostitz und Erica Mertens-Feldbausch.
415 Seiten mit 7 Abbildungen und 84 Tabellen. Serie Piper

Sie wissen, daß es vier Blutgruppen gibt: 0, A, B, und AB.
Aber wissen Sie auch, daß Ihre Blutgruppe für die Gesund-
heit entscheidend ist? Dies ist die Botschaft dieses Buches.
Warum bleiben manche Menschen ihr Leben lang schlank
und fit, während andere zeitlebens gegen Krankheiten und
Übergewicht ankämpfen? Warum brauchen manche Men-
schen die regelmäßige sportliche Betätigung, andere nicht?
Warum sind Diäten so unterschiedlich erfolgreich?
In langjährigen Studien und in der medizinischen Praxis hat
Dr. D'Adamo, Arzt und einer der bedeutendsten Naturheil-
kundler der USA, für solche und andere Fragen die Antwort
gefunden: Zwischen der Blutgruppe, der Anfälligkeit für
Krankheiten, der Vitalität, der psychischen Befindlichkeit, der
Ernährung und der körperlichen Aktivität gibt es eindeutige
Zusammenhänge. Darüber klärt dieses Buch auf. Zudem bie-
tet es für jede Blutgruppe eine eigene Gesundheitsstrategie.

01/1153/01/L

**PIPER**

## Dr. Peter J. D'Adamo
## mit Catherine Whitney
# *4 Blutgruppen – Richtig leben*

Das individuelle Konzept für körperliches und seelisches
Wohlbefinden. Aus dem Amerikanischen von Christa
Broermann, Erica Mertens-Feldbausch, Elsbeth Ranke und
Werner Roller. 559 Seiten. Serie Piper

Nach zwei Bestsellern – dem Grundlagenbuch und dem Koch-
buch – legt der Naturheilmediziner Peter J. D'Adamo sein
drittes Buch vor. Es baut auf den ersten beiden Büchern auf,
geht aber weit darüber hinaus und verwertet neueste For-
schungsergebnisse und zahlreiche Patientenberichte. Diese zeigen, daß es ein blutgruppenspezifisches Profil für beinahe
jeden Aspekt unseres Lebens gibt, und daß uns unsere Blutgruppe »sagt«, wie wir besser leben können.
Die verständlichen Vorschläge und Empfehlungen des Autors
sind für jede Blutgruppe jeweils in fünf Gebiete unterteilt:
1. Lebensführung
2. Streß und seelische Ausgeglichenheit
3. Maximierung der Gesundheit
4. Vermeidung und Überwindung von Krankheiten
5. Strategien für das Alter

01/1250/01/R